中药储存与养护

ZHONGYAO CHUCUN YU YANGHU

主编 颜仁梁 （第2版）

U0379345

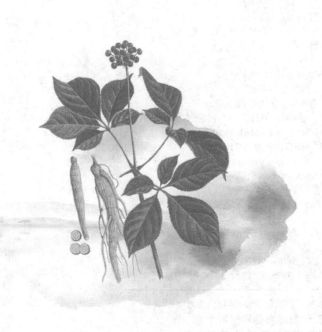

重庆大学出版社

内容提要

本书是高等职业教育中药制药技术、中药专业的一门专业必修课程。全书共分为14章,以中药储存与养护为工作过程,主要内容包括医药商品储存与养护的基本知识与工作流程、药品验收、日常养护及出库配送,常见中药保管养护技术及质量检验等。本书的任务是使学生具备从事药品保管等工作所必需的药品养护基本知识和基本技能,通过讲授和实践,使学生掌握药品储存与养护的基础知识,学会药品验收、养护及出库的基本技能,为学生今后学习相关专业知识和职业技能、增强继续学习和适应职业变化的能力奠定坚实基础。

本书可作为高职高专中药制药、中药专业教材,也适合作为中职中药、中药制药专业学习用书,还可作为相关人员学习中药储存与养护相关知识和技能的参考用书。

图书在版编目(CIP)数据

中药储存与养护/颜仁梁主编. --2版.--重庆:
重庆大学出版社,2021.1
高职高专制药技术类专业系列规划教材
ISBN 978-7-5624-7896-6

Ⅰ.①中… Ⅱ.①颜… Ⅲ.①中草药—药物贮藏—高
等职业教育—教材②中药管理—仓库管理—高等职业教育
—教材 Ⅳ.①R288

中国版本图书馆 CIP 数据核字(2019)第 104610 号

中药储存与养护
(第 2 版)

主 编 颜仁梁
副主编 康大力
主 审 汪小根
策划编辑:梁 涛

责任编辑:陈 力 版式设计:梁 涛
责任校对:邹 忌 责任印制:赵 晟

*
重庆大学出版社出版发行
出版人:饶帮华
社址:重庆市沙坪坝区大学城西路 21 号
邮编:401331
电话:(023) 88617190 88617185(中小学)
传真:(023) 88617186 88617166
网址:http://www.cqup.com.cn
邮箱:fxk@ cqup.com.cn(营销中心)
全国新华书店经销
重庆华林天美印务有限公司印刷

*
开本:787mm×1092mm 1/16 印张:13.25 字数:332 千
2021 年 1 月第 2 版 2021 年 1 月第 5 次印刷
印数:9001— 12000
ISBN 978-7-5624-7896-6 定价:35.00 元

本书如有印刷、装订等质量问题,本社负责调换为适应新形势下全国高职高专药品类专业教育改革和发展的需要,《中药储存与养护》教材编写组确立了中药储存与养护课程的教学大纲和教材编写大纲。在教材编写过程中,我们认真贯彻落实高职教育指导思想和精神并严格按照教学大纲的要求,同时结合医药商品储运员的职业工种要求而有所偏重,工作流程部分涵盖了所有医药商品的出入库和储存要求,同时又侧重中药商品的储存与养护知识的应用、实践技能的训练,贯彻"实用为主,必需、够用和管用为度"的原则;对中药商品养护岗位所需知识和能力结构进行了深入分析,确保教材内容与药品保管养护技能鉴定标准有效衔接,使学生能够顺利考取相应的职业资格证书,增加就业率。

教材整体的编写思路基于工作过程,按照中药储存与养护的工作岗位设置课程内容进行模块化教学,同时接受企业 GSP 管理工作人员的经验和指导,重点介绍常用的储存养护技术和现代养护新技术。由于中药材、中药饮片、中成药等中药商品的特殊性,质量变异太复杂,在实际教学中对各种中药变异现象分门别类地介绍,针对不同入药部位的中药养护进行详细品种举例介绍,理论知识以"必需、够用"为原则,适当删减和引进新的内容,实践训练着重培养学生在仓储工作中的实际动手能力。

全书分医药商品仓储管理、药品储存养护基本知识、中药养护技术、各种中药变异现象与中药质量检查进行编写,相互之间可独立成章。除教材主体内容外,在各章节中还设立了"知识链接""课堂互动""实例解析""知识拓展""目标检测"等模块,以提高学生学习的目的性和主动性,增强教材的知识性和趣味性,强化知识的应用和技能培养,提高分析问题、解决问题的能力。同时,根据需要开设了中药的入库验收、出库验发技术和常见易变中药的养护技术两个实训,分实训目的、实训内容、实训步骤、实训报告等模块编写。

本书适用于全国高等学校高职高专中药制药、中药学、中药生产与加工专业学生学习中药储存与养护相关知识和技能。

参加本书编写的有颜仁梁、康大力、李亚萍、邓晓迎、周国洪、李绍林、张小红、万晓华。全书最后由颜仁梁统稿,汪小根审稿。其中,颜仁梁编写第 3,8,9 章;康大力编写第 13,14 章;李亚萍编写第 4,5 章;邓晓迎编写第 11,12 章;周国洪编写第 6,7 章;李绍林编写第 1 章;张小红编写第 10 章;万晓华编写第 2 章。

尽管编者们做了很大努力,但鉴于编者水平有限仓促,本书错误和欠妥之处在所难免,敬请各校师生在教学过程中提出宝贵意见,以便修订再版时臻于完善。

编　者

2020 年 7 月

第1章 绪 论

📖 学习目的

通过本章的学习,使学生初步掌握中药储存与养护的概念,为学好中药储存与养护技术打下基础。

📑 知识要求

掌握中药储存与养护的基本理论、技术与方法。
熟悉常用中药商品的变异防治,了解中药储存与养护的发展。

📖 能力要求

熟练掌握中药储存与养护的目的、意义及基本要求,为学好中药储存与养护技术培养兴趣。

1.1 中药储存与养护的概念

中药储存是指中药商品的储备和库存。它是指中药商品离开生产领域但尚未进入消费领域,在流通领域中形成的一种暂时停留的过程。中药储存是中药商业经营的重要环节,是保证中药商品流通的必要条件,如果没有一定数量的中药商品储存,中药商品的流通就会中断。

中药养护是指中药经营企业在中药的购、销、存、运整个过程中,对储备的中药材、中药饮片及中成药进行科学保养和维护的专业技术工作。

中药储存与养护是运用现代科学技术与方法来研究中药保管技术和影响中药储存质量及其养护防患的一门新兴综合性技术学科。它是在继承祖国医学遗产和劳动人民长期积累储存中药经验的基础上,运用当代自然科学的知识和方法,深入研究探讨中药材、中药炮制品、中成药储存理论和实践的重大问题。简而言之,它是一门专门研究中药储存保管、防止药物变质,保证中药质量而实用性较强的科学。

1.2 中药储存养护的起源与发展

1.2.1 中药储存养护的历史起源

中药和中医学一样,历史悠久,源远流长,是中华民族文化科学宝库中的一颗璀璨明珠,是我国人民长期同疾病作斗争的宝贵产物。几千年来,它一直被用作防病治病的主要武器,为保证人民健康和民族发展壮大起着重要作用。

我国古代最早的药学专著《神农本草经》,收载药物 365 种,是汉朝以前药学知识和经验的总结。该书不仅简要而完备地记述了中药的基本理论、产地、采集加工时间,而且对于中药材鉴定、储存都有较为精辟的概括,如药物阴干、暴干、采造时月、生熟、土地所出、真伪陈新等,为中药储存与养护的发展奠定了初步基础。

到南北朝时期,医药有了显著的进步和分工。例如,《百官志》载:"……医师四十人……太医署有主药师二人……药园师二人……药藏局盛丞各二人。"又云:"药藏丞为三品勋一位。"可见,在当时就已专门设立了储药机构,从此明确了药物储存保管的重要性与必要性。

梁代陶弘景撰的《神农本草经集注》明确指出了药物产地、采制方法、储存时间与其疗效的关系。正如序录所说:"江东以来,小小杂药,多出近道,气力性理不及本邦。"又云:"凡狼毒、枳实、橘皮、半夏、麻黄、吴萸,皆欲得陈久良,其余唯须精新也。"

至唐朝,唐高宗显庆四年(659 年)撰成的世界第一部药典《新修本草》,标志着我国药学的新发展。唐代不仅讲求道地药材,对药材的储存养护也十分考究。例如,《备急千金要方》记载:"凡药皆不欲数数暴晒,多见光日气即薄,歇宜热知之。诸药未即用者,候天大晴明时,于烈日中暴之,令大干,以新瓦器贮之,泥头密封。须用开取,即急封之,勿令中风湿之气,虽经年亦如新也。某丸散以瓷器贮,密蜡封之,勿令气泄,则 30 年不坏,诸杏仁子等药,瓦器贮之,则鼠不能得之。凡贮药法,皆须去地三四尺,则土湿之气不中也。"对中药干燥、储存方法、盛装容器均有据精审,论说详明。特别值得称道的是,该书提出储药在离地数尺,则湿气方不中药,这些朴实有效的经验,扼要实用,流行很广,甚为后世推崇。

到了宋朝,中药品种发展比往代剧增。当时政府设"收卖药材所"辨认药材,以革伪乱之弊。寇宗奭著《本草衍义》载:"夫高医以蓄药为能,仓中之两,防不可售者所须也,若桑寄生、桑螵蛸、鹿角胶、虎胆、蟾蜍……之类。"说明储存十分重要。尤其难得之品宜蓄贮留,以急病人之所急。

元朝王好古著《汤液本草》:"一两剂服之不效,予再候之,脉证相对,莫非药有陈腐者,致不效乎,再市药之气味厚者煎服,其证半减。再服而安。"阐明了药物储存的新陈与临床疗效的密切关系。

直至明朝,陈嘉谟广罗收集各代药物发展的成就,编著了《本草蒙荃》。该书载云:"凡药储存,宜常提防,倘阴干、暴干、烘干,未尽去湿,则蛀蚀霉垢朽烂,不免为殃。当春夏多雨水浸,临夜晚,或风虫啮耗心力费悼岁月,堪延见雨,着火频烘,遇晴明向日悬曝,槌悬架上,细腻贮坛中。人参和细辛,冰片必同灯心草,麝香宜蛇皮裹,硼砂共绿豆收,生姜择老沙藏,山药候干炭窨,沉香、真檀香甚烈包纸须重。……耗轻柳气,味尽得完,具辛烈者免走泄,甘美者无虫蛀伤,陈者新鲜,润者干燥,……"这些宝贵储存经验,沿袭至今,成为后世研究储存的理论依据。

继《本草蒙荃》之后,李时珍所著的《本草纲目》,高度概括、总结、说明了以前各家经验,对中药学发展起着承前启后、继往开来的重要作用。

再及清朝,文化统治虽然残酷、严密,但中药及储存养护的研究仍有一定发展。吴仪洛《本草从新》云:"用药有久宜陈者,收藏高燥处,不必时常开看,不会霉蛀。有宜精新者,如南星、半夏、麻黄、大黄、木贼、棕榈、芫花、枳实、佛手柑、秋石、石灰、诸曲、诸胶……之类,皆以陈久者为佳",使用陈久品之意"或取其烈性减,或取其火候脱。"又云:"余者俱宜精新,若陈腐而欠鲜明,则气味不全,服之必无效。"张秉成氏对用精新药的意义又作了详细的补充:新者取其气味之全,功效之速。吴张二氏之说,对中药储存与功效的关系考究精辟,论说详明,给后代予以深远影响。

有关中药养护学,自汉朝到清朝,各个时期都有它的成就和特色,而且历代相承,日渐繁荣,不仅为后世广泛应用,还为研究整理中药储存养护提供了重要的依据和资料,是中医药文化的宝贵财富之一。

1.2.2 中药储存养护的现代发展

中华人民共和国成立之后,党和政府十分重视继承和发展祖国医药遗产。在中医药政策的指引下,中药工作者开展了大量的中药储存养护的研究工作,并作出了重要的贡献,先后编写出版了《中药材养护知识》《中药材商品养护》《中药材保管技术》《中药材贮藏保管知识》《中药保管技术》《医药仓贮技术》《现代中药养护学》《中药储存与养护》等专著。以上这些专著都是我国有关中药保管、储存、养护研究成果的结晶,此外还有许多研究论文刊登在国内正式出版的期刊上。

科学技术的不断发展和不断研究,加之引进新的、现代的养护技术和方法,如低温储存、无公害药材对抗同储、气幕防潮、微波和远红外干燥、气调养护等,给中药养护增加了新内容,促进了中药养护和本学科的发展。

近年在药材储存养护工作方面又取得了一系列的新成就,能普遍正确地掌握"预防为主,防治相结合"的保管原则,药材仓库均建立了保管制度,重视库房温度、湿度的控制,加强了入库验收工作。在保管技术上,不仅继承和发展了我国古老而有效的储存经验,而且又利用了现代的仪器和工具,并加以研究改进,提出了一些新的储存方法。药材的品种虽多,性质各异,但由于中药养护工作者的努力,采取了有效的措施,基本上避免了药材生霉长虫的现象,保证了广大人民医疗用药的需要。

我国地大物博,资源丰富,出产的药材品种极多,由于中医中药有数千年的实践经验,疗效确实,至今仍为广大人民信服乐用,且在"人类回归大自然"和"中医中药热"的国际潮流影响下,世界各国使用中药来防病治病的人数越来越多,以至于我国中药出口量逐渐增加。因此,中药的需求是与年俱增的,产销、储运和保管的数量动辄以数千百万计。随之而来的安全保管技术就有待全国中药工作者更好地来研究解决了。也就是说,一方面要将祖国流传下来的宝贵经验加以继承和提高,另一方面要尽量通过科学研究发挥群众智慧创造出一些更好、更有效的现代保管技术和储存方法,从而供应质量优良的药材,保障人民的健康;同时也可减少药材的损坏变质,为国家创造更多的财富。因此,中药储存与养护必将朝着更加纵深而宏伟的目标发展。

1.3　中药储存与养护的目的和意义

中药成分、结构繁杂,中药大都含有淀粉、糖类、蛋白质、脂肪、纤维素、黏液质等成分,在储存过程中受内在和外在因素的影响,必然发生物理学、化学以及生物学等变化。例如变色、氧化、风化、变味、霉烂、虫蛀、走油等变质现象。其中,尤以霉烂和虫蛀对药材的危害最大,不仅会在经济上造成损失,更严重的是使中药疗效降低,甚至完全丧失药用价值,或产生毒副作用。因此,只有对中药进行严格、科学的管理,才能完成中药的流通过程,实现中药经营企业的"储备"("桥梁")与再"分配"("纽带")作用。其目的是保证医疗用药的安全、有效,减少中药损耗,满足人们防病治病、康复保健的需要。

1.3.1　保证中药安全有效

"养护"是指中药在储存期间所采取的必要的保护措施,以确保中药的安全有效。中药来源广泛,性能复杂,所含的成分各不相同,有的怕热、怕冻、怕潮、怕干燥,有的成分是仓库害虫、鼠类、微生物的食物和养料,因而易发生虫蛀、鼠食、霉变等变异现象;有些鲜活商品,变异速度更快;有的中药商品在一定条件下还会"自燃"。因此,中药仓库的业务不单纯只是进进出出、存存放放,必须重视保管养护,才能避免因保养不善而造成的各种损失。

1.3.2　确保中药储存安全

确保中药储存安全是指在中药储存过程中,必须采取一定的养护技术,确保中药不发生质量变化,不发生燃烧、爆炸、倒塌、污损等现象。《中华人民共和国药品管理法》指出,药品仓库必须制订药品保管制度,采取必要的养护措施,强调变质的或被污染的药品不能药用,以保持药品的质量和纯洁度。由此可见,中药养护是一项必要的措施,只有采取"预防为主"的原则,精心养护,才能确保中药的储存安全。

1.3.3　降低损耗

降低损耗是指中药在储存过程中要切实防止霉烂、变质、虫蛀、鼠咬、泛油、挥发、风化、潮解等现象的发生,以减少商品损耗,节省保管费用。

1.3.4　保证市场供应

中药储存一方面有利于购进业务活动,另一方面又有利于批发、零售业务活动,可将中药源源不断地收进、发出,持续不断地供应市场,满足人们医疗保健需要。

1.3.5　促进流通顺畅迅速

中药的生产与消费在时间上和地区上往往会出现差异。进行必要的中药储存可以调节这种差异,灵活地调剂余缺,使中药的流通顺畅迅速。

1.3.6　促进中药商品生产标准化

中药商品的储存有助于减轻生产企业的负担,加快生产资金的周转。在中药商品入库和出库时,还要进行质量抽检和质量核对,有时还要向药检部门报检,防止假药、劣药进入市场,从而促进中药生产企业不断提高中药商品质量和改进中药商品包装,使中药商品生产水平不断提高。

1.3.7　提高应急能力

中药的生产与消费在时间上存在着差异。有的是常年生产,季节消费;有的是季节生产,常年消费;有的是这季生产,那季消费。因此,进行中药储存,保存一定量的中药,可使中药经营企业在疫病流行和自然灾害等各种非常情况下具备应急供应能力。

1.3.8　消除地区差异

中药的生产与消费在地区之间存在着差异。进行中药储存,可将中药从产地运往销地,进行地区间的调剂。

1.4　中药储存与养护的基本原则和任务

1.4.1　中药储存养护原则

中药商品储存养护必须遵循客观的经济规律、自然规律和社会规律。

1)保证供应原则

储存要以保证供应为前提,储药待病,这是中药企业组织商品流通的客观要求。当储存小于供应需求,则市场脱销,不能确保治病用药需求;储存超过供应需要,则会造成积压。

2)经济核算原则

中药商品储存量的货币形态就是商品资金。故其储存是否合理,直接关系到流动资金占用的多少,占有率高,流通费用开支就大;反之则小。当流通费用率大于商品毛利率时,企业即出现经营亏损。为此,在保证供应前提下中药商品储存,必须贯彻经济核算原则。加强对储品的数量和结构核算,分析商品储存是否适销对路,以求得经济效益。在中药仓储企业中进行定额管理,是实施经济核算的基础,是做好仓储,提高经济管理水平的关键。具体按储品种类、包装、质量、进出零整、储期长短等特点,确定储存量定额。

1.4.2　中药储存养护基本任务

中药储存养护的基本任务在于预防药物变化和已发生变化的救治,目的是保护中药的使用价值,从而保证医疗用药的安全、准确、有效,不断继承发扬祖国医药遗产,为广大人民健康服务。仓库要保证储品安全,利于购销,为流通服务。其具体任务是按中药商品不同性质,组织实施中药商品储存收发和保管养护,积极配合业务部门,促进中药商品流通,力求做到储存多、进出快、保管好、费用省、损耗小、保安全,全面完成各项经济指标。

1)研究储存养护新技术,保证中药质量与数量

搞好中药储存养护是防止中药发生变化、保证中药质量和数量的一个重要环节。放松或轻视这一环节,都会因之降低质量而影响疗效,严重时会造成巨大经济损失,以致浪费宝贵药源。

近年来,随着医药事业的蓬勃发展,中药生产品种之多,数量之大,是前所未有的。由于广大人民防病治病和卫生保健的需要,中药流通周转也与日俱增。面对这些复杂而繁重的储存养护任务,必须认真研究,做好安全储存,对于保证中药质量与数量有着极为重要的意义。

中药来源与成分复杂,有植物的,有动物的,也有矿物及加工制品。它们之中,有的含糖类,有的含脂肪,有的含挥发油、黏液质,等等。由于成分各异、性质特殊,因此应采用不同方法储存养护。例如,含单糖和多糖类中药,除保持药物本身干燥外,还需注意储存环境干燥;具有芳香气味的中药,大多含有挥发油类物质,易受温度影响而挥发,需置阴凉低温处储存;某些植物药含有鲜艳的色素,需防止过久日光暴晒和强光直照,以免天然色素减退。根据各类中药的理化性质,进行科学养护、合理储存,是保证中药质与量的关键所在。因此,必须加强这方面的研究,以确保中药的安全有效。

2)研究中药储存易发生的变化与治救

中药来源广,品种多,理化性质各异,因而在储存中易产生多种多样的变化。其中,发霉是中药储存中常发生的一种变异现象,其主要原因是药物(尤其含糖质、淀粉的药物)含水量过高,易受真菌污染。虫蛀在中药储存中也较为常见,发生这一现象是由于药物污染是由虫卵或幼虫造成的。走油、变色、风化等,虽然比霉蛀少,但也时有发生。这些都是中药养护技术研究的内容和采取防范的治救措施。

3)研究中药储存养护的对象与范围

中药养护研究的范围主要是因化学因素、物理因素和生物因素引起中药变异的发生及发展变化规律,对此进行储存与养护的传统方法和现代科学技术方法;中药的仓库类型及要求;中药的包装及种类;主要化学成分的检查和质量要求,等等。通过对上述内容的研究分析和阐明中药养护的通用性和适用性,监测中药在购、销、储、运过程中质量的变化规律,制订和建立科学的中药养护方法,以保证中药的安全性和有效性。

目标检测

简答题

1. 简述中药养护的概念。
2. 简述中药储存的概念。
3. 中药储存与养护的目的是什么?
4. 中药储存与养护的意义是什么?

第 2 章　医药商品仓储管理

📖 学习目的

本章阐述了 GSP 对药品仓库的要求和药品仓库的分类、设置、作业管理、设备管理、温湿度调节、安全消防的基本方法及要求,使学生能按 GSP 要求和国家对药品仓库的管理规定进行医药商品仓库规范管理,为今后的就业奠定基础。

📋 知识要求

掌握 GSP 对医药商品仓库分类、管理的要求;温湿度管理、安全消防的基本内容。

熟悉药品仓库库区布局的基本要求。

熟悉药品库房温湿度与药品质量的关系。

了解药品仓库的分类方法及药品仓库设置的规定。

📖 能力要求

熟练掌握药品仓库中各种设备的使用方法;能根据药品的储存要求测定、调节和控制库房的温湿度。

遵守药品仓库质量管理制度,学会药品仓储保管工作的各项记录、凭证、台账的填写方法。

医药商品是指作为医药用品的商品,它包括药品、医疗器械、化学试剂、玻璃仪器等。药品是用于预防、诊断、治疗疾病及有目的地调节人体的生理机能并规定有适应证、用法和用量的药物制成品,包括中药材、中药饮片、中成药、化学原料药及其制剂、抗生素、生化药品、放射性药品、血清疫苗、血液制品和诊断药品等。药品是医药商品的主要部分,中药商品是药品的一部分,包括中药材、中药饮片、中成药。

医药商品仓库是保管、存储医药商品的建筑物和场所的总称,是保证医药商品质量必备和最基础的设施。仓库的设施与设备,是医药商品经营单位必不可少的硬件条件,是仓储医药商品和仓储作业活动的重要物质技术基础。为了适应医药商品经营和仓储业务发展的需要,保证在库医药商品质量,保障在库医药商品的安全,提高仓库管理的经济效益,经营单位必须重视仓库管理工作。

2.1　医药商品分类储存管理

药品 GSP

药品 GSP(Good Supply Practice),即《药品经营质量管理规范》,根据《中华人民共和国药品管理法》《中华人民共和国药品管理法实施条例》制定,是药品经营管理和质量控制的基本准则。

《国家食品药品监督管理总局关于修改〈药品经营质量管理规范〉的决定》(国家食品药品监督管理总局令28号)已于2016年6月30日经国家食品药品监督管理总局局务会议审议通过,自公布之日起施行,共4章,包括总则、药品批发的质量管理、药品零售的质量管理、附则,共计184条。

2.1.1　医药商品仓库的分类

医药商品仓库类型可按 GSP 对商品储存要求、流转职能、仓储技术和建筑形式结构分类。

1)GSP 对库房分类的要求

(1)按一般管理要求分类

库房通常分为五区:待验库(区)、发货库(区)、退货库(区)、合格品库(区)、不合格品库(区)。以上各库(区)均应设有明显的色标标志,即三色管理。绿色:发货库(区)、合格品库(区);黄色:待验库(区)、退货库(区);红色:不合格品库(区)。

(2)按温度管理要求分类

按温度管理要求可分为冷库(冷藏 2~10 ℃;冷冻-25~-10 ℃)、阴凉库(≤20 ℃)、常温库(10~30 ℃),各类库房相对湿度均应控制在35%~75%。一般应按包装标示的温度要求储存药品,包装上没有标示具体温度的,按照《中华人民共和国药典》(2020版)规定的储存要求进行储存。

(3)按医药商品类型管理要求分类

①原料药库,用于储存各种化学原料药或中药提取物。

②制剂药品库,用于储存化学药制剂、抗生素、生物化学药品制剂、中成药。

③制剂辅料库,用于储存各种制剂或炮制用辅料。

④中药材库,用于储存各种中药材的专用仓库。

⑤中药饮片库,用于储存各种经过炮制后包装的中药饮片的专用仓库。

⑥生物制品库,用于储存疫苗、活菌制剂、抗毒素、血液制品、酶制剂等需要冷藏储存的药品。

⑦麻醉药品库,用于分别储存麻醉药品、一类精神药品、易制毒药品的专用仓库。

⑧医疗用毒性药品库,用于储存各种毒性饮片和毒性化学药品的专用仓库。

⑨放射性药品库,用于储存各种医疗放射性药品的专用仓库。

⑩危险品库,用于储存易燃、易爆等药品中的危险品的专用仓库。

⑪非药品库,用于储存医疗器械、保健食品、卫生用品、医疗化妆品、消毒用品等。

上述的麻醉药品库、医疗用毒性药品库、放射性药品库和危险品库为专用仓库,建筑为钢筋混凝土结构,不靠外墙、无窗、无通风孔,安装专用防盗门,具有相应的防火设施、防盗监控设施、自动报警装置,报警装置应当与公安机关报警系统联网。

2)按流通渠道分类

(1)保税仓库

保税仓库一般设在口岸、港口、机场等地的保税区内,有的设在内地(保税)厂区内,主要储存国外来料和根据来料加工后的产品,如用来料加工的中药饮片、中成药、保健品等。其特点是通过保税仓库的调拨直接出口或销往国内,使销售商基本实现零库存,简化了出入关手续,缩短了经营流转周期,有利于吸引外资,促进医药商品的内外流通。

(2)连锁经营仓库

连锁经营仓库把封闭式仓库变为敞开式仓库,使物流模式转变成仓储式销售,即统筹资金从药品生产企业直接进货,或者买断产品,或者实行总经销,集中经营,统一配送,前市后库,既有储存功能又有批发调拨功能。其特点是减少中间环节,实现批发终极销售。

(3)采购、批发、零售仓库

这三类仓库是目前国内医药商品经营系统主要的仓库类型,都是医药商品流通的中间环节。

采购仓库即二级采购供应仓库,集中储存从产区或药品生产企业收购的医药商品。仓库具有验收、保管、养护、运输和按公司业务部门指令依照计划向下级批发企业或者向全国各地调拨医药商品等职能,一般规模较大。

批发仓库即二级批发站或者三级批发企业所属仓库,主要任务是把从采购供应仓库调拨进来或收购入库的医药商品经过编配、分装、按计划成批地发出去。

零售仓库由医药商品零售企业直接管理,只做短期储备,主要供门市销售。

(4)加工、中转、储备仓库

加工仓库一般设在中药材产区,特点是具有加工、储存、发运功能。其既可将采收、收购的中药材就地进行加工、包装、直接发运,又可进行储存。中药饮片生产企业所属仓库也属于加工仓库,主要储存原料药材和对饮片成品进行周转性储存。

中转仓库通常设在交通运输方便的地方,为存放待运的医药商品而设。其特点是为医药商品在调拨过程的中转、转换运输工具提供方便。

储备仓库是国家为解决战时、疫情或者自然灾害等急需而设的,特点是隐蔽在战略要地后方,储存的品种较少,但属于必备的,且数量较大。

3)按照仓库的仓储技术条件分类

(1)通用仓库

通用仓库也称普通仓库,是指用于仓储一般性能相近,并在保管上没有特殊要求的药品仓库。它只要求有一般的保管场所,以及进出库、装卸、搬运、堆码和药品养护的普通设备。

其特点为技术装备比较简单,建造比较容易,适用范围广泛。

(2)保温、冷藏、恒温恒湿仓库

有些药品较易受外界温湿度影响而发生变质和失量,因而要求用保温、冷藏、恒温恒湿仓库加以储存。在技术设备上,有制冷设备,并有良好的保温隔热性能以保持所需的温湿度。

(3)专用仓库

专用仓库即特种仓库,如细贵药材库、危险品仓库、特殊管理药品仓库、动物药材仓库等。细贵药材库专门储存来源不易、经济价值较高的中药材。如珍珠、玛瑙、牛黄、麝香、猴枣、马宝、川贝、冬虫夏草等,不能混存于普通仓库,应单设仓库储存。危险品仓库主要储存易燃、易爆、有腐蚀的对人体或建筑物有一定危险性的药品仓库,它要求有一定特殊技术的装备和装卸、搬运、保管条件,并能对危险品起一定防护作用。特殊管理药品仓库主要储存国家限制使用的毒剧药材或有辐射、麻醉类、精神类药品,管理严格、设施安全。动物药材仓库主要储存动物类药材,因大多来源于动物的皮肉骨角甲甚至全身,有异味并易虫蛀霉变泛油,所以单设库房保管。

(4)气调仓库

气调仓库是指能够改变仓库空气组成成分,通过充加氮气、二氧化碳或其他惰性气体,控制库内氧气浓度的中药仓库。利用气调技术达到防虫、防霉变和保持库存中药质量的一种储存养护技术。

4)按照仓库的建筑结构分类

(1)露天库

露天库又称货场,用于堆放中药商品的露天场所,大多是经过简单加工的天然地面,一般要比地平面高出 20~25 cm,设有排水沟,以利排水;场地要平坦结实。这类仓库只适合储存受气候影响较小的药材,一般仅用于临时存放中药商品,不能作长期储存地。储存时,货堆必须"上盖下垫"。

(2)半露天库

半露天库又称货棚,是指用于存放中药商品的棚子,一般只有棚盖而无墙壁。其特点是结构简单,造价低廉,但隔热防潮力差,使用寿命短,一般用于短期存放笨重或轻泡商品,如空箱、空瓶、空坛、麻袋、筐、篓等包装材料。当密闭库不够使用时,也可暂时用来储存受温湿度影响较小的药材。在我国华北、西北等气候干燥的地区,可用来较长期地储存药材,但在长江以南地区只适合做短时间的储存。

(3)平房仓库

平房仓库是指单层建筑仓库,小型企业及农村、小城镇适宜建造。其优点为建筑结构简单、造价较低,移库作业方便;缺点为土地利用率低。

(4)多层楼房仓库

多层楼房仓库是指两层或两层以上建筑的楼房仓库,大中城市和规模较大的仓库适宜建造。其优点为可提高仓容量和土地利用率;缺点为建筑结构复杂,造价较高。

(5)高层货架立体仓库

高层货架立体仓库也称自动化立体仓库,是指采用几层乃至几十层高的货架储存单元药品,并可用相应起重运输设备进行药品入库和出库作业的仓库。此类仓库可以实现计算机网络管理,实现物流仓储的自动化、智能化、快捷化、网络化、信息化。其优点是提高了土地利用率、单位面积储存量,有利于提高仓库的出入库频率,提高仓库的管理水平。自动化立体仓库是众多高技术集成工程,涉及的领域有巷道堆垛机、自动导向搬运车系统、条码技术、图像识别、网络通信、数据采集、数据库系统、自动分拣系统、实时监控系统、计算机集成管理系统等。自动化立体仓库是未来医药商品仓库发展的主要趋势之一。

(6)密闭库

密闭库具有严密、不受气候影响、储存品种不受限制等优点。药材仓库的所有药材一般都应储存于此类库房内。

此外,还可按照仓库使用的建筑材料分类,有土石仓库、砖木仓库及钢筋混凝土仓库等;按照仓库建筑形式分类,有地上仓库、半地下仓库及地下仓库等;按照仓库的使用年限分类,有永久性仓库、半永久性仓库及临时仓库等。

知识链接

> 按照仓库的建筑面积规模分类:大型中药批发企业仓库,建筑面积不应低于 1 500 m^2;中型中药批发企业仓库,建筑面积不应低于 1 000 m^2;小型中药批发企业仓库,建筑面积不应低于 500 m^2。

课堂互动

> 1.试讨论中药材、中药饮片、中成药等中药商品应该分别储存在哪类库房?
> 2.人参、鹿茸、冬虫夏草、砒霜、硫黄等中药材可以存放在一起吗?

2.1.2 药品分类储存的方法

药品分类储存的方法主要是采用分区分类、货位编号保管的方法对仓储作业区进行布置。

一般情况下,药品仓库按剂型采取同类集中存放的方法进行保管,然后根据各个剂型的特殊性质选择适宜的存放地点,把存放地点划分为若干货区,每个货区又划分为若干货位,并按顺序编号,这种管理方法即所谓的"分区分类、货位编号"。现将分区分类、货位编号说明如下。

1)分区

分区是按药品类别、储存数量、结合仓库建筑和设备条件等,将储存场所划分为若干货区,并规定某一货区存放某些药品。为解决各货区间的忙闲不均现象及应付特殊情况,仓库还要留出机动货区。每一种医药商品都有统一编号的仓位。

2) 分类

分类是将药品按性质和所要求的储存条件划成若干类,分类集中存放。

(1) 按药品的剂型分类储存

可将不同剂型的药品,如针剂、片剂、酊剂、胶囊剂、糖浆剂、软膏剂、粉剂等分库或分区储存。

(2) 按药品性质分类储存

按 GSP 的要求,药品与非药品、外用药与其他药品分开存放、中药材与中药饮片分库存放;特殊管理的药品应按国家有关规定储存;拆除外包装的零货药品应当集中存放。麻醉药品、一类精神药品可存放在同一个专用仓库内。医疗用毒性药品应专库(柜)存放。放射性药品应储存于特定的专用仓库内。药品中的危险品应存放在专用危险品库内。品名或外包装容易混淆的品种应分区或隔垛存放。

3) 规划货位

根据药品的外形、包装与合理的堆码苫垫方法及操作要求,结合保管场地的地形,规划各货位的分布或货架的位置称为规划货位。

规划货位的原则:货位布置紧凑,仓容利用率高;方便收货、发货、检查、包装及装卸车,合理灵活;堆垛稳固,操作安全;通道流畅,行走便利。

(1) 货位的布置方式

货位的布置方式一般有横列式、纵列式、混合式和倾斜式等。

(2) 分区货位的要求

①按照仓储作业的功能特点和 GSP 的要求,仓库分为待验区、不合格品区、合格品区、发货区、退货区。

②仓库分区要符合“三个一致”的原则:药品性能一致、药品养护措施一致、消防方法一致。

③分区要便于药品分类集中保管,充分利用仓容空间,有利于合理存放药品。

④结合药品的保管特性与种类来分区分位,货区分位要适度,若分得过细,遇到某种药品数量增加较多时,造成预留的货位不够;若分得过粗,容易浪费库容,或者出现在一个货位混存多种药品的情况,造成管理上的混乱。

⑤有利于提高仓库的经济效益,有利于保证安全生产和文明生产。

4) 货位编号

货位编号又称为方位制度。货位编号就好比药品在库中的“住址”,它是在分区分类和划好货位的基础上,将存放药品的场所按储存地点和位置排列,采用统一的标记,并编上顺序号码,做出明显标志,以方便仓储作业。货位编号的方法很多,货位区段划分和名称很不统一,采用的文字代号也多种多样。因此各药库要结合自身实际,统一规定出本药库的货位划分及编号方法,以利于方便作业。

(1) 货位编号的原则

货位编号的原则即“三要一能”。

①要简单：货物编号将复杂的货物信息简单化处理，方便货物的管理。

②要完整：货物编号要清楚完整地表达货物的基本信息。

③要唯一：每一货物编号只能代表一种货物。

④能扩展：货物编号要留有余地，要为以后的货物预留编号空间。

（2）货位的编码方法

货位的编码方法有4种，分别为地址式、区段方式、商品群别方式和坐标式。地址式编码方式是各类仓库使用最多的一种编码方式。其编码方法是参照建筑物的编号方法，利用保管区域的现成参考单位，按照相关顺序来进行编码。

药库大多采用地址式的"四号定位"法，即将仓库号、区号、层次号、货位号四者统一编号。编号的文字代号用英文、罗马及阿拉伯数字来表示，如8-6-5-4表示8号仓库6区5层4号货位；也有将仓库号、货架号、层次号、货位号四者统一编号的，如以6-5-4-13来表示6号仓库5号货架4层13号货位。

（3）货位编号的设置

货位编号可标记在地坪或柱子上，也可在通道上方悬挂标牌，以资识别。规模较大的仓库要求建立方位卡片制度，即将仓库所有药品的存放位置记入卡片，发放时即可将位置标记在出库凭证上，可使保管人员迅速找到货位。一般较小的药库不一定实行方位卡片制度，将储存地点标注在账页上即可。在进行分区分类和货位编号后，还必须绘制仓库平面图，它可将库房的药品存放情况全部反映出来，并且将其悬挂在仓库办公室或库房明显之处，便于进货安排、寻找药品堆放点，提高工作效率。

2.2　药品仓库的作业管理

GSP要求医药经营企业仓库内、外环境要好。其中，外环境良好是指仓库选点远离居民区，无大量粉尘、有害气体及污水等严重污染源，库房所在地应地势高，雨季能迅速排水，无被淹没的危险，地质坚固能承受较大压力，干燥且采光良好；内环境良好是指库房内墙壁、顶棚和地面光洁平整，门窗结构严密。库区应有符合规定要求的消防、安全措施。

2.2.1　药品仓库的设置

仓库设置地区及地址的选择，不仅影响仓库的经济效益和仓库的使用期限，而且会影响药品的安全和民众的健康，因此仓库的设置地区及地址要综合考虑以下6个方面的因素。

①交通方便，运输通畅。仓库设置的地点最好在公路、铁路、航运的交通枢纽结点，交通运输方便，有利于药品的调运，加速药品的流转，降低库存量，节约储运费用。

②药品生产的布局。药品仓库的设置地区，应与药品生产的布局相适应，以利于药品的收购和调运。医药采购仓库应建设在大中城市及医药生产比较集中的地区，以便就近收购，近厂近储；而中药材采购仓库的设置，则必须考虑安排在集中收购、便于调运的地点，以利于集中分运。

③企业经营规模的需要。药品仓库的设置，应与各企业药品经营规模相适应，才能服务购销，促进购销。

④经济区域和药品的合理流向。经济区域是根据生产、消费和交通运输条件等相结合而

自然形成的经济活动区域。按经济区域分布仓库网点,有利于购—销—存的相互联系,可缩短运输路程,减少流通环节,加速药品流转,降低流通费用。

⑤地质坚固,地势干燥平坦。库址应选择地质坚固,地势干燥、平坦,地形较高的位置,既便于库内运输,又便于地面排水。仓库不应建在地质松软或地质构造不稳定的地段。库址还要考虑到地下水位和汛期洪水等情况。临近海、河的地区不得有地下水上溢。库址还要考虑有良好的排水条件,在雨季和汛期无水淹之患。化学危险品仓库可建在有山冈自然屏障和易建地下工程的地点,有利于建筑半地下仓库,节约基建投资。

⑥给水充足,用电方便。

2.2.2　药品仓库的库区布局

仓库的库区布局就是根据已选定库址的自然条件,结合各类药品储存的要求、仓库业务的性质和规模、仓库技术设备性能和使用特点等,对仓库主要建筑物、辅助建筑物及行政生活用房等进行全面合理的安排和配置。仓库库区布局合理与否,直接影响着仓库的作业效率、仓储工作质量、仓储费用水平。合理设计仓库的库区布局,对保证仓储业务的顺利进行、实行科学管理、提高仓库经济效益等都有着重要意义。仓库库区布局主要包括仓库总平面布局、仓储作业区布置、库区内部布置3项内容。

1)仓库总平面布局

仓库总平面布局就是根据仓库总体设计的要求,科学、合理设计各个区域的具体布局。仓库总平面布局应考虑以下要求:
①方便仓库作业和药品的安全储存。
②最大限度地利用仓库的面积。
③防止重复搬运、迂回运输,避免交通阻塞。
④有利于充分使用仓库设施和机械设备。
⑤符合仓库安全及消防要求。
⑥符合仓库目前需要与长远规划,尽可能减少将来仓库扩建对正常业务的影响。

根据仓库业务活动和工作任务的不同,GSP要求仓库库区布局分为仓储作业区、辅助作业区和行政生活区。

(1)仓储作业区

仓储作业区是仓库的主体部分与主要业务场所,是指仓库用于收发药品储存、整理、分类、加工、包装的场所,主要包括库房、货场以及整理、分类、包装等场地。仓储作业区的布置应保证药品收发迅速、装卸搬运便当、储存药品安全、仓容合理利用的要求。各作业场所的布置,必须与仓库业务顺序相一致,使各作业环节密切衔接,以便加速作业流程。

(2)辅助作业区

辅助作业区是仓储作业的辅助场所,主要是为药品储存保管业务服务的。它一般包括验收养护室、中药标本室、中药饮片分装室以及存放苫垫用品、包装物料、搬运装卸机具等场所。其设置应靠近仓储作业区,以便及时供应。辅助作业区应与仓储作业区相隔一定的距离,防止辅助作业区发生事故危及存货区域。

> 　　药品检验室的面积,大型企业不小于150 m²,中型企业不小于100 m²,小型企业不小于50 m²。
>
> 　　药品批发和零售连锁企业应在仓库设置验收养护室,其面积大型企业不小于50 m²,中型企业不小于40 m²,小型企业不小于20 m²。
>
> 　　药品批发和零售连锁企业分装中药饮片应有固定的分装室,其环境应符合GSP要求。中药零售连锁企业应设置单独的、便于配货活动展开的配货场所。

(3)行政生活区

行政生活区是仓库的行政管理机构和生活服务设施的所在地,包括办公室、警卫室、汽车队、食堂、浴室、文体活动室、宿舍、休息室等。行政生活区一般应与库区各作业场所隔开,并有隔离设施和设置单独的出入口,以减少人员往来对仓储作业的影响和干扰,保证作业安全和药品储存安全并且便于收发中药办理手续。警卫室应设在库区出入门口,以利于履行检查手续。

按照GSP要求,以上辅助作业区和行政生活区对仓储作业区不得造成污染。

2)仓储作业区布置

仓储作业区的布置,应以主要库房为中心,对各个作业区域加以合理的布局。对库房布置的要求是合理安排各个库房的位置,力求最短的作业路线和最少的道路占用面积,减少库内运输的距离,提高库房面积利用率。

仓库业务过程有两种主要形式:一是整进整出,基本上按原包装入库和出库,其业务过程比较简单;二是整进零出或是零进整出,药品整批入库,拆零付货,或零星入库,成批出库,其业务过程比较复杂,除了验收、保管、发送以外,还需要进行拆包、挑选、编配和再包装等业务。为了有效地完成仓库业务,以最少的人力、物力耗费和最短的时间完成各项作业,必须按照仓库作业环节的内在联系合理地布置作业流程。应考虑以下3点要求:

①单一的物流方向。仓库的货物卸车、验收、存放地点之间的安排,必须适应仓储作业流程,按一个方向流动,以保证物品单一的流向。既避免了物品的迂回和倒流,又减少了搬运环节。在设置库房、道路的位置时,也应符合这一要求,否则会引起作业混乱。

②最有效地利用空间。库内各项作业场所的合理布局,不仅要求对地面面积要合理利用,而且要求对仓库空间也应合理利用,以便最大限度地利用库容。

③最少的作业环节。尽可能地减少一些作业环节,既有利于加速作业的进度,又有利于降低成本。通常采用的方法有:就厂直拨和就车直拨。

④减少装卸搬运环节。改善装卸作业,既要设法提高装卸作业的机械化程度,还必须尽可能地实现作业的连续化,从而提高装卸效率、缩短装卸时间、降低仓储成本。

2.2.3　库区内部布置

库房内部布置的主要目的是提高库房内作业的灵活性,有效地利用库房内部的空间。货区平面布局的形式有横列式、纵列式、纵横式及倾斜式等。

1)横列式布局

横列式布局是指货垛或货架的长度方向与仓库的侧墙互相垂直,这种布局方式的主要优点是主要通道长且宽,副通道短,有利于货物的取存、检查;通风和采光条件好;有利于机械化作业,便于主通道业务的正常展开。其主要缺点是主通道占用面积多,仓库面积的利用率会受到影响。

2)纵列式布局

纵列式布局是指货垛或货架的长度方向与仓库侧墙平行。其主要优点是仓库平面利用率高;缺点是存取货物不方便,通风采光不利。

3)纵横式布局

纵横式布局是指在同一保管场所内,横列式布局和纵列式布局兼而有之,可以综合利用两种布局的优点。

4)倾斜式布局

倾斜式布局是指货垛或货架与仓库侧墙或主通道成一定夹角。例如,货垛倾斜式布局是横列式布局的变形,其优点是便于叉车作业、缩小叉车的回转角度、提高作业效率。

2.3　药品仓库的建筑要求

知识链接

药品 GSP 对仓库设计要求

企业应当具有与其药品经营范围、经营规模相适应的经营场所和库房。库房的选址、设计、布局、建造、改造和维护应当符合药品储存的要求,防止药品的污染、交叉污染、混淆和差错。

(1)药品储存作业区、辅助作业区应当与办公区和生活区分开一定距离或者有隔离措施。

(2)库房的规模及条件应当满足药品的合理、安全储存,并达到以下要求,便于开展储存作业:

①库房内外环境整洁,无污染源,库区地面硬化或者绿化;

②库房内墙、顶光洁,地面平整,门窗结构严密;

③库房有可靠的安全防护措施,能够对无关人员进入实行可控管理,防止药品被盗、替换或者混入假药;

④有防止室外装卸、搬运、接收、发运等作业受异常天气影响的措施。

2.3.1 仓库建筑要求

1)普通库房

库房一般由砖木、钢架或钢筋混凝土等建成,适用于多数药品的储存。这类库房的要求如下:

①库房内部地坪应高于库外地面,坚实平坦,隔潮效能良好。

②墙壁完整坚固,内侧平滑,底层库墙内侧接近地面部应有防潮层。

③库顶不渗水,并具有较好的隔热性能。

④库房门应相对设置,便于通风。门窗、通风孔(排风扇等)应结构精密,"关"能密闭,"启"能通畅,灵活方便,并能防止雨水浸入。

⑤多层库房的楼面沿外墙处应设置泄水孔,其间距应不大于 30 m。

⑥单层库房的高度不低于 6 m;多层库房的高度每层不低于 5 m,层次不限。

2)密闭库房

密闭库房应选用钢筋混凝土结构的建筑,并经过有效的隔绝材料处理,其防潮、防热性能应高于普通仓库,具有隔湿、隔气和避光等功能,它适于怕潮、怕热、怕光等药品的储存。

3)气调库房

气调库房是专供中药采取气调养护的固定设施,其建筑结构除有较严密的隔气隔热性能外,还应具备库内外空气压力正负差的承受力。同时,其密闭性要求也较高,一般以平均每 24 h 氧气的回升率在 0.5% 以下者为符合,若回升率在 0.2%~0.4% 为性能良好。

4)低温库房

低温库房是采取密闭与制冷技术,使室内温度控制在合适的低温状态的库房。根据设施的不同,可分为空调库与冷库两类。

(1)空调库

空调库采取多种隔气、隔热等材料进行密闭,以保持库内外隔绝,减少冷量散失,通过空调制冷技术使温度保持在 20 ℃ 以下。

(2)冷库

冷库由密闭库房和制冷机房等组成,按温度分为冷藏与冷冻。库房内侧必须经过保温隔热等技术处理,库门应设置"风幕",其启动与库门启闭同步。在库房与外界连接部应配建"缓冲房"使出库商品能短暂停留而缓慢升温,避免商品表面产生"结露"受潮。冷库房内的温度应控制在冷藏 2~10 ℃,冷冻−25~−10 ℃。

5)专用库房

按照部分药品的特殊性能或同类性能以及经济价值等保管要求,分别设置专用库房集中保管,可加强管理,既能符合《药品管理法》的储存要求,又能开展合适的养护措施,方便作业。

(1)毒麻品库房

毒麻品库房是毒性、麻醉药品的专储库房,是根据《中华人民共和国药品管理法》和相关毒性药品、麻醉药品管理方法等法规要求而设置的。这类库房一般属于小型,有坚固的防护设施,库内凉爽干燥,备有特制的固定容器,以确保安全可靠。

(2)危险品库房

根据《中华人民共和国消防条例实施细则》及《仓库防火安全管理规则》的规定,危险品库房必须严格对易燃易爆药物实行妥善储存。库房应单独修建,有明显的标志,与其他库房应保持有 20 m 的空间距离。若储存性质不同及安全防治方法有异的药物,应有可靠的隔离墙分储,以确保储存安全。

(3)细贵类库房

中药的贵重商品,经济价值大,保管责任重,必须有专库储存。这类库房结构应坚固,有可靠的安全防盗装置,养护要求严格,除设有特制的容器外,还宜配置降温去湿等设施。

(4)动物类库房

中药的动物类商品(兽骨、皮、甲、昆虫躯体等)都具有特异气味,且易生虫萌霉。专储可防止与其他药物串气,也有利于集中采取养护措施。这类库房防潮防热,并应有防治仓虫的条件和设施。对储存量小的品种,库房内可修建货架分层堆放或有固定的密闭容器储存。

2.3.2 仓库的附属建筑

1)通道

仓库库内通道是保证运输车辆畅通和方便搬运的必要路面(水泥或沥青)。要求平坦光洁,四周通畅,转弯或出入处应设交通指示牌,以确保行驶安全。一般负重水泥地面为5 t/m²;沥青地面为2.5~3 t/m²。

2)料台

料台是仓库收发装卸商品的必要作业场地。一般修筑在库房的前沿,其高度应与运输车的车面地板持平(约离地面高 0.9 m),以利装卸操作。若料台设有棚盖,也可作为待运商品的临时堆放点或发货台。

3)晒场

根据中药的特点,中药材仓库应修筑必要的摊晒场地。场地应选高燥地段,四周不受或少受建筑物遮蔽的影响,铺设水泥地面,表面平坦光洁。也可利用钢筋混凝土建成的库房平顶,经过技术加工作为晒场使用。

4)加工(整理)场地

商品的加工整理是中药仓库常规作业,应有专供作业的室内场地。要求光线充足,空气流通,装有通风除尘设施,备置必要的操作用品和机械器具。

2.4　药品仓库的设备管理

仓库除主体建筑之外,一切进行仓储业务所使用的设备、工具、用品和仓库管理系统,统称为仓库设备。仓库设备是仓库业务不可缺少的物质条件。仓库合理配置各种软硬件设备,对提高劳动效率、减轻劳动强度、缩短中药进出库时间、改进中药堆码、维护中药质量、充分利用仓容和降低保管费用等,均有重要作用。

知识链接

GSP 对仓库设备管理的要求

GSP 规定库房应当配备以下设施设备:药品与地面之间有效隔离的设备;避光、通风、防潮、防虫、防鼠等设备;有效调控温湿度及室内外空气交换的设备;自动监测、记录库房温湿度的设备;符合储存作业要求的照明设备;用于零货拣选、拼箱发货操作及复核的作业区域和设备;包装物料的存放场所;验收、发货、退货的专用场所;不合格药品专用存放场所;经营特殊管理的药品有符合国家规定的储存设施。

经营中药材、中药饮片的,应当有专用的库房和养护工作场所,直接收购地产中药材的应当设置中药样品室(柜)。

储存、运输冷藏、冷冻药品的,应当配备以下设施设备:与其经营规模和品种相适应的冷库,储存疫苗的应当配备两个以上独立冷库;用于冷库温度自动监测、显示、记录、调控、报警的设备;冷库制冷设备的备用发电机组或者双回路供电系统;对有特殊低温要求的药品,应当配备符合其储存要求的设施设备;冷藏车及车载冷藏箱或者保温箱等设备。

2.4.1　药品仓库设备的种类

药品仓库设备的种类繁多,按其主要用途和特征可分为硬件和软件两大类。

1)仓库硬件的种类

(1)运输装卸搬运设备

药品运输应当使用封闭式货物运输工具。运输冷藏、冷冻药品的冷藏车及车载冷藏箱、保温箱还应当符合药品运输过程中对温度控制的要求。冷藏车应具有自动调控温度、显示温度、存储和读取温度监测数据的功能;冷藏箱及保温箱具有外部显示和采集箱体内温度数据的功能。

装卸搬运设备是在仓库用于提升、堆码、搬运药品的机械设备。装卸搬运设备包括起重运输设备,一般可分为两类:一类是装卸堆垛设备,包括各种类型起重机、叉车、堆码机、滑车等;另一类是搬运传送设备,包括各种手推车、电瓶或内燃机搬运车、各式平面传送装置和垂直传送装置等。

(2)保管设备

保管设备是用于保管环节的基本物质设施,其完善程度是仓库维护药品质量可靠程度的标志之一。该设备包括托盘、货架、货橱等。货垛需要垫垛,以通风隔潮;货架用于拆件发零业务量大的中药;货橱对贵重中药和有特殊养护要求的中药是必需的。

(3)计量设备

计量设备是仓库进行药品验收、发放、库内周转以及盘点等各项业务必须采用的度量衡工具。计量设备有两类:一类是称量设备,如各种磅秤、杆秤、台秤、天平秤以及自动称量装置等;第二类是库内量具,包括直尺、折尺、卷尺、卡钳和线卡、游标卡尺和千分尺等。

(4)仓库应配备以下储存与养护用设备

①检测调节温湿度的设备,如空调、除湿机、温湿度检测仪等。

②通风照明保暖设备是仓库进行药品养护和库内作业使用的通风、散潮、照明和取暖的设备。通风使用的有抽(排)风系统、各式风机、联动窗户开闭装置。窗户应有防护窗纱,排风扇要有防护百叶;符合安全用电要求的照明设备;保暖设备主要有暖气装置等。

③避光设备可采用窗帘,或其他适宜材料制成遮阴篷。

④具有防鼠、防虫、防鸟设备,如电猫、鼠夹、鼠笼等捕鼠器材。

⑤储存特殊管理药品、贵重药品的安全专用保管设备,如铁栅栏、保险柜等。

⑥消防安全设备是保障仓库安全必不可少的设备。

⑦经营中药饮片的企业仓库还应有饮片储存箱(架)。

⑧冷藏、冷冻库用于储存需冷藏中药,如生物制品、脏器制剂。

⑨防尘、防潮、防霉、防污染的设备,如纱窗、门帘、灭蝇灯、吸湿机等。

⑩验收养护室应配有千分之一天平、水分测定仪、紫外荧光灯、解剖镜或显微镜;验收养护室、中药标本室应有必要的防潮、防尘设备并备有空调。

(5)劳动防护用品

劳动防护用品是保障仓库职工在各项作业中身体安全的用品,如工作服、安全帽、绝缘手套、护目镜、防毒面具等。

(6)其他用品及工具

其他用品及工具包括钉锤、斧、锯、钳、开箱器、小型打包机、螺丝改锥、电工刀、剪刀、排刷、标号打印机等。

2)仓储软件的种类

仓储软件是指一切涉及药品仓储管理全过程的书面文件和实施过程的真实记录。仓储软件包含的内容有制度与记录和凭证两大类。一般而言,制度应包括规则、职责、标准、程序4个方面,而记录和凭证是用于证实制度的执行情况。其中,规则一般是"能做什么"和"不能做什么"的规定,具有强制性;职责是指某项职位应完成某项任务的责任;标准是衡量事物的准则,是依据科学技术和实践经验确定的实际活动应达到的基本限度;程序规定了如何处理那些重复发生的例行问题的标准方法。

（1）**质量管理制度**

仓库质量管理制度主要有药品保管、养护和出库复核的管理制度，有关记录和票据的管理制度，特殊药品和贵细药品管理制度，效期药品、不合格药品和退货药品的管理制度，质量事故、质量查询和质量投诉的管理制度等。

（2）**质量程序文件**

为落实各项质量管理制度，做好仓储保管工作，仓库还应有药品储存养护质量的操作程序，药品出库复核质量控制程序，药品销后退回的处理程序，不合格药品的确认和处理程序，药品拆零和拼装发货的程序，药品配送的程序和药品购进、退出的程序等。

（3）**管理记录、凭证、台账**

仓库常用的管理记录有温湿度记录、养护设备使用记录、药品在库养护检查记录、药品出库复核记录；凭证包括近效期药品催调表、不合格药品申报表、药品养护档案表、退货通知单；台账包括不合格药品台账、销货退回药品台账等。

（4）**计算机管理系统**

企业计算机系统应当符合以下要求：有支持系统正常运行的服务器；有质量管理、采购、收货、验收、储存、养护、出库复核、销售等岗位配备的专用终端设备；有稳定、安全的网络环境，有固定接入互联网的方式和可靠的信息安全平台；有实现相关部门之间、岗位之间信息传输和数据共享的局域网；有符合《药品经营质量管理规范》（以下简称《规范》）及企业管理实际需要的应用软件和相关数据库。计算机系统运行中涉及企业经营和管理的各类记录和数据应当采用安全、可靠的方式储存并按日备份，备份记录和数据的介质应当存放在安全场所，防止与服务器同时遭遇灾害造成损坏或丢失。记录和数据的保存时限应符合《药品经营质量管理规范》第四十二条的要求。

医药 ERP 系统：ERP（Enterprise Resource Planning）即企业资源计划系统，是指建立在信息技术基础上，以系统化的管理思想，为企业决策层及员工提供决策运行手段的管理平台。药品经营企业建立起 ERP 系统后，就能够实时控制并记录药品经营各环节和质量管理全过程。在药品经营方面，改变传统的作业流程方式，通过在系统中设置各经营流程的质量控制功能，与采购、销售以及收货、验收、储存、养护、出库复核、运输等系统功能形成内嵌式结构，对各项经营活动进行判断，对不符合药品监督管理法律法规以及《规范》的行为进行识别及控制，确保各项质量控制功能的实时和有效。

仓储管理系统（WMS）：物流信息系统软件 WMS（Warehouse Management System，仓储管理系统）的建设立足于仓储管理需要，基本内容主要包括：

①基本信息管理：仓储规划（仓库、货区、货架）、货架标签、区域人员、商品存放规则、货架存放商品数量、容器、工具设备、复核台资料、堆垛机资料、输送线出口、资料初装、车辆管理、线路、区域、司机、客户等。

②作业管理：上架、分拣、下架、装箱、复核、作业监控等。

③配送管理：路线管理、装车单调度、装车单补充、装车确认、收货确认等。

④查询：收货查询、上架查询、指令查询、储备库查询、货架商品查询、下架查询、作业监控查询、分拣查询、差异数量查询、价位存储情况查询、自定义查询等。

仓储管理系统（WMS）的主要作业流程：

①入库上架流程。入库上架涵盖商务处理与物流作业过程，整个流程从订货开票开始，

后续有按照实际收货数量进行入库确认，商品绑定价位、增加架位库存、登记总账。

②出库下架流程。销售出库下架作业流程是现代仓储管理最为重要也是最为复杂的作业流程，整个流程涵盖交易洽谈、商务结算、物流调度、商品出库、账务处理等环节。

③移库流程。货物移库包含一切商品在库内及库间的移动，所有货物的移库都需经过下架、在途、确认上架3个基本过程。

④越库发货。指货物在月台完成交易，不进入物流中心，或者由上游供应商直接发货到客户的交易方式，物流中心或者库房不产生入库作业。

⑤盘点管理。盘点是周期性对仓库内商品进行账实清点，找出差异、调整账目以达到账货相符的管理目标。

仓库电子标签辅助拣选系统（CAPS）：电子标签辅助拣选系统 CAPS（Computer Assisted Picking System）的工作原理是通过电子标签进行出库品种和数量的指示，从而代替传统的纸张拣货单，提高拣货效率。电子标签在实际使用中可分为两种方式。

①DPS（Digital Picking System）方式：利用电子标签实现摘果法出库。首先要在仓库管理中实现库位、品种与电子标签对应。出库时，出库信息通过系统处理并传到相应库位的电子标签上，显示出该库位存放货品需出库的数量，同时发出光、声音信号，指示拣货员完成作业。DPS 使拣货人员无须费时去寻找库位和核对商品，只需核对拣货数量，因此在提高拣货速度、准确率的同时，还降低了人员劳动强度。采用 DPS 时可设置多个拣货区，以进一步提高拣货速度。

②DAS（Digital Assorting System）方式：另一种常见的电子标签应用方式，（电子版以下略）根据这些信息可快速进行分拣作业。同 DPS 一样，DAS 也可多区作业，提高效率。电子标签用于物流配送，能有效提高出库效率，并适应各种苛刻的作业要求，尤其在零散货品配送中有绝对优势，在连锁配送、药品流通场合等物流中有广泛应用前景。而 DPS 和 DAS 是电子标签针对不同物流环境的灵活运用。一般来说，DPS 适合多品种、短交货期、高准确率、大业务量的情况；而 DAS 较适合品种集中、多客户的情况。无论 DPS 还是 DAS，都具有极高的效率。

2.4.2 仓库设备的管理

仓库设备管理包括设备的购置、保管、使用、保养、维修等内容。仓库设备管理的主要任务，就是通过科学管理，保证为仓库提供既适用又优良的技术装配，使仓储业务活动建立在最佳的物质技术基础上。具体来说，主要包括合理地选择设备，使用、保养和维修好设备，以及做好设备的改造和更新等。

仓库设备管理要求做到"有条不紊、使用方便、精心养护、检修及时、不丢不损、专人专管、职责分明、账物相符"。仓库设备在使用时要注意合理地选择设备，遵守操作规程和相关规章制度；合理负荷并按核定标准使用；持证上岗；做好日常维修保养，管理人员要随时了解设备的运转情况及时对设备进行清洁、润滑、调整、防腐检查。

2.5 药品仓库的温湿度管理

影响药品储存的环境因素很多，其中最主要的是空气的温度和湿度。可以说，在药品的储存中，几乎所有的质量变化都与温湿度有关，尤其是中药商品的来源广，成分复杂多变。因此，必须加强库房温湿度管理，采取各种措施，创造适宜的温湿度条件，从而确保储存药品的质量安全。

2.5.1 温度的变化规律

1）温度的基本知识

温度是表示空气冷热程度的物理量。空气温度、库房温度是药品储存常见的表示冷热程度的物理量。空气温度决定着库房温度，库房温度随着空气温度的变化而变化。

（1）空气温度

空气温度简称气温，用来表示空气冷热程度的物理量。平时人们所说的气温是指距离地面1.5 m高度处的空气温度，因为这一高度既基本脱离了地面温度振幅大、变化剧烈的影响，又是人类生产活动的一般范围。为了防止测温仪器受到太阳直接辐射和外界风沙、降水的影响，保证测得空气的真实温度，通常把仪器安置在特制的且四面通风的百叶箱里。

（2）库房温度

库房温度是指库房单位体积内空气的冷热程度。库房内温度的变化通常要比气温的变化晚1~2 h，同时温度变化幅度相应减小，这是因为受到库房建筑物（如墙壁、窗户、屋顶）的影响，影响的程度要看库房建筑的结构如何，建筑物的隔热程度好，传入库内的热量就少。库内温度还受到储存药品的影响。例如，药品所含水分的蒸发，要吸收空间热量，而吸收水汽就要放出热量。

（3）药品温度

药品温度是指仓库中储存药品的实际温度。药品温度会随着空气温度的变化而变化，但也会受储存方法、储存条件的影响而改变。

2）温度的变化

（1）周期性变化

在正常情况下，一日中最低气温总是出现在日出前后，最高气温总是出现在13:00—14:00（冬季）或14:00—15:00（夏季）。日出前气温最低，午后2~3 h达到最高值，9:00气温上升最快，19:00气温下降最快。

年最高气温：内陆7月，沿海8月；年最低气温：内陆1月，沿海2月。

（2）非周期性变化

不正常的偶然性变化，没有固定时间和周期规律，如寒流、暖流、霜冻、风雪、雨、雾等，往往造成气温的突然变化，给中药储存与养护增加难度及意外损失。

（3）库内温度变化

库内温度的变化主要受气温变化的影响，但仓库内的温度变化比外界慢。

①一日中，气温逐渐升降时，仓库温度也随着逐渐升降，仓库温度主要随气温变化而变化。库温最高与最低发生的时间通常比室外气温最高与最低发生的时间迟1~2 h，但室内温差变化较室外小。

②一年中，室外气温上升季节，库温低于室外气温；室外气温下降季节，库温高于室外气温。

③库温变化的速度和幅度与库房结构和通风情况有关。仓库隔热结构越好,库温受室外气温影响越小,有利于控制库温。

④仓库内温度还受仓库建筑结构、材料、外表面颜色等多种因素的影响。

一般仓库内最高温度比仓库外略低,最低温度比仓库外稍高;夜间仓库温度高于气温,白天仓库温度低于气温;库内越接近房顶温度越高,越近地面温度越低,向阳的一面温度偏高,背阳的一面温度偏低;靠近门窗处容易受库外温度影响,而库内深处温度较稳定。

夏季从南至北,自春末至秋初,温度利于霉菌及仓虫生长繁殖。

药品储存条件中有关温度的要求,在《中国药典》(2020版)中的规定如下:

常温处:10~30 ℃的地方。

阴凉处:不超过20 ℃的地方。

凉暗处:避光并且不超过20 ℃的地方。

冷处:2~10 ℃的地方。

2.5.2 湿度的变化规律

1)湿度的基本知识

空气中含水蒸气量的大小,称为湿度。空气中水蒸气含量越大,湿度也越大;反之,湿度就越小。目前,常采用的空气湿度的表示量值有下列两种:

(1)饱和湿度(最大湿度)

饱和湿度是指在一定温度下每立方米空气中所含水蒸气的最大量(单位为 g/m³)。

(2)相对湿度

相对湿度是指空气中实际含有的水蒸气量(绝对湿度)与同温度同体积的空气饱和水蒸气量(饱和湿度)之百分比。其公式为

$$相对湿度 = \frac{绝对湿度}{饱和湿度} \times 100\%$$

相对湿度是衡量空气水蒸气饱和程度的一种量值。相对湿度小就表示干燥,水分容易蒸发;相对湿度大,就表示潮湿,水分不容易蒸发;当相对湿度达100%时,空气中的水蒸气已达饱和状态,水分就不再继续蒸发;如果空气中的水蒸气超过饱和状态,就会凝结为水珠附着在物体的表面,这种现象称为"结露",俗称"出汗"。

某温度下的饱和湿度随温度的上升而增大,温度上升,饱和水汽变为不饱和水汽;相反,如果要将不饱和水汽变为饱和水汽,只要把温度降低到一定程度,不饱和水汽可以变为饱和水汽。使空气中的不饱和水汽变成饱和水汽时的温度,称为"露点"。

除西北地区外,全国大部分地区都面临中药防潮的难题。

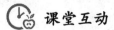

课堂互动

将冰箱中冷藏的饮料瓶在常温下放置,瓶的外壁会出现什么现象?为什么?

相对湿度与中药质量关系密切。相对湿度大,中药就易受潮,容易发生潮解、长霉、生虫或分解、变质等一系列的变化;若相对湿度过小,又会使中药发生风化或干裂等情况。根据GSP的要求,各种类型的药库相对湿度应保持为35%~75%,若在35%以下则显得过于干燥,若高达75%及以上时则显得过于潮湿。经验表明,在相对湿度为70%时储存中药商品是合适的。因此,在仓储保管工作中应不断检查、测量仓库内外空气的相对湿度,以便及时采取相应的调节措施。

2) 湿度的变化

(1) 室外日变化

①绝对湿度:一般来说,温度低,蒸发强度小,绝对湿度小;温度高,蒸发强度大,绝对湿度大。

②相对湿度:大气相对湿度与温度的昼夜变化情况正好相反。一般日出前气温最低,相对湿度最高,日出后湿度逐渐降低,到14:00或15:00达到最低,以后又随气温下降而逐渐升高,直至次日日出前增至最高。

(2) 室外年变化

①绝对湿度:绝对湿度的年变化主要受温度的影响,与气温变化基本一致。夏季气温高,蒸发旺盛、迅速,绝对湿度大,一年中绝对湿度最高值出现在最热月(每年的7—8月)。冬季气温低,蒸发减慢,绝对湿度小,最低值出现在最冷月(每年的1—2月)。

②相对湿度:相对湿度的年变化比较复杂,通常是多雨的季节相对湿度高,晴朗的天气相对湿度低,但各地的地理条件、气温条件和雨季情况差异很大,难以概括出一个具有普遍性的规律。

(3) 库内湿度变化

①库内相对湿度的变化与仓库外大气相对湿度的变化规律基本一致,但库内相对湿度的变化幅度比库外大气要小。

②库内相对湿度的变化一般和库内的温度变化相反,库内温度升高,则相对湿度降低;温度降低,则相对湿度增大。

③库内相对湿度的变化并不完全取决于大气湿度的变化,与仓库的通风状况和仓库结构有很大的关系。

库内向阳的一面气温偏高,相对湿度往往偏低;阴的一面相对湿度往往偏高。库房上部气温较高,相对湿度较低;近地面部分的气温较低,则相对湿度较高。库内墙角、墙距、垛下由于空气不易流通,相对湿度也就比较高,近门窗附近处的湿度易受到库外湿度的影响。冬季气温低,仓库内部温差小,故仓库内上下部的相对湿度相差不大。

2.5.3　温湿度变化对中药商品水分的影响

1) 中药商品水分的基本概念

(1) 含水量

含水量是指中药商品含水多少的物理量。任何中药都含有一定量的水分,它是组成中药质量的重要成分之一。失去或过量其质量都会发生变化。商品入库验收时应进行均匀采样测定其含水量。测定结果是商品含水量的原始数据,也是储存中可进行对比的数据。

(2)中药的吸湿性和吸湿率

药材具有从空间吸收水分和向空间散发水分的性能,这种性能称为吸湿性。吸湿性主要受以下条件影响:

①空间的温湿度;

②空气的流动;

③药材表面面积大小;

④药材结构性质。

不仅含水溶性及难溶性成分的中药商品具有吸湿性,含非水溶性成分的中药商品也具有吸湿性。

中药商品在一定温湿度下向空气中吸收或散发水分的数量称为吸湿量。吸湿量和其本身质量的百分比称为吸湿率。

(3)平衡水分

药材周围的水汽压力与空气中的水汽压力相等时(不是静止而是动态平衡),则既不吸湿又不散湿,这时药材的含水量便为平衡水分。

平衡水分是可变化的值,即随温湿度的变化平衡关系不断被打破,在温湿度变化过程中,中药总是通过吸湿或散湿与空气中相对湿度保持平衡。

中药保管中的晾晒、烘干等都是利用水分平衡的具体事例。

(4)安全水分

安全水分是指在一定条件下,能使物质安全储存,质量不发生变异的临界含水量。吸湿性中药在一定温度下通过吸湿或解湿到一定程度就会给商品储存带来影响,一般所指的安全水分为含水量在安全范围的临界限量。

中药安全水分分上限和下限,即最高临界含水量和最低临界含水量。在实际工作中,中药最高临界含水量对指导养护工作有重大意义。每一种中药都具有一定温度下的安全水分,温度越高,安全水分越低;温度越低,安全水分越高。

中药的含水量的高低直接影响其数量和质量,超出了安全水分,就容易发生霉变、虫蛀、泛油、变色、腐烂、粘连等变异。因此,控制水分是中药养护工作的首要问题。

2) 中药水分与温湿度的关系

中药都含有一定的水分,其含水量又因其组成成分和内部结构不同而各有差异。中药水分与空气的温度和相对湿度等因素有关。空气温度升高,药材水分蒸发使其本身水分走失严重,导致药材干枯、脆化、变形。空气相对湿度在60%以下时,空气中的水蒸气含量显著降低,中药的含水量就会减少;若空气相对湿度在70%时,中药的绝对含水量不会有较大的改变,但是当空气相对湿度超过75%以上时,中药的含水量就会随之增加。

2.5.4 药品仓库温湿度的控制与调节

1)温湿度自动监测

药品经营企业应当按照药品GSP的要求,在储存药品的仓库中和运输冷藏、冷冻药品的设备中配备温湿度自动监测系统。系统应当对药品储存过程的温湿度状况和冷藏、冷冻药品运输过程的温度状况进行实时自动监测和记录,有效防范储存运输过程中可能发生的影响药品质量安全的风险,确保药品质量安全。

温湿度自动监测系统由测点终端、管理主机、不间断电源以及相关软件等组成。各测点终端能够对周边环境温湿度进行数据的实时采集、传送和报警;管理主机能够对各测点终端监测的数据进行收集、处理和记录,并具备发生异常情况时的报警管理功能。系统应当自动生成温湿度监测记录,内容包括温度值、湿度值、日期、时间、测点位置、库区或运输工具类别等。

系统温湿度测量设备的最大允许误差应当符合以下要求:测量范围为 0~40 ℃,温度的最大允许误差为±0.5 ℃;测量范围为−25~0 ℃,温度的最大允许误差为±1.0 ℃;相对湿度的最大允许误差为±5%RH。

系统应当自动对药品储存运输过程中的温湿度环境进行不间断监测和记录。系统应当至少每隔 1 分钟更新一次测点温湿度数据,在药品储存过程中至少每隔 30 分钟自动记录一次实时温湿度数据,在运输过程中至少每隔 5 分钟自动记录一次实时温度数据。当监测的温湿度值超出规定范围时,系统应当至少每隔 2 分钟记录一次实时温湿度数据。

当监测的温湿度值达到设定的临界值或者超出规定范围,系统应当能够实现就地和在指定地点进行声光报警,同时采用短信通信的方式,向至少 3 名指定人员发出报警信息;当发生供电中断的情况时,系统应当采用短信通信的方式,向至少 3 名指定人员发出报警信息。

系统应当与企业计算机终端进行数据对接,自动在计算机终端中存储数据,可以通过计算机终端进行实时数据查询和历史数据查询。系统应当独立地不间断运行,防止因供电中断、计算机关闭或故障等因素,影响系统正常运行或造成数据丢失。药品经营企业应当对监测数据采用安全、可靠的方式按日备份,备份数据应当存放在安全场所,数据保存时限为至少 5 年。

另外,温湿度自动监测系统还应当满足相关部门实施在线远程监管的条件。

2)温度的控制与调节

温度对药品质量的影响与储存有很大关系,任何药品储存都有其所适宜的储存温度条件。温度过高或过低都可能促使药品发生质量变化。

药品仓库内温度控制要求有达到冷藏温度(2~10 ℃)及阴凉温度(20 ℃以下)两种。冷藏宜以压缩式制冷机制冷,由隔热房保持低温,自动调温控制。多采用空气调节式,经通风槽将冷气送入库内,用于细贵及易霉蛀中药安全度夏。如需杀灭仓虫,则应置于−10 ℃以下的冷冻间。此外,还可采用天然冰或人造冰降温、通风降温、凉棚降温,以及利用防空洞、地下室冷气降温。但应防止库内湿度增大。

温度过高可引起药品变质,同样,温度过低也会对药品质量产生不良影响。在我国长江以北地区,冬季气温有时很低,有些地区可出现−40~−30 ℃甚至更低的情况。这对一些怕冻药品的储存不利,必须采取保温措施以提高库内温度,保证药品安全过冬。保温过程注意防火以及安全用电。

3)湿度的控制与调节

在我国气候潮湿的地区或阴(梅)雨季节,药品库房往往需要采取降湿的措施,尤其是中药商品中的中药材和中药饮片更容易吸潮发霉,一年当中最主要的养护工作就是防潮。

(1)通风降湿

通风是利用库内外空气温度不同而形成的气压差,使库内外空气形成对流来达到调节库内温湿度的目的。库内外温度差距越大,空气流动就越快;若库外有风,借风的压力更能加速库内外空气的对流。但风力也不能过大(风力超过5级,灰尘较多)。正确地进行通风不仅可以调节与改善库内温湿度,还能及时散发商品及包装物的多余水分。

(2)密封防潮

密封能隔绝外界空气中的潮气侵入,避免或减少空气中水分对药品的影响,以达到防潮目的。一般做法是将库房筑成无缝隙气孔,设双窗两道门或挂厚帘。也可根据药品性质和数量,用塑料薄膜等材料密封货垛、密封货架、密封药箱等形式。

上述方法只能达到相对密封,并不能完全消除气候对药品的影响。因此,最好结合通风驱潮、吸湿降潮等方法,才能取得更好的效果。

(3)吸湿降潮

在梅雨季节或阴雨天,库内外湿度都较高,不宜采取通风驱潮时,可以在密封库内采用吸湿的办法以降低库内湿度。吸湿降潮法有抽湿机和干燥剂吸湿两种方法。必要时采用密封和吸湿剂相结合的办法,防潮效果更好。

(4)保湿

湿度太小能使某些含结晶水的药物如硼砂、明矾等风化,风化后失水量不等,使剂量难以掌握,特别是剧毒药,可能因此而超过剂量引起中毒等事故。在我国西北地区,有时空气十分干燥,必须采取升湿措施。具体方法有向库内地面洒水,或用电加湿器产生蒸汽,库内设置盛水容器,储水自然蒸发等。一些对湿度特别敏感的药品还须密闭保湿,使内装药物与外界空气隔绝。

2.6 安全消防

⏳ **案例分析**

中药仓库药材储存不当导致仓库失火

某傍晚,在仓库储存药材的陈先生嗅到焦煳味,继而又听到噼噼啪啪的声音,定神一看便发现中药材堆上有火苗,火苗附近的电线也在打火,便急忙摸黑将电源切断。此时,大火已经蔓延。消防人员接到报警之后便很快赶了过来,但着火的9间药材仓库顶盖已经被大火烧塌陷,还出现了爆炸声。经过数小时的扑救,大火才最终扑灭。然而,百余吨中药材化为灰烬,损失近千万元。

经调查,此次火灾是因仓库电线老化短路引起,加之药材未严格按照规定要求存放,这些药材中有硫黄、火硝等易燃易爆品,防火保护措施不到位,致使惨剧发生。

药品仓库的安全包括仓库设施、仓储药品的安全管理和仓库工作人员的人身安全。仓库的不安全因素很多,如火灾、水灾、爆炸、盗窃和破坏等。从其危害程度来看,火灾造成的损失最大。因此,安全工作的重中之重是防火灭火。在消防工作中,应贯彻"预防为主,防消结合"的方针,严防火灾的发生,确保仓库安全。

2.6.1　防火措施

GSP 要求库房要有可靠的安全防护措施,库房首先要严格控制各种火灾因素,制订防火措施。

1) 消除着火源

消除着火源的方法有安装防爆灯具、禁止烟火、接地避雷、静电防护、隔离和控温等。

(1) 火种、火源管理

库区应当设置醒目的禁火标志,库区以及周围 50 m 内,严禁燃放烟花爆竹。进入库区的人员,严禁携带火柴、打火机等。库房内严禁使用明火,严禁吸烟。库房外动用明火作业时,必须办理动火证,经防火负责人批准,并采取严格的安全措施。

(2) 电源、电气设备管理

仓库的电气设备装置必须符合国家现行的安全规定,库房内不准设置移动式照明灯具,照明灯具垂直下方与储存物品水平间距不得小于 0.5 m。库房内敷设的配电线路,需穿金属管或用难燃硬塑料管保护,老旧电线要及时更新,库房照明线和路灯线须分别设置。库区的每个库房应单独安装电闸箱,保管人员离库时,必须将库房的电源切断。库房内不准使用电热器具和家用电器。

2) 控制可燃物,合理储存

可燃物是指能与空气中的氧或氧化剂起剧烈反应的物质,包括可燃固体如中药材、中药饮片等;可燃液体如汽油、酒精等有机溶剂;可燃气体如液化石油气、一氧化碳等。在医药商品仓库中存在大量的可燃物,甚至易燃易爆品,要严格控制并按要求进行储存,采取通风设备防止可燃物的跑冒滴漏现象,并加以隔离、分开存放。中药材及中药饮片库应定期翻垛散热,以防自燃。

3) 隔绝空气

燃烧的必要条件之一就是有助燃物存在。有些药品可以隔绝空气储存,以防止其燃烧爆炸。

4) 防止形成新的燃烧条件

一旦发生火灾应阻断形成新的燃烧条件从而防止火灾范围扩大。

药品仓库要制订安全工作的各项规章制度并制订作业的操作规程。各类仓库都应当建立消防组织,定期进行业务培训。仓库保管员应当熟悉储存药品的分类、性质、保管业务知识和消防安全制度,严格执行消防法规《仓库防火安全管理规则》和《化学危险物品安全管理条例》,掌握消防器材的操作使用和维护保养方法,做好本岗位的防火工作。对仓库新职工应当进行仓储业务和消防知识的培训,经考试合格,方可上岗作业。

药品仓库必须根据建筑规模和储存药品类别的性质,配置消防设备,做到数量充足、合理摆布、专人管理、经常有效、严禁挪作他用。

2.6.2 常用的消防设备

1)消防栓

消防栓是装于建筑物内消防供水管道上的阀门装置,与消防水枪、水带配套放置在消防栓箱内。水的灭火作用是冷却和窒息,但不适于油类及电器着火。

2)灭火器

根据仓储中药的性质及业务操作情况,仓库应配备各种类型的灭火器,并置于使用便利而明显的地方。

(1)二氧化碳灭火器

二氧化碳灭火器适用于贵重中药、易燃中药、精密仪器、油类、电器设备等的火灾;但不能用于扑救金属钾、钠、镁、铝等物质的火灾。注意使用时,不能直接用手抓住喇叭筒外壁或金属连线管,防止手被冻伤。

(2)泡沫灭火器

泡沫灭火器适用于扑救油类、易燃液体的火灾;因含水分,故不能扑救忌水物质和带电物质。使用手提式泡沫灭火器灭火时,应始终保持倒置状态,否则会中断喷射。

(3)四氯化碳灭火器

四氯化碳灭火器适用于扑灭电器设备和贵重仪器设备的火灾;不能扑救金属钾、钠、镁、铝、乙炔、乙烷、二硫化碳等的火灾。四氯化碳毒性大,使用者要站在上风口,在室内灭火最好戴上防毒面具,灭火后要及时通风。

(4)干粉灭火器

干粉灭火器适用于扑救石油产品、有机溶剂和电器设备等的火灾。

(5)1211灭火器

1211灭火器适用于扑救各种油类、可燃气体和电器设备等初起的火灾。

3)灭火沙箱

沙子一般采用细河沙,并配备必要的铁铲、水桶等消防工具置于沙箱旁。沙子适用于盖熄小量易燃液体及不能用水或液体灭火器来救火的物质。

2.6.3 安全灭火

当药品仓库不慎发生火灾时,除按一般消防措施如切断电源、搬移可燃物品等外,还必须根据医药商品特性,采取相应的灭火方法。

1)隔离灭火法

隔离灭火法是将火源处或其周围的可燃物质隔离或移开,燃烧会因缺少可燃物而停止。常用的方法有:将火源附近的可燃、易燃、易爆和助燃物品搬走;关闭可燃气体、液体管路的阀门,以减少和阻止可燃物质进入燃烧区;设法阻拦流散的液体;拆除与火源毗连的易燃建筑物等。泡沫灭火剂就可起到隔离灭火作用。

2)窒息灭火法

窒息灭火法是阻止空气流入燃烧区域或用不燃物质冲淡空气,使燃烧物质因得不到足够的氧气而熄灭。具体方法有:用沙土、水泥、湿麻袋、湿棉被等不燃或难燃物质覆盖到燃烧物的表面上,以隔绝空气,使燃烧停止;喷洒雾状水、干粉、泡沫等灭火剂覆盖燃烧物;用水蒸气、惰性气体(如二氧化碳、氮气等)喷射到燃烧区内,降低空气中的含氧量;封闭正在燃烧的建筑、容器孔洞、缝隙,阻止空气流入等。常用的二氧化碳、泡沫灭火剂等可起窒息灭火作用。

3)冷却灭火法

冷却灭火法是将灭火剂直接喷射到燃烧物上,以增加其散热量,降低燃烧物的温度于燃点以下,使燃烧停止;或者将灭火剂喷洒在火源附近的物体上,使其不受火焰热辐射作用而形成新的火点。最常用的冷却灭火剂是水。

4)抑制灭火法

抑制灭火法也称化学中断法,就是使灭火剂参与到燃烧反应历程中,使燃烧过程中产生的游离基消失,而形成稳定分子或低活性游离基,使燃烧反应停止。目前采用的气体灭火剂"1211"和干粉灭火剂等都可起到抑制灭火的作用。

目标检测

一、单项选择题

1.仓储作业区布置时,一般将吞吐量大和出入库频繁的库房组布置在库区的(   )。

    A.库区中央靠近出入作业区的地方   B.库区两翼或后部

    C.单独设库   D.库区下风侧

    E.库区上风侧

2.在货区平面布局形式中,对通风采光不利、存取货物不方便的是(   )。

    A.横列式   B.纵列式   C.纵横式

    D.倾斜式   E.平铺式

3.按 GSP 的要求,各种类型的药品仓库相对湿度应保持为(   )。

    A.35%~75%   B.15%~45%   C.55%~85%

    D.25%~55%   E.40%~60%

4.药品储存条件中有关温度的要求,在《中国药典》(2020版)中"阴凉处"的规定(   )。

    A.不超过 25 ℃   B.不超过 30 ℃   C.不超过 15 ℃

    D.不超过 20 ℃   E.2~10 ℃

5.阻止空气流入燃烧区域或用不燃物质冲淡空气,使燃烧物质因得不到足够的氧气而熄灭火的方法是(   )。

A.隔离灭火法   B.窒息灭火法   C.冷却灭火法

D.抑制灭火法   E.混合灭火法

6.按 GSP 管理要求,库区的色标为红色的是(　　　　)。

A.合格品区   B.待验区   C.退货区

D.不合格品区   E.发货区

7.药品储存条件有关温度的要求,《中国药典》(2020 版)中"冷处"的规定为(　　　　)。

A.0 ℃以下   B.2~10 ℃   C.10~18 ℃

D.不超过20 ℃   E.0~10 ℃

8.温度过高可使药品发生的变化是(　　　　)。

A.致使中药变质   B.促使中药挥发   C.致使剂型破坏

D.中药腐烂   E.以上都是

9.在下列降温措施中,(　　　　)会使湿度增加,故此法少用。

A.通风   B.空调   C.遮光

D.加冰   E.开风扇

10.验收养护室、标本室应设在仓库平面布局的(　　　　)中。

A.仓储作业区   B.行政生活区   C.辅助作业区

D.发货区   E.待验区

11.在降湿措施中,错误的方法是(　　　　)。

A.通风   B.密封   C.吸湿

D.洒水   E.密封加吸湿

12.湿度过小可使中药发生的变化是(　　　　)。

A.分解   B.风化   C.潮解

D.发霉   E.虫蛀

13.下列属于专用仓库的是(　　　　)。

A.通用仓库   B.细贵药材库   C.气调仓库

D.恒温恒湿仓库   E.中成药库

14.在实际工作中,药品储存常用的货位编码方法是(　　　　)。

A.地址式   B.区段式   C.商品群别式

D.坐标式   E.记号式

15.仓库的软件中具有强制性,规定了能做什么和不能做什么的是(　　　　)。

A.规则   B.程序   C.标准

D.职责   E.任务

二、多项选择题

1.色标标志为绿色的库区为(　　　　)。

A.待验区(库)   B.不合格品区(库)   C.合格品区(库)

D.退货区(库)   E.发货区(库)

2.根据仓库业务活动和工作任务不同,GSP 要求仓库库区布局分为(　　　　)。

A.仓储作业区   B.合格品区   C.辅助作业区

D.行政生活区　　　　　　　E.发货区

3.库房内部货区平面布局的形式有(　　)。

A.横列式　　　　　　B.纵列式　　　　　　C.纵横式

D.通风式　　　　　　E.倾斜式

4.关于温湿度,下列描述正确的是(　　)。

A.温度低、蒸发强度小、绝对湿度大

B.温度高、蒸发强度大、绝对湿度小

C.温度低、蒸发强度小、绝对湿度小

D.温度高、蒸发强度大、绝对湿度大

E.温度高、蒸发强度小、相对湿度小

5.仓库常用的消防设备有(　　)。

A.消火栓　　　　　　B.砂箱　　　　　　C.灭火器

D.破拆工具　　　　　E.水

6.采用分区分类货位编号保管方法的优点有(　　)。

A.有利于提高工作效率　　　　B.便于药品养护和盘点

C.利于掌握和控制药品存量　　D.便于计算机管理

E.有利于提高保管技术水平

三、简答题

1.常见的药库降温措施有哪些?

2.常见的药库降湿措施有哪些?

3.分区分类、货位编号的货位安排方法有什么优点?

四、案例分析

1.库内外温度相等,可否通风?

2.库内外绝对湿度相等,可否通风?

五、实地调研

通过参观一些药品仓库直接了解以下内容:①仓库的类型;②仓库设备条件;③仓库的货位布局情况;④仓库色标标志情况;⑤仓库库存管理情况,并画出库形分布图。

第 3 章　医药商品储运与养护

📖 **学习目的**

通过本章的学习,使学生初步掌握医药商品储运与养护的基本要求,能熟练地进行医药商品的入库验收和出库验发、运输配送工作,结合仓储的实际情况,做好医药商品的在库保管与养护工作,为学生获取医药商品储运员职业资格证书和就业打下基础。

📖 **知识要求**

掌握医药商品的入库验收、在库养护和出库验发要求;掌握冷链药品的装车与运输。
熟悉药品储存养护的基本要求。
熟悉冷链药品的储存与运输要求。

📖 **能力要求**

熟练掌握医药商品的出入库验收手续及要求;能将药品进行分类储存保管和配送。

医药商品储运是医药商品储存与运输的总称,是指医药商品在储运过程中对其质量进行科学保养、维护、合理储存,"及时、准确、安全、经济"地运输,保证医药商品质量和有效供应的一门应用技术。医药商品储运是医药商品流通中的重要环节,也是医药商品采购和销售的重要保证,包括医药商品的出入库流程和储存养护。

3.1　医药商品入库流程

药品的入库验收,是药品流通的首要环节。企业应当按照规定的程序和要求对到货药品逐批进行收货与验收,目的是保证入库药品的数量准确、质量良好,防止不合格药品入库。由于药品种类繁多、剂型多样、产地各异、性质复杂,并且易受外界条件影响,因此加强药品的入库验收管理是保证药品质量、做好药品养护工作的一个重要环节。

3.1.1　入库流程

药品入库验收工作流程为:收货→验收→入库。具体操作如下所述。

1）安排货位

收货员根据到货通知或实际到货情况安排货位。冷藏药品、特殊管理药品等有特殊要求的药品收货场所应符合相关规定。

2）检查随货资料

货到后收货员检查随货同行单是否真实，其内容是否与采购记录相符。

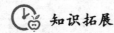 知识拓展

随货同行单

随货同行单并不是发票，其主要内容包括供货单位，生产厂商、药品通用名称、剂型、规格、批号、数量、收货单位、收货地址、发票日期等，并加盖供货单位药品出库专用章原印章。要求随货同行单样式应当备案。

3）检查运输工具和运输状况

药品到货时，收货人员应当对运输工具和运输状况进行检查，包括车厢检查、运输时限检查、委托运输信息检查、冷藏冷冻药品运输检查等。

4）核对货物

收货员按照随货同行单核对药品的供货单位、生产厂商、药品通用名称、剂型、规格、批号、数量、收货单位、收货地址、发票日期等内容；同时对符合收货要求的药品拆除运输防护包装检查药品外包装、检验报告书等项目是否符合规定。

5）签收并移交

收货员检查没有异议，可以将药品移至待验库（区），并在随货同行单上签字后移交验收人员。

6）验收人员核对药品

验收人员核对药品品名、规格、剂型、数量、批准文号、生产批号、有效期、生产厂家等信息，同时抽样检查药品最小包装。必要时抽样进行药品质量检验。

7）填写药品验收记录

验收员检查没有异议，填写药品验收记录，并将药品随货资料交给计算机管理人员。

8）计算机系统录入信息

计算机管理员将到货药品信息进行登记。

9) 与保管员交接货物

收货员持货卡、药品检验报告书与保管员交接货物,货卡一致、资料齐全并内容相符,保管员在货卡上签字确认后将药品放入相应的库房。

3.1.2 收货过程中问题处理

1) 随货同行单处理

对于随货同行单(票)或到货药品与采购记录的有关内容不相符的,由采购部门负责与供货单位核实和处理。

①对于随货同行单(票)内容中,除数量以外的其他内容与采购记录、药品实物不符的,经供货单位确认并提供正确的随货同行单(票)后,方可收货。

②对于随货同行单(票)与采购记录、药品实物数量不符的,经供货单位确认后,应当由采购部门确定并调整采购数量后,方可收货。

③供货单位对随货同行单(票)与采购记录、药品实物不相符的内容,不予确认的,应当拒收;存在异常情况的,报质量管理部门处理。

④收货人员应当将核对无误的药品放置于相应的待验区域内,并在随货同行单(票)上签字后,移交验收人员。

2) 待验

收货人员对符合收货要求的药品,应当按品种特性要求放于相应待验区域,或者设置状态标志,通知验收。冷藏、冷冻药品应当在冷库内待验,特殊管理的药品应当按照相关规定在专库或者专区内待验。

3) 销后退回药品的处理

销后退回药品是指已正常销售出库并在进入市场流通或使用环节后因质量或非质量原因被退回的药品。药品保管员凭销售部门开具的《药品退货通知单》与实物核对无误后收货,放在待验区(注意应加倍抽样验收),并在退货单位的退货单上签章,由专人保管并做好药品退货记录。

4) 冷藏冷冻药品的收货

检查是否使用符合规定的冷藏车或冷藏箱、保温箱运输药品;查看到货温度和运输温度;对收货过程和结果进行记录,尤其注意启运时间、运输方式、温控方式、到货时间、温控状态的记录。

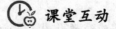 **知识链接**

冷藏药品的收货与验收

①检查运输药品的冷藏车或冷藏箱、保温箱是否符合规定,对未按规定运输的,应当拒收。

②查看冷藏车或冷藏箱、保温箱到货时温度数据,导出、保存并查验运输过程的温度记录,确认运输全过程温度状况是否符合规定,并用温度探测器检测其温度。

③符合规定的,将药品放置在符合温度要求的待验区域待验;不符合规定的应当拒收,将药品隔离存放于符合温度要求的环境中,并报质量管理部门处理。

④收货须做好记录,内容包括药品名称、数量、生产企业、发货单位、运输单位、发运地点、启运时间、运输工具、到货时间、到货温度、收货人员等。

⑤对销后退回的药品,应同时检查退货方提供的温度控制说明文件和售出期间温度控制的相关数据。对于不能提供文件、数据,或温度控制不符合规定的,应当拒收,做好记录并报质量管理部门处理。

⑥冷藏药品收货时,应索取运输交接单,并签字确认,有多个交接环节的,每个交接环节都要签收交接单。

⑦冷藏药品的收货、验收记录应保存至超过冷藏药品有效期1年以备查,记录至少保留3年。

5) 所收药品为进口药品时的处理方式

所收药品为进口药品时,应同时对照实物收取加盖有供货单位质量管理部门原印章的该批号药品的《进口药品检验报告书》《进口药品注册证》(或《生物制品进口批件》《进口药材批件》)复印件和《进口药品通关单》复印件。

6) 拒收到货药品

当到货药品出现货单不符;包装出现破损、污染、标识不清等情况;监管码信息不符合规定的情况;冷藏冷冻药品未按规定使用冷藏设施设备运输;到货温度和运输温度不符合要求的冷藏冷冻药品应当拒收。

课堂互动

收货员在检查随货同行单时,哪些情况下有疑问可以要求质量管理部门进行核实?

3.1.3 验收

1) 药品验收依据

药品验收应根据药品的法定标准和合同规定的质量条款,药典未收载的品种可按局颁或部颁标准执行。

2) 药品验收内容

药品验收内容包括数量验收、包装和标识验收、检验报告书验收。工作必须做到"十验四清一核对"。十验:验品名、规格、质量状况、数量、批号、生产日期、批准文号、有效期、包装标志、合格证。四清:质量情况记录清、包装情况数量清、批号效期标记清、验收手续交接清。一核对:核对药品检验报告书、合格证、说明书与产品质量标志是否相符。

(1) 数量验收

应检查来货与单据上所列的药品名称、规格、批号及数量是否相符,如有短缺、破损应查明原因。

(2) 包装、标识验收

药品包装必须印有或者贴有标签并附说明书,每个整件包装中,应有产品合格证。药品包装必须有封条、封签。

①检查运输储存包装的封条有无损坏,包装上是否清晰注明药品通用名称、规格、生产厂商、生产批号、生产日期、有效期、批准文号、储藏、包装规格及储运图示标志,以及特殊管理的药品、外用药品、非处方药的标识等标记。

②特殊管理的药品、外用药品和非处方药包装的标签或说明书上必须印有符合规定的标识。进口药品的标签应以中文注明药品的名称、主要成分、进口药品注册证号、药品生产企业名称等,并有中文说明书。

③检查最小包装的封口是否严密、牢固,有无破损、污染或渗液,包装及标签印字是否清晰,标签粘贴是否牢固。

④检查每一最小包装的标签、说明书是否符合规定。特殊管理的药品、外用药品的包装、标签及说明书上均有规定的标识和警示说明;处方药和非处方药的标签和说明书上有相应的警示语或忠告语,非处方药的包装上有国家规定的专有标识;蛋白同化制剂和肽类激素及含兴奋剂类成分的药品有"运动员慎用"警示标识。

⑤在保证质量的前提下,如果生产企业有特殊质量控制要求或打开最小包装可能影响药品质量的,可不打开最小包装;外包装及封签完整的原料药、实施批签发管理的生物制品,可不开箱检查。

⑥检查验收结束后,应当将检查后的完好样品放回原包装,并在抽样的整件包装上标明抽验标志。

(3) 检验报告书验收

按照药品批号查验同批号的检验报告书,药品检验报告书需加盖供货单位药品检验专用章或质量管理专用章原印章;从批发企业采购药品的,检验报告书的传递和保存可以采用电子数据的形式,但要保证其合法性和有效性。

（4）质量检验

药品质量的验收方法包括外观性状检查和抽样送检两种。外观性状检查由验收人员按照一般的业务知识进行感官检查，观察各种药品的外观性状是否符合规定标准；抽样送检由药检部门利用各种化学试剂、仪器等设备，对药品的成分、杂质、含量、效价等内在质量和微生物限度进行物理的、化学的和生物学方面的分析检验。要全面确定药品的质量情况，必须根据具体情况进行抽样送检。

（5）部分医药商品验收注意事项

①生物制品验收：验收实施批签发管理的生物制品时，需要加盖供货单位药品检验专用章或质量管理专用章原印章的《生物制品批签发合格证》复印件。

②进口药品验收：验收进口药品时，需要加盖供货单位质量管理专用章原印章的相关证明文件。

③中药材验收：

a.验收地产中药材时，如果对到货中药材存在质量疑问，应当将实物与企业中药样品室（柜）中收集的相应样品进行比对，确认后方可收货验收。

b.中药材应检验基源、药用部位、性状特征、规格等级、色泽气味、含水量，以及杂质和各种异状等。通过检验，对入库中药材应做到"四分开"：品种规格分开，也称"分垛"；质量优劣分开；干湿分开；有虫害霉变与无虫害霉变分开。

c.中药材数量验收时还需商品计量：绝大部分中药材以质量计算一般以 kg 为计量单位，也有小部分细贵药材以 g,mg 等为计量单位。动物类中药材基本按数量计算，以条（蜈蚣、白花蛇、狗肾等）、只（蛇胆）、对（蛤蚧）等为计量单位。经逐件点准后装件，包件外标明品名、规格等级和数量。对于以质量作为计量单位的中药商品在检斤的同时填妥磅码单，然后进行结算，它是数量验收的依据。检斤前校正衡器，凡一批商品件数较多，应中途进行复核，一次检斤的商品质量不能超越磅秤标示的最大质量。每件货包在检斤时，应在包件上逐件编号，并标明检斤数量，以方便复核、盘点，还可为损溢报批提供依据。在进行细贵商品及毒麻品等检斤时，应选用"小磅秤"，以求精确。商品检斤一般每次一件，如一次检斤有两件以上的，必须在"备注"栏内注明。经检斤计量后，均应填写磅码单。磅码单内容有发货单位、商品名称、存放地点（货位号）、码单编号、包装类型、备注以及检斤的毛重、皮重、净重等栏目。由司磅员填写和签名。一式两份，根据需要可以增添。

④退货药品验收：收货人员要依据销售部门确认的退货凭证或通知对销后退回药品进行核对，确认为本企业销售的药品后，方可收货并放置于符合药品储存条件的专用待验场所。验收人员对销后退回的药品进行逐批检查验收，并开箱抽样检查。整件包装完好的，按照规定的抽样原则加倍抽样检查；无完好外包装的，每件须抽样检查至最小包装，必要时送药品检验机构检验。

⑤特殊管理药品的验收：对特殊管理药品必须由两位验收员在场进行验收，并验收至每一最小销售包装。

3）药品抽样的原则与方法

①对到货的同一批号的整件药品按照堆码情况随机抽样检查。整件数量在 2 件及以下的，要全部抽样检查；整件数量在 2 件以上至 50 件以下的，至少抽样检查 3 件；整件数量在 50

件以上的,每增加50件,至少增加抽样检查1件,不足50件的,按50件计。

②对抽取的整件药品需开箱抽样检查,从每整件的上、中、下不同位置随机抽取3个最小包装进行检查。对存在封口不牢、标签污损、有明显质量差异或外观异常等情况的,至少再增加一倍抽样数量,进行再检查。

③对整件药品存在破损、污染、渗液、封条损坏等包装异常的,要开箱检查至最小包装。

④到货的非整件药品要逐箱检查,对同一批号的药品,至少随机抽取一个最小包装进行检查。

⑤外包装及封签完整的原料药、实施批签发管理的生物制品,可不开箱检查。

⏳✓ 知识链接

中药材取样

①抽取样品前,应注意品名、产地、规格等级及包件式样是否一致。检查包装的完整性、清洁程度以及有无水迹、霉变或其他物质污染等情况,并详细记录。凡有异常情况的包件应单独检验。

②从同批药材包件中抽取供检药品。a.药材总包件数为1~4件的,逐件取样;5~99件,随机抽5件取样;100~1 000件,按5%比例取样;超过1 000件的,超过部分按1%比例取样;贵重药材,不论包件多少均逐件取样。b.对破碎的,粉末状的或体积大小在1 cm以下的药材,可用采样器(探子)抽取样品。每一包件至少在2~3个不同部位各取样1份。包件大的应从10 cm以下的深处在不同部位分别抽取。

③每一包件的取样量:一般药材抽取100~150 g,粉末状的药材抽取25~50 g,贵重药材抽取5~10 g。最终抽取的供检验用样品量一般不得少于检验所需用量的3倍,即1/3供实验室分析用,另1/3供复核用,其1/3留样保存。

4)验收记录

对验收合格的药品,应当由验收人员与仓储部门办理入库手续,由仓储部门建立库存记录,药品验收人员应认真填写药品验收记录。

(1)药物制剂或中成药验收记录

药物制剂或中成药验收记录包括药品的通用名称、剂型、规格、批准文号、批号、生产日期、有效期、生产厂商、供货单位、到货数量、到货日期、验收合格数量、验收结果、验收人员姓名和验收日期等内容。

(2)中药材验收记录

中药材验收记录包括品名、产地、供货单位、到货数量、验收合格数量等内容,实施批准文号管理的中药材还要记录批准文号。

(3)中药饮片验收记录

中药饮片验收记录包括品名、规格、批号、产地、生产日期、生产厂商、供货单位、到货数量、验收合格数量等内容,实施批准文号管理的中药饮片还要记录批准文号。

41

（4）退回药品验收记录

建立专门的销后退回药品验收记录,记录包括退货单位、退货日期、通用名称、规格、批准文号、批号、生产厂商(或产地)、有效期、数量、验收日期、退货原因、验收结果和验收人员等内容。

（5）不合格的药品

验收不合格的药品需注明不合格事项及处置措施。

（6）验收记录保存期限

验收人员应当在验收记录上签署姓名和验收日期。药品验收记录应按日或月顺序装订,保存至超过药品有效期 1 年,但不得少于 3 年。药品验收记录见表 3-1。

表 3-1　药品验收记录

到货日期:

序号	名称	剂型	规格	批号	有效期	批准文号	生产厂家	生产日期	单位	应收数量	实收数量	供货单位	质量状况	验收结论

验收员:　　　　　制单人:　　　　　保管员:　　　　　总页码:

3.1.4　入库

验收完毕后,验收记录单交保管人员;保管人员根据验收记录单将医药商品放置于相应的合格库(区),并注明存入的库房、货位,以便记账。与此同时,将医药商品入库凭证的其余各联送交业务部门,作为正式收货凭证,以便于业务部门安排下一步的销售工作,将医药商品及时投放市场,加速流转。

保管人员如发现中药有货与单不符、包装不牢或破损、标识模糊等质量异常情况时,有权拒收并报告质量管理人员处理。

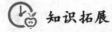 知识拓展

药品入库拒收

无生产厂名、厂址以及无"注册商标"的药品;无出厂合格证的假药、劣药;包装及其标志不符合规定要求的药品;未经药品监督管理行政部门批准的中药材;无批准文号、生产批号的产品;规定有有效期而未注明有效期的产品;货单不符、质量异常的药品;没有口岸药检所检验报告书的进口产品。以上情况药品拒收。

3.2 医药商品储存养护

医药商品储存是指医药商品从验收入库到在库储存到出库验发的全过程。为保证药品质量保证用药安全,药品必须严格遵守其规定的储存条件,并在规定的期限内使用,以确保药品的有效性和安全性。

3.2.1 药品的合理储存

1)药品的合理堆码

药品入库以后,应根据各种药品性质、剂型、包装情况、仓库条件、出入库和在库养护操作要求进行分类储存,并设置货位标识。注意不同批号的药品不得混垛;药品与非药品、外用药与其他药品分开存放,并间隔一定距离或采取有效分隔、识别措施,防止混淆;中药材和中药饮片分库存放。防止发生错发混发事故。

堆放药品时应在不影响通道及防火设备的情况下,充分利用空间,以提高仓容利用率;规范操作,保证人身安全;遵守外包装标识要求,轻拿轻放,防止外包装破损、挤压变形或药品损坏;控制堆放高度,不超过仓库地面负荷能力,保证库房安全。

入库药品依据先产先出、近期先出的原则,按生产批号和药品效期分别堆放。药品堆放位置相对固定,安排层次整齐、清楚,这样既美观,又方便工作。包装箱的品名、批号等内容易于观察和识别,以便于仓储管理和质量控制。

药品应当严格按照外包装标示要求规范操作,堆码高度符合包装图示要求,避免损坏药品包装。

2)货垛的间距要求

药品按批号堆码,不同批号的药品不得混垛,垛间距不小于 5 cm,与库房内墙、顶、温度调控设备及管道等设施间距不小于 30 cm,与地面间距不小于 10 cm。

3)色标管理

在人工作业的库房储存药品,应按质量状态实行色标管理,合格药品为绿色,不合格药品为红色,待确定药品为黄色。

3.2.2 药品的储存保管

药品储存期间质量的稳定性与储存条件和保管方法有着密切关系。如果储存保管不当,会使药品变质、失效,贻误病情,甚至危及生命,有时还可能引起燃烧或爆炸。因此为了保证药品质量和储存安全,必须加强保管工作。

1)药品的一般保管方法

①按包装标示的温度要求储存药品,包装上没有标示具体温度的,按照《中国药典》(2020

版)规定的储藏要求进行储存;同时根据药品的性质、包装、出入库规律及仓库的具体条件等,制定合理的储存方案,以保证药品质量正常和储存安全。

⏳ **知识链接**

《中国药典》(2020版)对药品储藏的要求

①遮光:用不透光的容器包装,如棕色容器或黑色包装材料包裹的无色透明、半透明容器。

②避光:避免日光直射。

③密闭:将容器密闭,以防止尘土及异物进入。

④密封:将容器密封,以防止风化、吸潮、挥发或异物进入。

⑤熔封或严封:将容器熔封或用适宜的材料严封,以防止空气与水分的侵入并防止污染。

⑥阴凉处:不超过20 ℃。

⑦凉暗处:避光并不超过20 ℃。

⑧冷处:2~10 ℃。

⑨常温:10~30 ℃。

⑩除另有规定外,〔贮藏〕项下未规定贮藏温度的一般系指常温。

②库房的相对湿度保持在35%~75%。保持清洁卫生,采取有效措施,防止药品生霉、虫蛀或鼠咬。

③实行药品养护责任制度,建立药品保管账、保管卡,经常检查,定期盘点,保证账、卡、货相符。

④储存药品应当按照要求采取避光、遮光、通风、防潮、防虫、防鼠等措施。

⑤拆除外包装的零货药品应当集中存放。

⑥储存药品的货架、托盘等设施设备应当保持清洁,无破损和杂物堆放。

⑦未经批准的人员不得进入储存作业区,储存作业区内的人员不得有影响药品质量和安全的行为。

⑧药品储存作业区内不得存放与储存管理无关的物品。

⑨加强防火、防盗等安全措施,确保仓库、药品和人身安全。

2) 药品的特殊保管方法

(1) 性质不稳定药品的保管方法

①遇光易变质的药品应储于避光容器内,置阴凉干燥处,防止日光照射。

②对热不稳定、易挥发、易升华及易风化的药品宜密封置阴凉处保存,或置冷库保管。

③易吸潮、霉变、虫蛀的药品宜储存于阴凉干燥处,梅雨季节应注意防潮、防热。

④易串味的药品宜储存于阴凉处,与一般药品特别是吸附性强的药品隔离存放。

⑤怕冻药品宜储存于0 ℃以上仓库,防止低温下冻结变质或冻裂容器。

⑥易氧化和易吸收二氧化碳的药品应注意密封保存。

（2）特殊管理药品的保管方法

特殊管理的药品应当按照国家有关规定储存,要专库或专柜存放,双人双锁保管,专账记录,账物相符;储存麻醉药品、一类精神药品、医疗用毒性药品、放射性药品的专用仓库应具有相应的安全保卫措施。

（3）危险药品的保管方法

危险药品的储存以防火、防爆、确保安全为关键,在保管期间,必须熟悉各种危险药品的特性,严格执行《危险化学品安全管理条例》（国务院第645号令）中的各项规定,采取适当措施,预防险情的发生。

（4）冷藏、冷冻药品的保管

按照企业经营需要,合理划分冷库收货验收、储存、包装材料预冷、装箱发货、待处理药品存放等区域,并有明显标示。验收、储存、拆零、冷藏包装、发货等作业活动,必须在冷库内完成。配置温湿度自动监测系统,可实时采集、显示、记录、传送储存过程中的温湿度数据并具有远程及就地实时报警功能,可通过计算机读取和存储所记录的监测数据。

3.2.3　药品的在库检查与养护

药品在库储存期间,由于受到外界环境因素的影响,随时都可能出现各种质量变化情况。因此,必须定期进行药品的在库检查,以便采取相应的防护措施,保证药品质量。

1）检查的时间和方法

药品养护人员应根据在库药品的具体情况,结合季节气候、储存环境和储存时间长短等因素,拟定药品检查计划和养护工作计划,并按计划进行养护检查。目前大多采用三三四循环检查法,即每三个月为一个循环周期,对易变质的药品、储存时间长的药品、近效期的药品、已发现质量问题药品的相邻产品批号的药品、首营品种、冷藏、冷冻药品、特殊管理的药品要重点检查。在汛期、梅雨季节、高温期、严寒期或者发现有质量变化苗头时,应临时组织力量进行全部或局部的突击检查。

在质量养护检查中,应根据在库药品的外观质量变化情况和验收养护室的设备条件,抽样到验收养护室进行外观质量的检查。

2）检查的内容和要求

养护人员应当根据库房条件、外部环境、药品质量特性等对药品进行检查养护。

（1）效期检查

企业应当采用计算机系统对库存药品的有效期进行自动跟踪和控制,采取近效期预警及超过有效期自动锁定等措施,防止过期药品销售。

近效期药品的储存管理

药品有效期是指在一定的储存条件下能够保证药品质量合格的期限。近效期药品是指距离药品有效期截止日期不足六个月的药品。

①严格验收。验收人员在验收药品时要检查药品包装和所附说明书上的有效期，验收记录中要包含有效期内容，对有效期不足六个月的药品不得验收入库。

②合理储存。药品应按批号进行储存，并根据药品的有效期相对集中存放，按效期远近依次堆码，库房内设"效期药品一览表"，将每批药品失效期的先后分别标明，使之一目了然。每一货位要设货位卡，注明效期与数量，记录发药、进药情况应与"效期药品一览表"一致，在效期卡片上注明数量和失效期，挂在该药品堆架下。如果企业使用自动化仓储管理，此操作均可在计算机系统中监测完成。

③及时促销。通过电脑软件设置近效期药品报警权限，以便及时发现及时促销。每月填写促销单分别上报以便企业能全面了解经营药品的质量状况。

④仔细核对。药品出库时优先遵循"近期先出"的原则，应认真核对有效期，对近效期药品催销或退换货，但已过期的药品不得出库不得销售。

（2）破损检查

药品因破损而导致液体、气体、粉末泄漏时，应当迅速采取安全处理措施，防止对储存环境和其他药品造成污染。

（3）可疑药品

对质量可疑的药品应当立即采取停售措施，并在计算机系统中锁定，同时报告质量管理部门确认。

（4）定期盘点

为加强库存药品管理，保障库存药品的安全性、完整性、准确性，真实地反映库存药品的结存与状况，企业应当对库存药品进行定期盘点，做到账、货相符。

（5）冷藏、冷冻药品的温度控制和监测

储存冷藏、冷冻药品应配备温湿度自动监测系统，自动对药品储存运输过程中的温湿度环境进行不间断监测和记录。系统应当至少每隔1分钟更新一次测点温湿度数据，在储存过程中至少每隔30分钟自动记录一次实时温度数据。当监测的温湿度值超出规定范围时，系统应当至少每隔2分钟记录一次实时温湿度数据。

冷库内温度自动监测布点应经过验证，每一独立的药品库房或仓间至少安装2个测点终端，并均匀分布。

自动温度记录设备的温度监测数据可读取存档，记录至少保存3年。

温度报警装置应能在临界状态下报警，应有专人及时处置，并做好温度超标报警情况的记录。

3）养护设备检查及维护

（1）养护设备的种类

仓库的养护设备主要包括计量设备、保养设备、检验维修设备。

（2）养护设备使用

养护设备使用包括维持设备技术状态完好的标准和正确使用要求两个方面。设备技术状态完好的标准包括性能良好、运行正常、耗能正常3个方面；设备正确使用的要求包括管好设备、用好设备、保养好设备3个方面。

（3）养护设备的维护

设备日常维护的基本要求是整齐、清洁、润滑、安全、完好；每班保养及周末保养，同时设备定期维护保养。

4）做好检查记录，建立养护档案

药品养护分为一般药品养护、重点药品养护、有问题药品的养护。

（1）一般药品养护

所有入库超过3个月的药品都要进行养护检查，发现与药品要求的储存环境不符的应采取必要措施使其达到规定要求。

（2）重点药品养护

重点养护品种范围一般包括主营品种、首营品种、质量性质不稳定的品种、有特殊储存要求的品种、储存时间较长的品种、近期内发生过质量问题的品种及药监部门重点监控的品种，还有一些生物制品。

检查工作应有记录，包括养护检查记录（表3-2）、外观质量检查记录、养护仪器的使用记录以及养护仪器的检查、维修、保养、计量检定记录。

表3-2　药品养护检查记录

序　号	检查日期	品　名	规格型号	数　量	生产企业	生产批号	有效期	存放地点	外观及包装质量情况	处理意见	备注

养护检查记录的内容包括检查的时间、库房名称、药品货位、药品通用名称、剂型、规格、产品批号、生产企业、供货单位、药品入库时间、生产日期、检查内容、检查结果与处理、检查人员等；当需要抽取样品到验收养护室进行外观质量检查时，应建立药品外观质量检查记录，其内容与药品验收时外观质量检查记录相同；凡进行外观质量检查时，均应同时做好养护仪器的使用记录；养护仪器在检查、维修、保养及计量检定时，应做好相应记录。

在库药品均应建立药品养护档案表（表3-3），特别是重点养护品种确定表（表3-4）。

表 3-3　药品养护档案表

编号：　　　　　　　　　　　　　　　　　　　　　　　建档日期：

商品名称		通用名称		外文名		有效期	
规　格		剂　型		批准文号		GMP 认证	
生产企业		邮编、地址				电　话	
用　途			建档目的				
质量标准			检验项目				
性　状					内：		
储藏要求			包装情况		中：		
					外：		体积：
质量问题摘要	时　间	生产批号	质量问题	处理措施	养护员	备　注	

表 3-4　重点养护品种确定表

药品名称	剂　型	储存条件	重点养护原因	备　注

（3）有问题药品养护

养护检查中如发现药品有质量异常时,应放置"暂停发货"的黄色标识牌于货位上,并填写"药品质量复查通知单"(表 3-5),报告质量管理部门复查处理。质管部门一般在两个工作日内复检完毕,如不合格应填写《药品停售通知单》转仓储、业务等部门;质管员确认复检结果并将结论反馈给养护员,养护员做好"药品养护检查记录"。

表 3-5　药品质量复查通知单

品　名		规　格		生产企业	
生产批号		数　量		存放地点	
有效期/使用期					
质量问题： 养护员：　　年　　月　　日					
复检结果： 质管部门：　　年　　月　　日					

3.2.4 中药的保管与养护

中药大都含有淀粉、糖类、蛋白质、脂肪、纤维素、鞣质等成分,如果储存不当,极易发生霉烂、虫蛀、走油及变色等变质现象。其中,尤以霉烂和虫蛀对药材的危害最大,不仅会在经济上造成损失,更严重的是会使中药疗效降低,甚至完全丧失药用价值。

1)分类储存

中药应分药材类、饮片类和中成药类分库储存。药材类又按植物类、矿物类、动物类分类储存。分类存放还包括将毒性中药、易燃中药、贵细中药及盐腌中药等单独存放或分库存放,对用药安全、防火、防盗及保证中药质量都很重要。

植物类药材又按药用部分分为根及根茎类、茎类、皮类、叶类、花类、全草类、果实和种子类、树脂类等。每类中药材各有特点,应分类储存,其方法如下:

(1)植物类药材

①根与根茎类品种:根及根茎类药材个体肥大,干燥后多质地坚实,耐压性强。由于其来源不同,所含成分复杂,尤其含丰富的淀粉、多糖、蛋白质类多易受外界因素影响而发霉、虫蛀、变色、泛油。因此这类药材须选择阴凉干燥库房,具备通风吸湿、熏蒸等设施。高温梅雨季节前要进行熏仓防霉、杀虫,有些品种可移至气调、密封库房或低温库房。

②花类品种:花类药材都具有各种不同的色泽和芳香气味,如果保管不善容易产生褪色和散失气味,严重的还会发霉生虫。储存花类药材的关键是要防止受潮,故必须严格控制湿度。对有些色泽特别艳丽,气味浓郁而且有容易变色的花类(玫瑰花、蜡梅花等),还应具备必要的固定吸潮容器进行吸潮,或采取小件缺氧充氮等方式进行保管,以确保花类药材的花型和香味。

③全草类品种:全草类药材出于体轻质泡,储存时占用面积很大,多数品种只要自身干燥,一般不容易发生变化,可以储存在条件一般的仓库内,有的还可以堆码露天货垛。但是,全草药具有怕潮湿、怕风吹的特点,因此,必须采取盖严隔潮等措施,不使它遭受雨淋、风吹和日晒。

④果实种子类药材:果实类药材组织结构变化大,成分复杂,性能各异,尤其浆果、核果等因富含糖分,故易黏结、泛油、霉变和虫蛀;果皮含挥发油,易散失香气、变色;种子类药材含淀粉、蛋白质和脂肪等营养物质,易酸败泛油、生虫。本类药材宜根据性质不同,存放于干燥通风的库房。

⑤盐腌品种:盐腌药材具有潮解溶化和含盐分的特点,会造成储存处所经常潮湿不干,影响其他药材的正常储存。故储存这类药材应选择阴凉的仓库,尽力防止潮湿空气的浸入。集中储存这类品种,应采取防潮隔湿措施,控制潮解。

⑥鲜活品种:鲜活药材要有特殊的储存条件,如需要保持水分,要有通风、凉爽、日照的环境,夏日要防热,冬天要防冻。必要时还须进行栽植养护,要有专人管理,以保持它的鲜活状态。

(2)动物类药材

动物类药材主要有皮、肉、骨、甲和蛇虫躯体,它们极易生虫和泛油,并具有腥臭气味,保管养护比一般药材困难。可采取小库房专门储存,储存条件要与密封库相似,四周无鼠洞,壁角无虫迹,并须有通风设备,必要时可调节库内空气。防治害虫所进行的药剂熏蒸比一般药库的熏蒸要多1~2次。这类药材的品种虽多,但每种的数量较少,可采用货架分层存放,既可避免压叠,方便进出,又可提高仓位使用效率。

（3）矿石贝壳类药材

矿石贝壳类药材一般不受外界影响,都可储存在条件较差的仓库或露天货场。

（4）特殊类型药材

①贵细品种:如人参、洋参、牛黄、麝香、熊胆、西红花、冬虫夏草等药材,经济价值大,必须严格管理。保管这些药材应有安全可靠的设备,做到万无一失。因为其中有的品种极易被虫蛀或霉变,所以更要加强养护。

②易燃品种:药材中有遇火极易燃烧的品种,如火硝、樟脑、干膝、硫黄、海金沙等,必须按照消防管理要求储存在安全地点,并具有安全和消防设施。

③毒性药材:指毒性剧烈、治疗剂量与中毒剂量相近,使用不当会使人中毒或死亡的药材。对这些剧毒品种的储存和管理,应严格按照国家有关规定执行,防止发生意外。

（5）中药饮片

中药饮片可根据炮制方法进行分类储存,如切制类、加工类、炮炙类等。

（6）中成药

中成药一般按照剂型的性质特点,结合养护上的要求分类储存。对每种中成药,应根据其标示的储存条件要求,分别储存于冷库（2~10 ℃）、阴凉库（20 ℃以下）、常温库（10~30 ℃）,各库房的相对湿度均应保持在35%~75%。

2）重点养护品种的检查

重点养护品种即是选择最容易虫蛀、霉变、泛油、变色的品种,进行重点养护。这类药材的种类很多,如山药、党参、当归、黄芪、甘草、杏仁、佛手片、柏子仁等。储存这些商品的仓库,应选择建筑结构好、干燥、凉爽、四周整洁、平时温湿度管理严格、具有药剂熏蒸的条件和设备,且能做到及时检查质量,这样可有效地防治虫霉现象的产生。具体养护后面章节将分章讨论。

（1）易虫蛀药材的检查

应检查货垛周围有无虫丝、蛀粉等迹象,然后抽中心或货垛底部拆包、开箱检查。在取样检查时先从外表观察,一般虫蛀现象从外观上都能看出,也可采取剖开、折断、打碎、摇动等方法,针对不同商品的主食害虫,最易受害的部位进行深入的检查。

（2）易发霉、泛油药材的检查

要重点检查色泽变化现象和商品是否受潮;可以从药材的质地坚韧程度变化进行分析,特别要检查货垛四周或货包破损商品外露部位;接近墙壁的货包也容易受潮,还要检查储存处是否潮湿,货垛的高度是否适当,有无被压、受热等现象。

（3）易变色散气味药材的检查

可先参阅货卡上注明的入库时间,然后选上、中、下部位货包拆件取样观察。若发现货垛中散出气味特别浓,就要考虑商品是否发热或被闷蒸。同时也要注意堆放位置是否合适,易变色散气味药材一般不宜受日光照射,也不宜堆放在容易受潮的地方。

（4）易风化潮解药材的检查

检查货垛四周的货包有无变形,包装是否潮湿、有无析出的粉状物（风化）,要根据储存条件及气候变化情况有目的地检查。在潮湿的储存条件下,多检查货垛的底层;在干燥气候时,多检查货垛的上层;在阴雨的天气,多抽查外层。储存日期久的还要检查包装是否牢固,防止出库时因包装发脆而破损,使商品遭受损失。

(5) 易挥发、升华、熔化药材的检查

检查包装是否完整和有无渗漏,有无气味散失。取样检查时,对粘连变形现象要进行分析,并检查储存处所的温度、光照是否会影响商品,不适宜的应予以转换。

(6) 毒剧药材的检查

检查包装有无损坏,封纸是否完整。有的含毒药材也容易发霉或生虫,应细致观察。这类药材应件件称重,有时还要复核拆零的余额质量是否与记账数量相符。也要注意周围环境,是否会对药材质量有影响。

(7) 鲜活药材的检查

检查时应结合季节特点,除了初冬严冬要防冻,伏暑要防干外,最忌黄梅季节雨水的浸沾,因为这个季节很容易造成腐烂。检查时,应注意有无破头、裂皮、黑斑等现象。若茎枝的下脚部颜色泛黄是即将枯萎的现象,应先剪除。落叶大多是因为受热,所以储存地点应通风凉爽,光照不宜过强。

中药在库检查,要求做到经常检查与定期检查、员工检查与专职检查、重点检查与全面检查结合起来进行。

中药养护人员应定期分析,每季度汇总并向质量管理部门上报中药养护检查情况和重点养护品种的质量信息,同时,还要结合检查工作不断总结经验,提高在库中药的保管养护工作水平。

3)"八防"措施

中药库房的"八防"措施包括防尘、防潮、防霉、防污染、防虫、防鸟、防鼠、防火。可采用电猫、挡板、粘鼠板、鼠夹等防鼠工具以及纱窗、门帘、灭蝇灯、吸尘器、吸湿机等措施。库房应配置灭火器或灭火水枪。

中药材属易燃品,库房内不准使用碘钨灯和超过 60 W 以上的白炽灯等高温照明灯具及各种电器设备。确需使用除湿机等电器设备时,必须采取相应的安全措施。照明设施必须符合安全用电要求,有符合规定要求的消防、安全设施等。当使用日光灯低温照明灯具和其他防燃型照明灯时,应当对镇流器采取隔热、散热等防火保护措施,确保安全。照明灯具垂直下方不能堆放物料,其垂直下方与物料垛的水平间距不少于 50 cm。与库房散热器或供暖管道的间距不小于 30 cm。此外,仓库电线应定期检查,防止老化短路引起火灾。

火硝、硫黄、樟脑、海金沙、干漆、松脂等中药材更为易燃。其中,火硝、硫黄、海金沙,不仅有燃烧性质,且具有一定的助爆作用。因此,对这些药材应按以下原则储存保管:

①单独存放于阴凉干燥处,禁止在高温库房或阳光直射处储存。

②离火源较远地方储存。

③与电源隔绝,防止雷电袭击自然起火。

④禁止重压和摩擦。

⑤包装上应加注"易燃爆中药"字样。

3.3 医药商品出库验发

药品出库是按照业务部门开出的出库凭证所列具体内容,由保管部门组织配货和发出的过程管理。出库验发是指对销售、调拨的药品出库前进行检查,以保证其数量准确、质量合格,是防止不合格药品进入市场的重要关卡。

3.3.1 药品出库的程序

药品出库工作流程: 核单 —→ 配货 —→ 复核 —→ 发货

1)核单

核单即审核出库凭证。核单的目的在于审核凭证的真实性;出库品种的属性,如系特殊管理药品应配备双人操作,通过核单还可以便于作业调度。

2)配货

配货又称备货,是按出库凭证所列内容进行的拣出药品的操作过程。

按凭证所列药品名称、剂型、规格、件数从货位上拣出,在发货单上除了记录凭证所列内容,还要记录批号,若批号不同,应分别记录每一批号多少件,结码,签章,核销保管卡片。出库药品堆放于发货区,标写收发货单位,调出日期和品名件数,填写好的出库凭证,转保管人员复核。

3)复核

复核是按发货凭证对实物进行质量检查和数量、项目的核对。

保管人员将货配齐后,要反复清点核对,既要复核货单是否相符,又要复核货位结存量以验证出库量是否正确。麻醉药品、一类精神药品、毒性药品、化学危险品和贵重药品,应实行双人收发货制度,必要时仓储部门有关负责人要亲自进行复核。

4)发货

发货是将药品交付客户的过程。交付形式可以由仓库运输部门统一配送,客户也可以带业务部门开具的出库凭证自行到库提货,还可以通过交款方式提货,先交款后提货的方式称为"交提",系统内用户也可以先提货后交款,这种方式称为"提交"。无论"交提"还是"提交",出库凭证上都应有规定的印鉴。

符合直调药品规定的,直调药品出库时,由供货单位开具两份随货同行单(票),分别发往直调企业和购货单位。随货同行单(票)应当包括供货单位、生产厂商、药品的通用名称、剂型、规格、批号、数量、收货单位、收货地址、发货日期等内容,并加盖供货单位药品出库专用章原印章,还应当标明直调企业名称。

3.3.2 药品出库原则

药品出库验发是一项细致而繁杂的工作,必须严格执行出库验发制度,具体要求如下所述。

1)坚持"三查六对"制度

药品出库复核要进行"三查六对"。"三查",即查核发票的货号、单位印鉴、开票日期是否符合要求;然后将发票与实物进行"六对",即对品名、规格、厂牌、批号、数量及发货日期是否相符。

2)遵循"先产先出""近期先出"和按批号发货的原则

①"先产先出"是指库存同一药品,对先生产的批号尽量先出库。一般来说,药品储存的时间越长,变化越大,超过一定期限就会引起变质,以致造成损失;药品出库坚持"先产先出"的原则,有利于库存药品不断更新,确保药品的质量。

②"近期先出"是指库存有"效期"的同一药品,应将近失效期的先行出库。对仓库来说,所谓"近失效期",应包括给这些药品留有调运、供应和使用的时间,使其在失效之前进入市场并投入使用。

③按批号发货是指按照药品生产批号集中发货,尽量减少同一品种在同一笔发货中的批号数,以保证药品有可追踪性,便于药品的日后质量追踪。

坚持"先产先出""近期先出"和按批号发货的原则可以使药品在储存期间基本不发生质量变化,从而保证了药品在库储存的良好质量状态。

课堂互动

如果出现外包装破损、规格不符、等级不符、库存数量不足、近有效期等情况能否发货?

3.3.3 复核

1)零货复核

医药商品拼箱是指医药商品在销售出库时由于单笔订单订货品种较多而单品种数量较少,供应商无合适包装时将不同品种、规格的医药商品放在一个包装箱或周转箱内的现象。

(1)拼箱的基本要求

①有拼箱标志。拼箱发货的代用包装箱应贴有醒目的拼箱标志。一般情况下,拼箱标志粘贴在包装箱左上角或包装袋正上方,且拼箱上应显示收货单位、暂存放区域货位号、总拼箱数量及本拼箱数量,这种做法便于出库复核。

②包装洁净安全。拆零销售的药品(最小包装发货的药品)应当使用洁净、安全的代用包装,代用包装上应当标明品名、规格、批号、有效期等内容,并附加盖企业质量管理部门原印章的药品质量报告书及药品说明书原件或复印件。

③附装箱清单。拼箱发货时应随箱附装箱清单,标明供货单位、生产厂商、药品的通用名称、剂型、规格、批号、数量、收货单位、收货地址、发货日期等内容,并加盖供货单位药品出库专用章原印章。药品装箱清单格式见表3-6。

53

表 3-6　药品装箱清单

品　名	剂　型	规　格	批　号	有效期	生产厂商	数　量	销售日期	质量状况	收货单位

（2）拼箱原则

①分开装箱。水剂与固体剂型、内服与外用、冷藏与非冷藏药品、易串味药品、易碎易漏的药品、易对其他药品造成污染的要分开装箱；同一个品种的不同批号或规格的药品拼装于同一箱内；多个品种应尽量分剂型进行拼箱；多个剂型应尽量按剂型的物理状态进行拼箱；需冷藏的药品应有冷藏设施并单独拼箱。

②科学牢固。应根据药品多少、大小及运输方式选择适合的外箱包装，对细小零散药品应用橡皮筋或胶带扎好，避免使用大包装以免挤压变形，拼箱内空隙的地方用符合规定的衬垫物紧塞防碰撞，在纸箱未装满的情况下用碎纸箱覆盖起保护作用。

③防寒打包。对需要发运至严寒地区而且必须防寒防冻的药品应按规定衬垫防寒物，严格做好防寒打包。

④贴冷藏标签。需要冷藏的药品应单独装箱并将药品放入冷藏箱内，装箱完毕应贴冷藏标签。

（3）装箱原则

遵循"大不压小、重不压轻、整不压零、正反不倒置、最小受力面"的原则进行装箱，避免运输过程造成破损。

（4）零货拼箱复核操作流程

自动化仓储管理系统拼箱操作流程如下：扫描周转箱条码→选择包装材料→打印拼箱标签→复核实物与系统信息是否一致→装箱。

2）出库复核程序

（1）拣货

①拆零输送线将订单的拼箱零货周转箱传送至医药商品出库暂存区。

②复核员根据周转箱上标签的暂存区货位号将周转箱放到对应的暂存区。

③整箱拣货员拣选完成后，根据拣货标签上指示的集货暂存区号将拣选的整箱放置到对应的集货暂存区。

（2）打印复核单

复核员在物流管理系统中索取复核任务打印复核单，复核单上包含整货和零货的品规明细。

（3）对实物进行复核

复核员根据复核单上的货位信息找到对应货位的零货拼箱周转箱和整件货物。根据复核单上的明细对货物的品规、批号和数量、生产厂家进行复核。复核中发现实际数量或品规与订单不相符时应及时通知拣货员，并将多发的商品上架，少发的进行补货，发错的进行换货。

（4）确认复核

复核无误后，复核员在物流管理系统中单击"复核"按钮确认复核结果。

（5）填写复核记录

药品出库复核应当建立记录。复核人员复核完毕，要认真做好复核记录，以保证能快速、准确地进行质量跟踪。"药品出库复核记录单"（表3-7）的内容，应包括购货单位、药品的通用名称、剂型、规格、数量、批号、有效期、生产厂商、出库日期、质量状况和复核人员等内容。复核记录应保存至超过药品有效期1年，但不得少于3年。

（6）装箱、封箱

复核无误的零散药品按照拼箱原则、装箱原则进行装箱封箱；整件货物的装箱封箱直接按运输要求封箱打包。

表3-7　药品出库复核记录单

编号：

日期	购货单位	药品通用名称	剂　　型	剂型批号	有效期至	生产厂商	数量	单位	质量情况	发货人	复核人
说明	①有效期栏内应填写有效期至××年××月。 ②出库药品复核时，若无质量问题，在质量情况栏内填写"正常"字样。 ③特殊管理药品出库复核时，要双人复核，在复核人栏内二人均要签字。										

3）复核注意事项

（1）停止发货或配送

药品出库时应当对照销售记录进行复核。发现以下情况不得出库，并报告质量管理部门处理：

①药品包装出现破损、污染、封口不牢、衬垫不实、封条损坏等问题。

②包装内有异常响动或者液体渗漏。

③标签脱落、字迹模糊不清或者标识内容与实物不符。

④药品已超过有效期。

⑤其他异常情况的药品。

（2）对无效凭证或口头通知不得进行复核和发货

药品保管员对白条提货有权拒绝发货。

（3）毒性中药应实行双人发货复核制度

毒性中药等特殊管理药品应实行双人发货~~~~~有关负责人要亲自进行复核。

请分组操作演示出库流程，并总结出库注意事项。

3.4　药品的运输与配送

企业应当按照质量管理制度的要求,严格执行运输操作规程,并采取有效措施保证运输过程中的药品质量与安全。

3.4.1　药品的运输与配送

药品的运输工作,应遵循"及时、准确、安全、经济"的原则,遵照国家有关药品运输的各项规定,有计划地合理组织药品运输,压缩待运期,把药品安全及时地运达目的地。运输药品,应当根据药品的包装、质量特性并针对车况、道路、天气等因素,选用适宜的运输工具,采取相应措施防止出现破损、污染等问题。

(1)药品发运和装卸注意事项

①正确选择发运方式。按照运输计划及时组织发运,做到包装牢固,标识明显,凭证齐全,手续清楚,单、货同行。

②药品检查。药品发运前必须检查药品的名称、规格、单位、数量是否相符,包装标识是否符合规定。生产企业直销药品未经质量验收不得发运。

③发运药品时,应当检查运输工具,发现运输条件不符合规定的,不得发运。在运输药品过程中,运载工具应当保持密闭。

④药品搬运装卸。应当严格按照外包装标示的要求搬运、装卸药品。根据药品性质和包装情况,进行安全操作。对于易碎、怕撞击、重压的药品,搬运装卸时必须轻拿轻放,防止重摔,液体药品不得倒置。如发现药品包装破损、污染或影响运输安全时,不得发运。

⑤各种药品在运输途中还须防止日晒雨淋。

⑥应当根据药品的温度控制要求,在运输过程中采取必要的保温或者冷藏、冷冻措施。在运输过程中,药品不得直接接触冰袋、冰排等蓄冷剂,防止对药品质量造成影响。

⑦在冷藏、冷冻药品运输途中,应当实时监测并记录冷藏车、冷藏箱或者保温箱内的温度数据。

⑧应当制订冷藏、冷冻药品运输应急预案,对运输途中可能发生的设备故障、异常天气影响、交通拥堵等突发事件,能够采取相应的应对措施。

⑨应当采取运输安全管理措施,防止在运输过程中发生药品盗抢、遗失、调换等事故。

⑩药品运输应在规定的时间内完成,不得将运输车辆作为药品的储存场所。

(2)特殊药品的运输

①怕热药品的运输。怕热药品是指受热易变质的药品。如胰岛素、人血丙种球蛋白。由于怕热药品对热不稳定,因此在运输过程中,要充分考虑温度对药品的影响,特别是炎热季节。根据各地气温的情况及怕热药品对温度的要求,拟定具体品种的发运期限,按先南方后北方、先高温地区后一般地区的原则尽可能提前安排调运。对温度要求严格的怕热药品(如要求储藏在15 ℃以下的品种)应暂停开单发运,如少量急需或特殊需要可发快件或空运,或在运输途中采取冷藏措施。在怕热药品发运期间,发货单上应注明"怕热药品"字样,并注意妥善装车(船),及时发运、快装快卸,尽量缩短途中运输时间。

②怕冻药品的运输。怕冻药品是指在低温下容易冻结,冻结后易变质或冻裂容器的药

品。怕冻药品的详细品种由各地根据药品的性质和包装等情况研究拟定,列出具体品种目录,确定每年发运的时限。

怕冻药品在冬季发运时,应根据各地气候实际情况,拟定有关省、市的防寒发运期,以保证防冻药品的安全运输,减少运输费用。在防寒运输期间,怕冻药品应加防寒包装或用暖车发运,按先北方后南方、先高寒地区后低寒地区的原则提前安排调运,发货单及有关的运输单据上应注明"怕冻药品"字样,运输中全程监控,注意安全措施。

③特殊管理药品的运输。发运特殊管理的药品必须按照《麻醉药品和精神药品管理条例》(国务院令第 442 号)、《麻醉药品和精神药品运输管理办法》(国食药监安〔2005〕660号)、《医疗用毒性药品管理办法》(国务院令第 23 号)、《放射性药品管理办法》(国务院令第676 号)等规定办理,应尽量采用集装箱或快件方式,尽可能直达运输以减少中转环节。在运输特殊药品时,必须凭药品监督管理部门签发的国内运输凭照办理运输手续,如有必要时,企业应根据有关规定派足够的人员押运,并提示和监督运输,加强管理。

(3)危险药品的运输

危险药品除按一般药品运输要求办理外,还必须严格遵照《危险化学品安全管理条例》(国务院令第 645 号)及危险货物运输的有关规定办理。危险药品发运前,应检查包装是否符合危险货物包装表的规定及品名表中的特殊要求,箱外有无危险货物包装标识,然后按规定办好托运、交付等工作。在装卸过程中,不能摔碰、拖拉、摩擦、翻滚,搬运时要轻拿轻放,严防包装破损,做好安全运输工作。自运化学危险物品时,必须持有公安部门核发的准运证。汽车运输必须按当地公安部门指定的路线、时间行驶,保持一定车距,严禁超速、超车和抢行会车。

(4)药品冷链运输管理

药品冷链运输方式选择应确保温度符合要求,应根据药品数量多少、路程、运输时间、储藏条件、外界温度等情况选择合适的运输工具,宜采用冷藏车或保温箱运输。同时,应制订冷藏药品发运程序和运输过程中温度控制的应急预案。

3.4.2 冷链药品的装车与运输

冷链运输药品(冷藏的药品)包括:所有的生物制品,所有的血液制品,所有疫苗,部分活菌制剂,部分眼用制剂,部分抗肿瘤药物等。

(1)装车程序

冷藏药品应用冷藏车或带冷源的保温厢体的车辆运输。药品不得与非药品混装。禁止与任何危险货物同车装运。启运前应当按照经过验证的标准操作规程进行操作。

①提前打开温度调控和监测设备,将车厢内预热或预冷至规定的温度。

②开始装车时关闭温度调控设备,并尽快完成药品装车。

③药品装车完毕,及时关闭车厢厢门,检查厢门密闭情况,并上锁。

④启动温度调控设备,检查温度调控和监测设备运行状况,运行正常方可启运。

(2)运输管理

在运输冷藏、冷冻药品的设备中应配备温湿度自动监测系统,自动对药品储存运输过程中的温湿度环境进行不间断监测和记录。系统应当至少每隔 1 分钟更新一次测点温湿度数据,在运输过程中至少每隔 5 分钟自动记录一次实时温度数据。当监测的温湿度值超出规定范围时,系统应当至少每隔2分钟记录一次实时温湿度数据。

每台独立的冷藏、冷冻药品运输车辆或车厢,安装的温湿度自动监测系统测点终端数量不得少于2个。车厢容积超过 20 m³ 的,每增加 20 m³ 至少增加 1 个测点终端,不足 20 m³ 的按 20 m³ 计算。每台冷藏箱或保温箱应当至少配置一个温湿度自动监测系统测点终端。

(3)冷藏箱、保温箱运送冷藏药品的装箱程序

使用冷藏箱、保温箱运送冷藏药品的,应当按照经过验证的标准操作规程进行药品包装和装箱的操作。

①装箱前将冷藏箱、保温箱预热或预冷至符合药品包装标示的温度范围内。

②按照验证确定的条件,在保温箱内合理配备与温度控制及运输时限相适应的蓄冷剂。

③保温箱内应使用隔热装置将药品与低温蓄冷剂进行隔离。

④药品装箱后,冷藏箱启动动力电源和温度监测设备,保温箱启动温度监测设备,检查设备运行正常后,将箱体密闭。

(4)冷藏药品的发货与装卸

冷藏药品应指定专业人员负责冷藏药品的发货、拼箱、装车工作,并选择适合的运输方式。

①药品装运前,应将车辆预冷或预热至预定产品载货所需的运输温度。拆零拼箱应在冷藏药品规定的储藏温度下进行。

②药品装车前,应检查并记录冷藏药品的温度。出库温度应不高于药品所需要的运输温度。

③车辆装运药品时,应保证厢体内的气流循环畅通,以消除厢体内各部位由于传热或药品本身发热而产生的热负荷。冷藏车厢内,药品与厢内前板距离不小于 10 cm,与后板、侧板、底板间距不小于 5 cm,药品码放高度不得超过制冷机组出风口下沿,以确保气流正常循环和温度均匀分布。

④厢体门宜装门帘。在户外货场装卸货物时应关闭制冷机组。

⑤车辆装载、码放完毕,应及时关闭厢门,并检查门密闭情况。完成装载后检查制冷机组设定温度,确保符合药品要求的温度。

⑥车辆卸货时,应尽快操作。分卸时,应及时关闭货厢门,以维持车厢温度。必要时应控制分卸次数。

目标检测

一、单项选择题

1.下列属于药品入库阶段的作业程序的是(　　)。

A.堆垛、养护 　　　　　　 B.配货、复核 　　　　　　　　 C.发货、运输

D.收货、验收 　　　　　　 E.收货、发货

2.药品验收记录应(　　)。

A.保存 1 年

B.保存 3 年

C.保存至超过药品有效期1年,但不得少于3年

D.保存至超过药品有效期1年,但不得少于2年

E.保存3~5年

3.对销后退回药品的验收,正确的是(　　)。

A.检查药品外包装

B.检查药品内包装

C.检查药品标签、说明书

D.按进货验收的规定验收,必要时抽样送检验部门检验

E.直接放回合格品区

4.在储存药品的仓库中和运输冷藏、冷冻药品的设备中配备温湿度自动监测系统,系统应当自动对药品储存运输过程中的温湿度环境进行不间断监测和记录,下列描述错误的是(　　)。

A.系统应当至少每隔1分钟更新一次测点温湿度数据

B.在药品储存过程中至少每隔30分钟自动记录一次实时温湿度数据

C.在运输过程中至少每隔5分钟自动记录一次实时温度数据

D.当监测的温湿度值超出规定范围时,系统应当至少每隔1分钟记录一次实时温湿度数据

E.自动温度记录设备的温度监测数据可读取存档,记录至少保存3年

5.养护检查记录的内容不包括(　　)。

A.检查的时间、库房名称、药品货位

B.药品通用名称、剂型、规格、产品批号

C.药品冷链运输对装箱、装车要求以及运输车辆保温或者冷藏、冷冻措施

D.生产企业、供货单位、药品入库时间、生产日期

E.检查结果与处理、检查人员

6.药品养护的基本原则是(　　)。

A.分区分类　　　　　　B.正确堆垛　　　　　　C.以防为主

D.安全消防　　　　　　E.变质药材的处理

7.下列属于药品储存阶段的作业程序的是(　　)。

A.堆垛、养护　　　　　　B.配货、复核　　　　　　C.发货、运输

D.验收、入库　　　　　　E.复核、装车

8.药品堆垛要求药品与地面间距不少于(　　)。

A.10 cm　　　　　　　B.20 cm　　　　　　　C.30 cm

D.50 cm　　　　　　　E.60 cm

9.下列关于出库药品拆零拼箱包装的要求,不正确的是(　　)。

A.不能将液体药品同固体药品混装

B.箱外明显位置注明"拼箱"字样

C.不能将易挥发、易污染和易破碎的药品与一般药品混装

D.药品配装须准确无误,不必附装箱单

E.冷藏与非冷藏药品分开装箱

10.药品出库复核时,不包括( )。

A.品名、剂型　　　　　　B.规格、批号　　　　　　C.合格证、说明书

D.外观质量、数量　　　　E.外包装

11.药品按批号发货的主要目的是( )。

A.保持库存药品的轮换　　B.有利于库存药品的更新　　C.便于日后质量追踪

D.防止药品失效　　　　　E.按顺序操作

12.药品储存的基本原则是( )。

A.按包装大小储存　　　　B.按批号储存　　　　　　C.分类储存

D.按进货时间储存　　　　E.按入库时间

13.在药品养护过程中发现药品质量异常时,应暂停发货并挂上( )。

A.绿色标识　　　　　　　B.红色标识　　　　　　　C.白色标识

D.黄色标识　　　　　　　E.不合格证

14.在验收药品的抽样原则中,最重要的是样品要有( )。

A.稳定性　　　　　　　　B.代表性　　　　　　　　C.安全性

D.有效性　　　　　　　　E.唯一性

15.药品出库时,应当附加盖企业药品出库专用章原印章的随货同行单(票)。随货同行单(票)的内容应当包括( )。

A.药品的通用名称、剂型、规格、批号、数量、收货单位、收货地址、发货日期等内容,并加盖供货单位药品出库专用章原印章

B.供货单位、药品的通用名称、剂型、规格、批号、数量、收货单位、收货地址、发货日期等内容,并加盖供货单位药品出库专用章原印章

C.供货单位、生产厂商、药品的通用名称、剂型、规格、批号、数量、收货单位、收货地址、发货日期等内容,并加盖供货单位药品出库专用章原印章

D.供货单位、生产厂商、药品的通用名称、剂型、规格、批号、数量、收货单位、收货地址、发货日期等内容

E.药品的通用名称、剂型、规格、批号、数量、收货单位、收货地址、发货日期等

16.应实行双人验收入库制度的药品是( )

A.注射剂　　　　　　　　B.外用药品　　　　　　　C.内服药品

D.毒性中药　　　　　　　E.中药饮片

17.药品抽样必须具有代表性和均匀性。抽取的数量,每批在50件以下(含50件)应最少抽取( )

A.1 件　　　　　　　　　B.2 件　　　　　　　　　C.3 件

D.4 件　　　　　　　　　E.5 件

18.药品批发企业应在仓库设置验收养护室,其面积中型企业不小于( )。

A.50 m²　　　　　　　　B.40 m²　　　　　　　　C.30 m²

D.20 m²　　　　　　　　E.15 m²

19.企业应当按照验收规定,对每次到货药品进行逐批抽样验收,抽取的样品应当具有代表性,同一批号的药品应当至少检查( )。

A.1 个最小包装　　　　　B.2 个最小包装　　　　　C.3 个最小包装

D.4 个最小包装　　　　　E.5 个最小包装

20.有关冷藏、冷冻药品的装箱、装车等作业,下列描述不正确的是( )。

    A.车载冷藏箱或者保温箱在使用前应当达到相应的温度要求

    B.应当在冷藏环境下完成冷藏、冷冻药品的装箱、封箱工作

    C.装车前应当检查冷藏车辆的启动、运行状态,达到规定温度后方可装车

    D.应由保管员和养护员双人负责

    E.开始装车时关闭温度调控设备,并尽快完成药品装车

二、多项选择题

1.药品在库检查的内容包括( )。

    A.药品的外观质量   B.库房温湿度   C.货垛间距

    D.养护设备的运行状况   E.库房防鼠状况

2.在以下情况中,可以拒收的是( )。

    A.到货药品出现货单不符   B.包装出现破损、污染、标识不清等情况

    C.监管码信息不符合规定的情况   D.冷藏冷冻药品未按规定使用冷藏设施设备运输

    E.到货温度和运输温度不符合要求的冷藏冷冻药品

3.冷链运输药品(冷藏的药品)包括( )。

    A.所有的生物制品   B.所有的血液制品   C.所有疫苗

    D.部分活菌制剂和部分眼用制剂   E.部分抗肿瘤药物

4.下列品种宜重点养护的是( )。

    A.首营品种   B.质量性状不稳定的品种   C.销售量大的品种

    D.储存时间长的品种   E.近期内发生过质量问题的品种

5.医药商品经营企业药品出库发货的原则是( )。

    A.针剂先出   B.先产先出   C.量多先出

    D.近期先出   E.按批号发货

6.下列药品包装的标签必须印有规定的标识和警示说明的是( )。

    A.麻醉药品   B.精神药品   C.医疗用毒性药品

    D.放射性药品   E.外用药品

7.药品的堆垛存放应符合要求,需分开存放的有( )。

    A.不同批号的药品   B.内服药与外用药   C.易串味中药

    D.性质相抵触的药品   E.名称易混淆的药品

8.药品储存保管应严格执行双人双锁管理制度的是( )。

    A.放射性药品   B.二类精神药品   C.麻醉药品

    D.不合格药品   E.毒性药品

9.发现以下哪几种情况药品不得出库?( )

    A.药品包装出现破损、污染、封口不牢、衬垫不实、封条损坏等问题

    B.包装内有异常响动或者液体渗漏

    C.标签脱落、字迹模糊不清或者标识内容与实物不符

    D.药品已近有效期

    E.其他异常情况的药品

10.药品出库验发是一项细致而繁杂的工作,必须严格执行出库验发制度,具体要求包括

( )

A.查核发票的货号　　　　　B.查核单位印鉴　　　　　　C.查核开票日期

D.核对品名、规格、厂牌　　E.核对批号、数量及发货日期

三、简答题

1.简述药品入库验收的具体操作。

2.简述药品验收的内容。

3.简述药品的出库原则。

4.简述拆零拼箱药品装箱的原则。

5.简述冷藏药品用冷藏车装车的正确操作。

6.简述需要重点养护的品种。

7.对性质不稳定需要特殊保管的药品应如何储存？

8.中药材的入库验收应该做到哪四分开？

四、综合分析题

随货同行单是什么？收货员在检查随货同行单时，在哪些情况下有疑问可以要求质量管理部门进行核实？

实训项目 1　中成药的入库验收、出库验发技术

【实训目的】

通过本实训,学生能熟练地进行中成药的入库验收和出库验发工作,熟练掌握药品的出入库验收手续及要求。

【实训内容】

①中成药的入库验收。

②中成药的出库验发。

【实训步骤】

1）中成药的入库验收

保管人员依据"药品购进记录"和"随货同行单"对照实物核对无误后收货,并在"药品购进记录"和供货单位收货单上签章。

（1）数量验收

应检查来货与单据上所列的中成药名称、规格、批号及数量是否相符,如有短缺、破损应查明原因。

（2）包装、标识检查

中成药包装必须印有或者贴有标签并附说明书,在每个整件包装中,应有产品合格证。中成药包装、标签或说明书应符合 SFDA 规定。验收首营品种应有生产企业出具的该批号的药品出厂检验合格报告书。特殊管理的中成药、外用中成药和非处方药包装的标签或说明书上,必须印有符合规定的标识。

（3）质量检验

中成药质量的验收方法包括外观性状检查和抽样送检两种。外观性状检查由验收人员按照一般的业务知识进行感官检查,观察各种中成药的外观性状是否符合规定标准;抽样送检由药检部门利用各种化学试剂、仪器等,对中药的成分、杂质、含量、效价等内在质量和微生物限度进行物理的、化学的和生物学方面的分析检验。要全面确定药品的质量情况,必须根据具体情况进行抽样送检。

抽样必须具有代表性和均匀性。抽取的数量为:每批在 50 件以下(含 50 件)抽 2 件;50件以上的,每增加 50 件多抽 1 件,不足 50 件以 50 件计。在每件中,以上、中、下 3 个不同部位进行抽样检查,如发现异常现象需复验时,应加倍抽样复查。

（4）填写验收记录

验收人员应认真填写验收记录,并按日或月顺序装订,保存至超过有效期 1 年,但不得少于 3 年。

2）中成药的出库验发

（1）核单

审核出库凭证所列中成药名称、剂型、规格、件数。其目的在于审核凭证的真实性、出库品种的属性。

（2）配货

按凭证所列中成药名称、剂型、规格、件数从货位上检出，在发货单上记录凭证所列内容，记录批号，若批号不同，应分别记录每一批号多少件，结码，签章，核销保管卡片。出库中成药堆放于发货区，标写收发货单位、调出日期和品名件数，填写好的出库凭证转保管复核。

（3）发货

将药品交付客户的过程。交付形式可以由仓库运输部门统一配送，客户也可以带业务部门开具的出库凭证自行到库提货，还可以通过交款方式提货，出库凭证上都应有规定的印鉴。

【实训报告】

1）编制、填写中成药的入库验收记录

到货日期：

序号	名称	剂型	规格	批号	有效期	批准文号	生产厂家	生产日期	单位	应收数量	实收数量	供货单位	质量状况	验收结论

验收员：　　　　　制单人：　　　　　保管员：　　　　　　　　总页码：

2）编制、填写中成药的出库验发记录

日期	收货单位	品名规格	批号	数量	单位	复核情况	发票张数	发货人	复核人	备注

第4章 中药常见质量变异现象及影响因素

学习目的

通过本章的学习,学生应熟悉中药材、中药饮片常见质量变异现象及其原因和防治原则,为进行中药合理的储存养护奠定基础。

知识要求

熟悉中药材、中药饮片常见质量变异现象。
熟悉中药材、中药饮片质量变异的原因和防治原则。

能力要求

能正确分析中药质量变异的原因,对中药材及中药饮片进行合理的储存养护。

中药的储存保管得法与否,直接影响中医临床疗效。因此,中药在储藏过程中一定要有合理的保管方法、良好的储存条件,要注意变异现象的发生及影响变异的因素,根据药物本身的性质及所含成分的不同,加强管理,妥善保管,为临床提供优质的药物,更好地为临床服务。

4.1 常见中药质量变异现象

4.1.1 霉变

霉变又称发霉,是指饮片受潮后在适宜温度条件下,引发寄生在其表面或内部的真菌大量繁殖,导致发霉的现象。例如,车前草、马齿苋、独活、紫菀等受潮后易发生霉变。

4.1.2 虫蛀

虫蛀是指昆虫侵入中药内部所引起的破坏作用。虫蛀多发生在含淀粉、糖、脂肪、蛋白质等成分的饮片中,如白芷、北沙参、娑罗子、前胡、大黄、桑螵蛸等。

4.1.3 变色

变色是指药物的天然色泽起了变化。各种药物都有固有的色泽,受温湿度及空气的影响,药材内部发生变化,表面颜色发生变异。颜色变深,如泽泻、白芷、山药、天花粉等;颜色变浅,如黄芪、黄柏等;颜色变暗淡,如红花、菊花、金银花等。

4.1.4 泛油

泛油又称"走油",是指因药材及饮片所含挥发油、油脂、糖类等,在受热、受潮或储藏保管不善时其表面返软、发黏、色泽变深暗,呈现油状物质并发出油败气味的现象。含油脂多易泛油的饮片,如当归、丁香等;含脂肪油易泛油的饮片,如柏子仁、桃仁、杏仁;含糖量多易受潮造成返软而走油的饮片,如牛膝、麦冬、天冬、熟地、黄精等。

4.1.5 散气变味

散气变味是指一些含有易挥发成分(如含挥发油等)的药材,因储藏保管不当而造成药材的气味发生改变的现象。具有强烈芳香气味的中药都含有挥发油成分,这些成分大多是治病的主要物质,所以气味是鉴别中药质量的标志之一。中药的固有气味若逐步淡弱或消失,说明药物的有效成分在减少,从而疗效也降低。

4.1.6 风化

风化是指含有结晶水的无机盐矿物类中药在干燥空气中逐渐失去部分或全部结晶水,在其表面形成粉状或全部形成粉状物的变异现象。

易风化中药应储存在阴凉、避风、避光的库内。风化后的中药药用价值要依风化产物是否失去药性而定。

4.1.7 潮解

潮解是指在一定温度、湿度影响下,含可溶性糖或无机盐类成分(有的中药本身就是无机盐)较多的中药吸收潮湿空气中的水分,使其表面慢慢溶化成液态的现象。

4.1.8 粘连

粘连是指含糖胶、树脂、蜡质等成分的固态中药,在温度升高的影响下,自身变软,黏结成块,然后由固态变为浓厚黏臭的融流状态的变异现象。

4.1.9 腐烂

腐烂是指某些新鲜的药材或饮片,受温度和空气中微生物的影响,引起腐烂败坏的现象。

4.2 影响中药变异的内在因素

中药品质变异的内在因素包括含水量和中药所含的化学成分。含淀粉、糖类、蛋白质等营养物质较多的药材易生虫、发霉、遭鼠害等；含挥发油多的药材易散气走味；含盐分较多的药材易潮解。在储存时，应将药材充分干燥、杀霉，并根据化学成分的性质分类存放，防止变质现象发生。

4.2.1 中药的含水量

中药的含水量直接影响其质量，控制水分是中药（特别是中药材）养护工作的关键。在一定条件下，药材的含水量越高，造成的虫害就越严重。水分越高，则霉菌新陈代谢的作用越强，其生长繁殖越快。由此可见，水分含量的控制和测定是中药养护过程中进行监测和监控的主要指标。一般来说，如果空气湿度不超过 75%，温度在 25 ℃ 以下，药材本身含水量在10%以下，药材可以安全储存。

4.2.2 中药的化学成分及其性质

中药的化学成分较复杂，通常可分为非水溶性物质和水溶性物质两大类。属于非水溶性物质的有纤维素、半纤维素、原果胶、脂肪、脂溶性维生素、挥发油、树脂、蛋白质、淀粉、部分生物碱、不溶性矿物质等；属于水溶性物质的有糖、果胶、有机酸、鞣质、水溶性维生素、部分生物碱、色素、苷类及大部分无机盐类。在药材的加工干燥、炮制以及储存过程中，其化学成分不断发生变化，由此会引起质的改变，以致影响药效。药材的储存和加工的目的，就在于控制药材中的化学成分，使它符合医疗的要求。因此，只有了解中药化学成分的特性及其变化规律，才能创造良好的储存条件，达到防止中药变质的目的。

1）生物碱类

生物碱是在生物体中存在的一类含氮有机化合物的总称，大多数具有极强的苦味，对人体具有显著的生理作用。生物碱广泛分布于植物界中，双子叶植物中含得较多，其中毛茛科、茄科、罂粟科、防己科、茜草科、小檗科等植物含较丰富的生物碱。中药中生物碱的含量高低也不一致，从万分之几到百分之一二不等。含有生物碱的药材，如干燥的方法不恰当，其含量可能降低；如因长久与空气和日光接触，会有部分氧化、分解而变质，故此类药材应避光储存。

2）苷类

苷类又名配糖体，是存在于植物体的一种复杂的有机化合物，在植物界中分布较广。在自然界中存在的苷几乎都是 β-苷，有水存在时被 β-苷酶水解。含有苷的植物大都含有能将苷水解的酶，由于苷和酶不处在同一细胞中，而细胞壁有半渗透性，它们并不接触，因此在植物生存时酶对苷无作用，但当植物组织损伤或死亡时则迅速作用。因为苷类这种容易酶解的性质，植物药材采收后，必须用适当的温度迅速予以干燥。多数含苷类化合物的植物可在55~60 ℃干燥，在此温度下酶被破坏而失去作用。有一些含苷类化合物的药材在储存前应先使其发酵,以产生有效成分,如自香荚中制备香荚醛。有的药材在应用时须先加水,放在适当温度下,促使所含的苷与酶进行水解,如从芥子中制取芥子油、从苦杏仁中制取苦杏仁水。此类药材不宜用 60 ℃干燥,以免所含的酶失去作用。总之,含苷类化合物的药材在储存时必须注意干燥,避免湿气侵入而使苷水解、失效。

3) 鞣质类

鞣质又名单宁,它是一种多元酚,有收敛性,能与蛋白质结合形成不溶于水的沉淀物,在植物界中分布极广,寄生于植物上的昆虫所产生的虫瘿也含有大量的鞣质。鞣质在植物细胞液中呈溶解状态,而且常沉积于细胞壁,有时呈游离状态,有时与其他化合物(如生物碱)结合而存在。鞣质与空气接触时,特别在酶(氧化酶或过氧化酶)的影响下,容易氧化为红棕色或更深色的物质,如新鲜树皮的表面常常是淡色的,但经过一段时间,就会变成棕色或红色。植物受伤、破碎或切开后,稍放置即变色,而且变色的程度与鞣质的含量成正比,植物组织与空气接触时间越久,变色越深。故防止鞣质氧化变色一方面要减少与氧接触,另一方面是破坏或抑制氧化酶的活性。在药材加工过程中,对于含有鞣质的植物,如处理不当,常可形成不同颜色。鞣质遇铁盐变成黑色,与锡长时间加热共煮能生成玫瑰色化合物,以致直接影响加工品的质量。因此,在加工与储存时对容器及用具的选择是十分重要的。

4) 油脂类

脂肪和脂肪油(简称油脂,以下同)在植物界分布也很广,存在于植物的各个部分。叶子中的脂肪含量为 0.4%~5.0%,如薄荷叶含脂肪 5%(以干燥质量计);在根和茎中的含量与叶子中的相似,如远志等;在果实及种子中,脂肪常常大量积累,特别在种子中脂肪往往成为主要成分,如橄榄含脂肪 50%、蓖麻含脂肪 60%、花粉及孢子可含 30%~50%的脂肪。脂肪在常温情况下是固体的,其主要成分多为棕榈酸或硬脂酸等的甘油酯。脂肪油在常温是液体的,其主要成分则为油酸或亚油酸等的甘油酯,但二者之间并无严格的区别。饱和脂肪是固态,不饱和脂肪一般是液态。新鲜的脂肪和脂肪油通常具有愉快的特殊气味,如果保存不当,以致产生臭气和不愉快的味道,油脂中的游离酸也随之增多,这种现象称为油脂的“酸败”。酸败的一种原因是空气中的氧与油脂中的不饱和脂肪酸发生作用而生成过氧化物和氧化物,产生特殊臭气;另一种原因是脂肪氧化酶和微生物共同的影响,使脂肪分解为甘油和脂肪酸,后者又被氧化而生成酮酸,酮酸再失去二氧化碳而形成低分子酮,使油脂发生不愉快的臭气。光线、温度、水分以及油脂中的杂质等因素均能加速油脂的酸败,所以药材应除去水分与杂质,尽可能存于密闭容器中置于避光、低温、干燥处,防止油脂的酸败。

5) 挥发油类

挥发油(又称精油),植物界分布也较广。存在于植物体的各器官中,如唇形科和桃金娘科的植物多在叶中;含于木质部的如檀香和樟;含于根中的如当归;含于皮中的如桂树;含于果皮中的如柑橘类;含于果实中的如茴香;含于花蕾中的如丁香;含于花瓣中的如玫瑰;含于种子中的如豆蔻等。各种药材的挥发油含量不一,有的药材含量较低,有的含量则可达 20%左右。例如,荜澄茄含挥发油约 12%,丁香含丁香油约 18%。挥发油接触空气易氧化变质,油的比重增加,颜色改变,香气也改变,甚至会形成树脂样物质。因此挥发油应储存于干燥及棕色的密闭玻璃容器中,最好将瓶装满,置于凉爽避光的处所。含挥发油的药材最好是保存在密闭容器中,大量储存时应堆放在凉爽避光的库房中。对温度必须控制,夏季尤须注意,因为温度过高,则使所含挥发油散失或走油,并且堆垛不宜紧密、重压,以免破坏药材的含油组织。在加工时,应采用较低温度干燥,一般不宜超过35 ℃,以避免挥发油散失。某些含有挥发油的药材,其本身具有杀虫、杀菌的作用,在储存过程中,不仅其在较差的外界条件下可不霉不蛀,与其他药材共同存放,还可使其他药材避免虫蛀,如花椒、山鸡椒、大蒜等。

6)植物色素类

植物的各个器官呈现不同的天然色彩,这是因为有植物色素的存在。植物中有些色素比较稳定,受加工影响较少;而有些则易于发生变化,加工处理时应特别注意。如花色素的色彩因反应的不同而呈现各种颜色,酸性中为红色,碱性中为蓝色,中性中为紫色;与金属盐类如铁、锡、铜等反应则变蓝以致出现黑色,使色素沉淀;加热也使色素分解、褪色;在日光或氧影响下,也能使色泽发生变化。药材的颜色可从外观上表现出内在的质量,所以颜色也是鉴别药材品质的重要标志之一。故含有色素的药材在干燥以及加工储存时,必须注意其性质,调整适宜的酸度和温度,尽量避免采用铁质工具和容器。干燥时,避免在强烈的日光下暴晒。储存期间应避光及防止氧化,以保持其固有的色泽。

4.3 影响中药变异的外在因素

中药在储存过程中,由于外在因素影响,极易发生各种变化。引起变化的外在因素主要有生物因素、物理因素和人为因素等。这些因素能使中药变异而影响中药的质量。

4.3.1 生物因素

生物因素主要包括霉菌、鼠及害虫。

1)霉菌

霉菌是丝状真菌的俗称,常寄生于有机体或腐生于粮食、食品、药材或其他产品上使之发霉变质,有的霉菌还可产生毒素,危害人与动物的健康。一般常见的霉菌有黑醅菌、云白霉、绿霉菌及蓝霉菌等。霉变是霉菌在中药表面或内部滋生的现象。中药表面附着的霉菌在适宜的温度(20~35 ℃)、湿度(相对湿度75%以上或药材含水量超过15%)和足够的营养条件下,进行生长繁殖,分泌的酶溶蚀药材组织,以致中药有效成分发生变化而失效。

2)鼠

鼠类对中药的储存会造成极大危害,历来就是中药储存中的防治对象之一。鼠类是啮齿动物,它的口器功能和消耗功能都是很强的。鼠对药材的偷食,不仅使药材数量直接减少,也使药材性状遭到破坏,从而影响药材的品质。鼠类喜食的药材,都是一些淀粉、蛋白质、脂肪、糖类等营养物质含量较高的品种,它们在偷食以后,还随处排泄粪便,对药材造成严重污染,危害人类健康。鼠类是传播病原微生物的媒介,它们通常会把一些病毒、致病菌带到药材上,如鼠疫等,其危害是难以估计的。我国发现的家鼠和野鼠约80种。中药仓鼠常见的有褐家鼠、小家鼠和黄胸鼠等。

3) 害虫

中药的害虫是指在储存保管过程中危害中药的昆虫。由于它们常在仓库内危害,故又称"仓虫"。根据世界各国记录的资料已定名的仓库害虫有300多种,国内已发现的仓库害虫也有五六十种之多。常见的药材害虫有谷象、米象、大谷盗、赤拟谷盗、药谷盗、锯谷盗、日本标本虫、烟草甲虫、赤毛皮蠹、地中海粉螟、印度谷螟、粉斑螟、粉螨等。这些害虫分布面广,繁殖迅速,适应力强。因此,在药材仓库、产地加工场、运输车站、购销机构以及使用单位等中药仓库中都有它们的踪迹。一旦气候环境适宜,它们就会大量生长繁殖,危害中药。据统计,在常用的600余种中药中,被虫害的品种占40%左右。害虫蛀入中药组织内部后,排泄粪便,分泌异物,有时将中药蛀成许多小孔,甚至成粉,使中药外观、色泽、气味等发生根本改变。严重时,药材有效成分丢失,疗效降低或失去,甚至带来危害。

4.3.2　物理因素

物理因素主要是自然因素,包括温度、湿度、空气与光照等。

1) 温度

这里的温度是指一般自然气温。温度对中药的影响最大。药材对气温有一定的适应范围,在常温(15~20 ℃)下,药材成分基本稳定,利于储存。当温度升高时,物质分子运动加快,药材水分蒸发,失去润泽,甚至干裂;各种氧化、水解反应加快,中药泛油、气味散失也加快;动物胶类和部分树脂类,会发生变软、变形、黏结、融化等现象。当温度在0 ℃以下时,某些鲜活中药(如鲜姜、鲜石斛等)所含水分就会结冰,使其药材组织内的细胞间隙结成冰晶,细胞壁及内容物受到损伤,引起局部细胞坏死;某些液体制剂的中成药则会变稠,浓度增大,产生沉淀,甚至凝固。

2) 湿度

湿度是指空气中水蒸气含量的多少,也就是指空气潮湿的程度。湿度大小可引起中药的潮解、溶化、糖质分解、霉变等各种变化。中药的含水量一般应控制在10%左右,室内相对湿度应控制在70%以内。当空气相对湿度超过70%以上时,中药的含水量也随之增加。含糖质多的中药,如糖人参及蜜制品,会吸潮发软发霉乃至虫蛀。盐制药物(盐附子等)及钠盐类的矿物药(芒硝等)会潮解风化。当空气相对湿度在60%以下时,空气中的水蒸气含量则显著降低,中药的含水量又会减少,含结晶水较多的矿物药,如胆矾(硫酸铜 $CuSO_4 \cdot 5H_2O$)、芒硝(硫酸钠 $Na_2SO_4 \cdot 10H_2O$)则易风化(失去结晶水)。叶类、花类、胶类中药因失水而干裂发脆,蜜丸剂类失润发硬,从而影响中药质量。

3) 空气

空气是氮(78%)、氧(21%)、氩(0.93%)和其他气体(氖、臭氧等)的混合物。空气中的氧和臭氧对药材的变质起着积极的作用。臭氧在空气中的含量虽然微少(每100 m^3 空气含2.5 mg臭氧),但却会对药材的质量产生极大的影响。因为臭氧作为一种强氧化剂,可加速药材中有机物质,特别是脂肪油的氧化变质。另外,对于药材颜色的改变,氧也起着很大的作用。因药材成分的结构中含有酚羟基,在酶的参与下,经过氧化、聚合等作用,形成大分子化合物,故在储存中,中药的色泽往往由浅加深,这种变色是氧化变色。

4)光照(指日光照射)

日光蕴含大量的能量。不合理的直射日光会使中药成分发生氧化、分解、聚合等光化反应,如油脂的酸败、苷类及维生素的分解、色素破坏等,从而引起中药变质。例如,含有色素的中药(番红花、红花等)会逐渐变色;绿色的某些全草、叶类等植物药(薄荷、藿香、大青叶等)的颜色也会由深色褪为浅色;含有挥发油类中药会降低或散失芳香味,从而影响中药质量,但光线中的紫外光有较强的杀菌作用,可以利用日光暴晒杀灭微生物和害虫。

4.3.3 人为因素

在中药的储存过程中,由于仓库管理员自身原因导致药物品质变化现象,即人为因素。它主要包括责任心不强、对商品性能不熟悉、保管养护方法不当。

仓库管理人员应有基本的商品管理知识,其中检查、养护、加工知识必不可少。作为企业的员工,应在继承祖国医学遗产和劳动人民长期积累储藏中药经验的基础上,运用当代自然科学的知识和方法,以"全员养护"为思想,以"安全、经济、方便"为原则积极参与商品养护工作。

在日常工作中,对在库商品要进行认真、仔细的检查,专职人员要有计划、有记录。仓储工作责任重于泰山,因此要求保管人员切实地负起责任,解决问题于初始阶段,不要等问题已泛滥成灾了,已无可挽回了,再去发现它。

4.3.4 时间因素

时间也是导致中药储存过程出现生理、物理及化学性质上的陈化变异的原因之一,药物储存一定时间后,含量或效价会降低而不能药用,故须作"负责期限"的规定。

总之,保护商品的使用价值和固有功能,减少和杜绝中药商品在保管储存过程中的虫蛀霉变所造成的严重浪费和巨大经济损失,是每一位储存工作人员义不容辞的责任。每一个人都要有高度的责任心和忧患意识,积极开拓创新、总结经验,共同做好商品养护储存工作,确保商品安全。

目标检测

一、单项选择题

1.最易被虫蛀的饮片是( )。

    A.白芷   B.麦冬   C.白豆蔻   D.香附   E.山茱萸

2.易变色的饮片是( )。

    A.芫花   B.辛夷   C.密蒙花   D.旋覆花   E.金银花

3.易散失气味的饮片是(　　　)。

　　A.大黄　　　　B.肉桂　　　　C.乳香　　　　　　D.黄芩　　　　E.泽泻

4.下列属于中药变质现象的是(　　　)。

　　A.水分多　　　B.杂质多　　　C.破碎多　　　　　D.结块　　　　E.变色

5.中药储存中常有一种令人不愉快的气味是(　　　)。

　　A.泛油　　　　B.变质　　　　C.潮解　　　　　　D.酸败　　　　E.走油

6.引起花类药材变色的主要因素是(　　　)。

　　A.日光　　　　B.空气　　　　C.温度　　　　　　D.湿度　　　　E.霉菌

7.引起中药散气变味的主要因素是(　　　)。

　　A.日光　　　　B.空气　　　　C.温度　　　　　　D.湿度　　　　E.成分

8.中药饮片变色的内因是(　　　)。

　　A.水分　　　　B.成分　　　　C.氧化　　　　　　D.温度　　　　E.湿度

9.中药库房的湿度应控制在(　　　)。

　　A.60%以下　　B.65%以下　　C.70%以下　　　　D.75%以下　　E.80%以下

10.易萌发霉菌的相对湿度是(　　　)。

　　A.60%以上　　B.65%以上　　C.70%以上　　　　D.75%以上　　E.80%以上

11.含油脂多的饮片易(　　　)。

　　A.泛油　　　　B.腐烂　　　　C.发霉　　　　　　D.潮解　　　　E.变色

12.含淀粉多的饮片易(　　　)。

　　A.虫蛀　　　　B.潮解　　　　C.泛油　　　　　　D.变色　　　　E.散气变味

二、多项选择题

1.对饮片质量变异有影响的成分有(　　　　)。

　　A.纤维素　　　B.黏液质　　　C.油脂　　　　　　D.淀粉　　　　E.半纤维素

2.导致饮片变异的环境因素有(　　　　)。

　　A.空气　　　　B.日光　　　　C.湿度　　　　　　D.温度　　　　E.尘埃

3.中药饮片常见的变异现象有(　　　　)。

　　A.虫蛀　　　　B.泛油　　　　C.霉变　　　　　　D.潮解　　　　E.破碎

4.含下列哪些成分的中药饮片易被虫蛀?(　　　　)。

　　A.淀粉　　　　B.脂肪　　　　C.糖类　　　　　　D.蛋白质　　　E.纤维素

5.易使中药饮片散气、变味的因素有(　　　　)。

　　A.饮片性质　　B.温湿度　　　C.包装不严　　　　D.霉菌污染　　E.害虫蛀蚀

三、简答题

1.试述影响中药变质的自身因素。

2.论述影响中药变质的环境因素。

四、分析题

分析中药质量变异现象及原因。

第 5 章　中药储存常规检查和要求

📖 **学习目的**

通过本章的学习,学生应熟悉中药材及中药饮片常规检查要求及检查方法。

📑 **知识要求**

熟悉中药材及中药饮片常规检查的目的、意义和要求。

熟悉中药材及中药饮片质量的传统鉴定方法。

了解质量的理化检测方法。

📖 **能力要求**

能够熟练运用各种方法准确检查及评价中药材及中药饮片的质量。

中药的检查,一般是用少量的药材粗粉、切片、浸出液或经初步提取分离后进行定性定量分析。随着新方法、新技术的不断出现,它已成为确定中药和中成药质量不可缺少的重要内容。

5.1　中药材检查的目的和意义

中药材检查的目的是使药材保质保量,临床用药安全有效。在中药的储存与养护过程中,有两个环节必须要进行检查:一是药材入库的验收,以便发现有异状、杂质等不合格的情况,及时加工处理;二是在储存保管中经常进行质量检查,如果发现药材有变质、虫霉等现象,可随时采取措施予以处理。

入库验收即检查验收供货单位发来的中药商品是否符合质量要求,分清供货单位、运输部门对商品应负的责任。药材入库验收是做好药材保管工作的第一关,是防止劣质药材或不合格药材进入供应网中的安全措施。由于仓库收进的大批药材来自全国各地,品种规格极为繁杂,加之各产区的采集加工方法不同,包装形式不同,质量参差不齐。同时,这些药材往往是经过了一定时间的运输,受到各种自然气候和搬运震动的影响,质量难免不起变化。因此,在入库前必须进行详细的验收,并根据质量加以分类,把在运输途中发生的虫霉变质以及包装破损等现象及时检查出来,采取防治或处理措施,使其不致蔓延扩大。

药材入库储存以后,在保管过程中必须经常定期地对容易变质药材进行重点的检查,如果发现问题,应及时补救。药材的检验方法很多,一般可分为两类,即传统鉴定法和理化鉴定法。前者主要是借助于感觉器官,如视觉、触觉、味觉和嗅觉来分别鉴定;而后者则必须采用各种仪器和化学试剂来进行品质鉴定。

5.2 中药材检查的一般要求

5.2.1 入库前检查

入库前检查是确保中药商品质量的第一关,主要检查中药数量、含水量及变质等情况。

①检查箱(或捆、包、袋、筐等)外标志或标签的记载是否相符或完整,如品名、规格、数量、采集地或加工厂、生产日期、毛重、净重、出入库日期、批号等。

②检查外包装有无松散、破漏、油渍、水渍、潮湿、虫蛀等现象;内层防潮衬纸及内包装有无破碎、渗漏等。

③检查中药的含水量是否在安全限度以内。对当年产的新货或当地直接收购的药材,更应注意其水分含量,水分过大的,须进行干燥处理。

④检查中药上有无霉斑、虫蛀、鼠咬、破碎、潮湿以及发散霉味或异臭等现象。

5.2.2 入库后检查

药材入库后,要经常检查。检查时间与方法,应视库存商品的性质、特点、季节气候、储存条件等因素进行定期或不定期检查,发现问题,及时处理,以减少损失和防止蔓延。具体检查内容为:

①药材的堆垛是否符合药材的性质和包装、堆垛是否稳固、药材有否受压损坏等。

②药材储存中是否有异常的变化,如发热生霉、生虫、受潮和外观有否改变等。

③季节气候的变化及库内温湿度的变动情况如何,是否对药材的含水量有影响,库房的密闭干燥程度是否合适等。

④环境卫生是否符合要求。

对于上述 4 个方面,在检查中如果发现异常现象,应及时进行防治、处理,以保障药材在保管期间的安全。

5.3 中药材质量的传统鉴定法

传统的方法是利用自己的感觉器官去检查药材的形状、大小、色泽、表面、质地、断面(包括折断面或切断面)、气味等特征及含杂质情况。

①形状是指药材和饮片的外形。观察时一般不需预处理,如观察很皱缩的全草、叶或花类时,可先浸湿使软化后,展平,观察。观察某些果实、种子类时,如有必要可浸软后,取下果皮或种皮,以观察内部特征。

②大小是指药材和饮片的长短、粗细(直径)和厚薄。一般应测量较多的供试品,可允许有少量高于或低于规定的数值。测量时应用毫米刻度尺。对细小的种子或果实类,可将每 10

粒种子紧密排成一行,以毫米刻度尺测量后求其平均值。

③色泽是指在日光下观察的药材和饮片颜色及光泽度。如用两种色调复合描述颜色时,以后一种色调为主。例如,黄棕色,即以棕色为主。

④观察药材或饮片表面特征、质地和断面特征时,供试品一般不做预处理。如折断面不易观察到纹理,可削平后进行观察。

⑤检查药材或饮片气味时,可直接嗅闻,或在折断、破碎或搓揉时进行。必要时,可用热水湿润后检查。

⑥检查药材或饮片味感时,可取少量直接口尝,或加热水浸泡后尝浸出液。有毒药材和饮片如需尝味时,应注意防止中毒。

⑦药材和饮片外观不得有虫蛀、发霉、其他物质污染等异常现象。

5.4 中药材质量的理化检测法

理化检测法是采用仪器和化学试剂来鉴别药材质量的一种有效的方法。理化检测虽然不如传统鉴定法简便迅速,但是由于精确而科学,故在《中国药典》(2020 版)中被列为法定的检验方法,对不同药材有不同的标准。

在《中国药典》(2020 版)中,除规定药材的"组织"和"粉末"应用显微镜和化学方法进行鉴别外,尚列有检查一项,包括药材的水分、灰分、酸不溶性灰分、浸出物含量和挥发油测定等,并规定有具体的指标。

5.4.1 样品采样法

在仓库中,分析药材多半是整批的、大宗的,是不能逐包逐件进行检查的,必须先采取样品,然后在实验室里分析。所取样品必须与全部药材的组成一致,具有代表性。取样时,均应符合下列有关规定。

①抽取样品前,应核对品名、产地、规格等级及包件式样,检查包装的完整性、清洁程度以及有无水迹、霉变或其他物质污染等情况,详细记录。凡有异常情况的包件,应单独检验并拍照。

②从同批药材和饮片包件中抽取供检验用样品的原则:总包件数不足 5 件的,逐件取样;5~99 件,随机抽 5 件取样;100~1 000 件,按 5% 比例取样;超过 1 000 件的,超过部分按 1%比例取样;贵重药材和饮片,不论包件多少均逐件取样。

③每一包件至少在 2~3 个不同部位各取样品 1 份;包件大的应从 10 cm 以下的深处在不同部位分别抽取;对破碎的、粉末状的或大小在 1 cm 以下的药材和饮片,可用采样器(探子)抽取样品;对包件较大或个体较大的药材,可根据实际情况抽取有代表性的样品。

每一包件的取样量:一般药材和饮片抽取 100~500 g;粉末状药材和饮片抽取 25~50 g;贵重药材和饮片抽取 5~10 g。

④将抽取的样品混匀,即为抽取样品总量。若抽取样品总量超过检验用量数倍时,可按四分法再取样,即将所有样品摊成正方形,依对角线画"×",使其分为 4 等份,取用对角两份;再如上操作,反复数次直至最后剩余量能满足供检验用样品量。

⑤最终抽取的供检验用样品量,一般不得少于检验所需用量 3 倍,即 1/3 供实验室分析

用,另 1/3 供复核用,其余 1/3 留样保存。

5.4.2　水分测定法

药材中水分含量的多少直接关系到药材在储存过程中是否能保持品质的稳定。水分含量超过一定限度,药材易出现霉变、虫蛀等,且能使有效成分分解。规定药材的水分限度可保证药材所含水分不因超过限度而发霉变质。水分测定的方法有烘干法、甲苯法、减压干燥法及气相色谱法 4 种。在此介绍烘干法、甲苯法和减压干燥法。

供测试的药材样品,一般需先破碎成直径不超过 3 mm 的颗粒或薄片,直径和长度在 3 mm 以下的花类、种子和果实类药材,可不破碎,采用减压干燥法时样品需先通过二号筛。

1) 烘干法

烘干法适用于不含挥发性成分的药材中水分的测定。取样品 2~5 g,平铺于干燥至恒重的扁形称量瓶中,厚度不超过 5 mm,疏松供试品不超过 10 mm,精密称定,打开瓶盖在 100~105 ℃干燥 5 h;将瓶盖盖好,移置干燥器中,冷却 30 min;精密称定,再在上述温度干燥 1 h,冷却,称重,至连续两次称重的差异不超过 5 mg 为止。根据减失的质量,计算供试品中含水量(%)。

2) 甲苯法

甲苯法适用于含有挥发性成分的药材中水分的测定。用化学纯甲苯直接测定,必要时在甲苯中可先加入少量的蒸馏水,充分振摇后放置,将水层分离弃去,甲苯经蒸馏后使用。测定时,取样品适量(相当于含水量 1~4 mL),精密称定,置 500 mL 的短颈圆底烧瓶中,加甲苯约 200 mL,连接水分测定管及直形冷凝管,自冷凝管顶端加入甲苯至充满水分测定管的狭细部分。将烧瓶置电热套中或用其他适宜方法缓缓加热,待瓶内的甲苯开始沸腾时,调节温度,使每秒钟馏出两滴。待水分完全馏出,即测定管刻度部分的水量不再增加时,将冷凝管内部先用甲苯冲洗,再用饱蘸甲苯的长刷或其他适宜方法,将管壁上附着的甲苯推下。继续蒸馏 5 min,放冷至室温,拆卸装置,如有水黏附在水分测定管的管壁上,可用蘸甲苯的铜丝推下。放置,使水分与甲苯完全分离(可加亚甲蓝粉末少量,使水染成蓝色,以便分离观察)。检读水量,并计算供试品中的含水量(%)。

3) 减压干燥法

减压干燥法适用于含有挥发性成分的贵重药材中水分的测定。取直径约 12 cm 的培养皿,加入五氧化二磷干燥剂适量,使其铺成 0.5~1 cm 的厚度,放入直径为 30 cm 的减压干燥器中。取供试品 2~4 g,混合均匀,分取 0.5~1 g,置于在供试品同样条件下干燥并称重的称量瓶中,精密称定,打开瓶盖,放入上述减压干燥器中,减压至 2.67 kPa(20 mmHg)以下持续 0.5 h,室温放置 24 h。在减压干燥器出口接无水氧化钙干燥管,打开活塞,待内外压一致,关闭活塞,打开干燥器,盖上瓶盖,取出称量瓶迅速精密称定质量,计算供试品中的含水量(%)。

五氧化二磷和无水氯化钙为干燥剂,干燥剂应及时更换。

5.4.3 灰分测定法

药材中灰分的来源包括药材经灰化后的不挥发性无机盐以及药材中附着或掺杂的不挥发性无机盐类。同一品种的同一药用部分,其固有的灰分量应该近似,故规定药材的灰分限量,可控制药材的品质及洁净程度。灰分测定一般包括总灰分及酸不溶性灰分,有时还需测酸溶性灰分。总灰分是指药材完全灰化后的不挥发性无机盐。酸不溶性灰分是指总灰分中不溶于酸(稀盐酸)的灰分。酸不溶性灰分的限量对保证容易附带泥沙药材的品质特别重要。

1)总灰分测定

供测定用的样品需粉碎,使能通过二号筛,混合均匀后,取样品 2~5 g(如需测定酸不溶性灰分,可取供试品 3~5 g),置炽灼至恒重的坩埚中,称定质量(准确至 0.01 g),缓缓炽热,注意避免燃烧,至完全炭化时,逐渐升高温度至 500~600 ℃,使完全灰化并至恒重。根据残渣质量,可计算出供试品中总灰分的含量(%)。

如样品不易灰化,可将坩埚放冷,加热水或 10%硝酸铵溶液 2 mL,使残渣湿润,然后置水浴锅上蒸干,再将残渣照前法炽灼至其完全灰化。

2)酸不溶性灰分测定

取总灰分测定中所得的灰分,在坩埚中小心加入稀盐酸约 10 mL,用表面皿覆盖坩埚,置水浴上加热 10 min;表面皿用热水 5 mL 冲洗,洗液并入坩埚中,用无灰滤纸滤过,坩埚中的残渣用水洗于滤纸上,并洗涤至洗液不显氯化物反应为止。滤渣连同滤纸移置同一坩埚中,干燥、炽灼至恒重。根据残渣质量,计算供试品中酸不溶性灰分的含量(%)。

5.4.4 浸出物测定法

浸出物的测定主要用于那些有效成分尚不清楚或尚无确切的定量测定方法的药材的品质判定。根据药材的已知成分的溶解性质,选择适当的溶剂进行浸提后,测出浸出物的百分含量。通常包括水溶性浸出物、醇溶性浸出物和挥发性醚浸出物的测定。供测定的药材样品需粉碎,使其能通过二号筛,并混合均匀。

1)水溶性浸出物测定

(1)冷浸法

取样品约 4 g,精密称定,置 250~300 mL 的锥形瓶中,精密加水 100 mL,密塞,冷浸,前6 h 内时时振摇,再静置 18 h;用干燥滤器迅速滤过,精密量取滤液 20 mL,置已干燥至恒重的蒸发皿中,在水浴上蒸干后,在 105 ℃下干燥 3 h;置干燥器中冷却 30 min,迅速精密称定质量,即可计算出样品中含有水溶性浸出物的百分数。

(2)热浸法

取样品 2~4 g,精密称定,置 100~250 mL 的锥形瓶中,精密加水 50~100 mL,密塞,称定质量;静置 1 h 后,连接回流冷凝管,加热至沸腾,并保持微沸 1 h,放冷后,取下锥形瓶,密塞,再称定质量;用水补足减失的质量,摇匀,用干燥滤器滤过,精密量取滤液 25 mL,置已干燥至恒重的蒸发皿中,在水浴上蒸干后,于105 ℃下干燥3 h,置干燥器中冷却30 min,迅速精密称定质量,即可计算出样品中含有水溶性浸出物的百分数。

2)醇溶性浸出物测定

选用适当浓度的乙醇代替水为溶剂,按水溶性浸出物测定法测定。

3)挥发性醚浸出物测定

挥发性醚浸出物测定方法:取样品(过四号筛)2~5 g,精密称定,置五氧化二磷干燥器中干燥12 h,置索氏提取器中,加乙醚适量,加热回流8 h;取乙醚液,置干燥至恒重的蒸发皿中,放置,挥去乙醚,残渣置五氧化二磷干燥器中干燥18 h;精密称定,缓缓加热至105 ℃,并于105 ℃干燥至恒重。其减失质量即为挥发性醚浸出物的质量,计算出样品中含有醚溶性浸出物的百分数。如样品中含有挥发性成分,提取的残渣应置于干燥器中干燥24 h后称定。

5.4.5　挥发油测定法

挥发油是中药材的一类有效成分,其含量的高低对判定含有该类成分的药材的品质有重要意义。挥发油含量测定通常是利用其能与水同时蒸馏出来的性质,在挥发油测定器中进行测定。供测定用的样品一般需粉碎,以使其能通过二号至三号筛,并混合均匀。根据待测定挥发油的相对密度的不同,有两种测定方法。

1)甲测定法

本法适用于测定相对密度在1.0以下的挥发油。取供试品适量(相当于含挥发油0.5~1.0 mL),称定质量(精确至0.01 g),置烧瓶中,加水300~500 mL(或适量)与玻璃珠数粒,振摇混合后连接挥发油测定器与回流冷凝管。自冷凝管上端加入水使其充满挥发油测定器的刻度部分,并溢流入烧瓶时为止,置电热套中或用其他适宜方法缓缓加热至沸,并保持微沸约5 h,至测定器中油量不再增加,停止加热;放置片刻,开启测定器下端的活塞,将水缓缓放出,至油层上端到达0刻度线上方5 mm处为止。放置1 h以上,再开启活塞使油层下降至其上端恰与0刻度线平齐,读取挥发油量,并计算供试品中挥发油的含量(%)。

2)乙测定法

本法适用于测定相对密度在1.0以上的挥发油。取水约300 mL与玻璃珠数粒,置烧瓶中,连接挥发油测定器。自测定器上端加入水使充满刻度部分并溢流入烧瓶时为止,再用移液管加入二甲苯1 mL;然后连接回流冷凝管。将烧瓶内容物加热至沸腾,并继续蒸馏,其速度以保持冷凝管中部呈冷却状态为宜,30 min后停止加热,放置15 min以上,读取二甲苯的容积;然后按照甲测定法自"取供试品适量"起,依法测定。最后自油层量中减去二甲苯量,即得挥发油量,再计算成本品中含有挥发油的百分数。

5.4.6　杂质的检查

药材和饮片中混存的杂质是指下列各类物质:

①来源与规定相同,但其性状或药用部位与规定不符。

②来源与规定不同的物质。

③无机杂质,如砂石、泥块、尘土等。

检查方法:

①取适量的供试品,摊开,用肉眼或借助放大镜(5~10倍)观察,将杂质拣出;如其中有可以筛分的杂质,则通过适当的筛,将杂质分出。

②将各类杂质分别称重,计算其在供试品中的含量(%)。

【附注】

①药材或饮片中混存的杂质如与正品相似,难以从外观鉴别时,可称取适量,进行显微、化学或物理鉴别试验,证明其为杂质后,计入杂质质量中。

②个体大的药材或饮片,必要时可破开,检查有无虫蛀、霉烂或变质情况。

③杂质检查所用的供试品量,除另有规定外,按药材和饮片取样法称取。

5.4.7 酸败度测定法

酸败是指油脂或含油脂的种子类药材和饮片,在贮藏过程中发生复杂的化学变化,生成游离脂肪酸、过氧化物和低分子醛类、酮类等产物,出现特异臭味,影响药材和饮片的感观和质量。

本方法通过测定酸值、羰基值和过氧化值,以检查药材和饮片中油脂的酸败度。

1) 油脂提取

除另有规定外,取供试品 30~50 g(根据供试品含油脂量而定),研碎成粗粉,置索氏提取器中,加正己烷 100~150 mL(根据供试品取样量而定),置水浴上加热回流 2 h,放冷,用 3 号垂熔玻璃漏斗滤过,滤液置水浴上减压回收溶剂至尽,所得残留物即为油脂。

2) 酸败度测定

(1)酸值测定

取油脂,照脂肪与脂肪油测定法(通则 0713)测定。

(2)羰基值测定

羰基值系指每 1 kg 油脂中含羰基化合物的毫摩尔数。

除另有规定外,取油脂 0.025~0.5 g,精密称定,置 25 mL 量瓶中,加甲苯适量溶解并稀释至刻度,摇匀。精密量取 5 mL,置 25 mL 具塞刻度试管中,加 4.3% 三氯醋酸的甲苯溶液 3 mL 及 0.05% 2,4-二硝基苯肼的甲苯溶液 5 mL,混匀,置 60 ℃ 水浴加热 30 min,取出冷却,管壁缓慢加入 4% 氢氧化钾的乙醇溶液 10 mL,加乙醇至 25 mL,密塞,剧烈振摇 1 min,放置 10 min,以相应试剂作空白,照紫外-可见分光光度法(通则 0401)在 453 nm 波长处测定吸光度,按下式计算:

$$供试品的羰基 = \frac{A \times 5}{854 \times W} \times 1\,000$$

式中　A——吸光度;

　　　W——油脂的质量,g;

854 为各种羰基化合物的 2,4-二硝基苯肼衍生物的摩尔吸收系数平均值。

（3）过氧化值测定

过氧化值是指油脂中过氧化物与碘化钾作用,生成游离碘的百分数。

除另有规定外,取油脂 2~3 g,精密称定,置 250 mL 的干燥碘瓶中,加三氯甲烷-冰醋酸（1:1）混合溶液 30 mL,使溶解。精密加新制碘化钾饱和溶液 1 mL,密塞,轻轻振摇 30 s,在暗处放置 3 min,加水 100 mL,用硫代硫酸钠滴定液（0.01 mol/L）滴定至溶液呈浅黄色时,加淀粉指示液 1 mL,继续滴定至蓝色消失;同时做空白试验,按下式计算:

$$供试品的过氧化值 = \frac{(A-B) \times 0.001\ 269}{W} \times 100$$

式中 A——油脂消耗硫代硫酸钠滴定液的体积,mL;

   B——空白试验消耗硫代硫酸钠滴定液的体积,mL;

   W——油脂的质量,g;

0.001 269 为硫代硫酸钠滴定液（0.01 mol/L）1 mL 相当于碘的质量,g。

5.4.8 外源性有毒有害物质的检查

外源性有毒有害物质的污染主要在种植、加工、制剂、运输、储存等过程中产生,对使用者产生潜在的威胁。外源性有毒有害物质主要来源于土壤、水、大气等的环境污染。大多数的污染都是人为地破坏土壤、水、大气等环境造成的,然而中药材的种植、加工、制剂、运输、储存等过程不可缺少这三样。随着工业化的不断发展,工业区排放出的大气,污水,垃圾严重影响了环境,还有人类对化学药物的滥用也影响了环境。反之,环境的破坏也影响着中药材质量的好坏。

1）重金属检查

中药材重金属污染通常是在种植环境、运输、储存、养护、前处理、炮制和制剂生产等过程中产生的,应该严格控制中药材中的外源性重金属污染。《中国药典》（2020 版）里一般需要检测中药重金属包括 Ag、Pb、Hg、Cu、Cd、Bi、Zn、Co、Ni,其中一些虽然是人体必需的微量元素,如铜、铁、锌,也有些相对低毒性的,如镍和铬,但是在体内,它们蓄积一定量或价态改变仍具有很强的毒性,在药物生产中,接触铅的机会较多,且铅容易中毒。为保证药品安全性,《中国药典》（2020 版）加强了重金属检查力度。

自 20 世纪 90 年代以来,中药材中重金属限量问题就已受到世界各国各地区的关注,很多国家和地区对重金属含量制订了明确的限定标准。但由于对中药的重金属限量缺乏统一的认识与标准,世界各国、各地区对进口的中药实行各自的限量标准,要求不尽相同。《欧洲药典》《美国药典》、WHO 的《中药污染物和残留物标准》《英国药典》《韩国药典》《日本药典》《中国药典》和《中国药用植物及制剂进出口绿色行业标准》等均对中药材重金属含量制订了明确的限量标准。

我国重金属的限量总量应 ≤20.0 ms/ks,铅（Pb）≤5.0 mg/kg,镉（Cd）≤0.3 ms/ks,汞（Hg）≤0.2 rag/ks,铜（Cu）≤20.0 mg/kg,砷（As）≤2.0 mg/kg。具体检测方法参照《中国药典》（2020 版）通则 2321 铅、镉、砷、汞、铜测定法。

《中国药典》（2020 版）收载有 3 种重金属检查法,包括第一法（硫代乙酰胺法）、第二法

（炽灼残渣检查法）、第三法（硫代钠法）。检查时应根据《中国药典》（2020 版）品质项下规定的方法选用。三种方法均是利用重金属离子与显色反应生成不溶性的重金属硫化物颗粒，比较供试品溶液和标准溶液所生成的重金属硫代物无颗粒均匀混悬在溶液中所呈现的颜色深浅，判断供试品中重金属限量是否符合规定。

2）农药残留检查

中药种植中有很大一部分是依靠人工栽培的，为了减少病虫害，提高产量，往往需使用农药。如果长期大范围地使用农药，会造成中药农药残留问题。若患者长期服用含有农药残留的中药，会引起蓄积中毒。由于农药对人体危害极大，所以，检测中药材中的农药残留含量是非常必要的。农药种类比较多，目前《中国药典》（2020 版）规定的被检农药有有机氯类（六六六、DDT、五氯硝基苯等）、有机磷类（对硫磷、甲基对硫磷、乐果、氧化乐果、甲胺磷、久效磷、二嗪农等）、拟除虫菊酯类（氯氰菊酯、氰戊菊酯、溴氰菊酯等）526 种农药残留测定检出限（mg/kg）。具体检测方法参照《中国药典》（2020 版）通则 2341 农药残留量测定法。

3）真菌毒素检查

真菌毒素残留是中药材微量外源性有毒有害物质的残留，包括药材、饮片及中药制剂中黄曲霉毒素 B_1、B_2、G_1、G_2、赫曲霉毒素 A、呕吐毒素、玉米赤霉烯酮、展青霉素、伏马毒素 B_1、B_2 及 T-2 毒素，具体检测方法参照《中国药典》（2020 版）通则 2351 真菌毒素测定法。测定真菌毒素时实验室应有相应的安全防护措施，并不得污染环境。残留有黄曲霉毒素的废液或废渣的玻璃器皿，应置于专用贮存容器（装有 10% 次氯酸钠溶液）内，浸泡 24 h 以上，再用清水将玻璃器皿冲洗干净。

4）二氧化硫检查

硫熏法是一种传统的中药材产地加工和流通储藏方法，能达到杀菌防虫、防霉、漂白药材的目的，硫熏往往会造成中药材性味的改变，有效生物活性成分损失及有害物质残留。中药材中硫含量的超标，主要是人为过量地、反复地、无选择性地使用硫黄燃烧熏蒸中药材，使二氧化硫在药材中大量残留，《中国药典》（2020 版）一部及四部对中药材及饮片中二氧化硫残留量作出了限定，规定山药、牛膝、粉葛等 11 种中药材的二氧化硫残留量不得超过 400 mg/kg。具体检测方法参照《中国药典》（2020 版）通则 2331 二氧化硫残留量测定法。

综上所述，真菌毒素、重金属、农药残留及二氧化硫残留会导致中药材质量的下降，而且这几种都属于外源性污染。由于当今社会节奏快速，工业化也迅速发展，导致了环境的污染，还有就是人们滥用化学制剂导致了真菌毒素、重金属、农药残留及二氧化硫残留。不仅对中药材的质量有影响，还影响人们的身体健康。要合理地选择药材种植的地方，要合理地保存好中药材以防止发霉病变，药材加工所用到的仪器或者容器都最好避免使用金属仪器，我们还要不断地研究中药材的成分。

目标检测

一、单项选择题

1.中药材质量的传统鉴定方法不包括(　　)。

    A.水分　　　　　　B.形状　　　　　　C.大小　　　　　　D.色泽　　　　　E.气味

2.下列不属于中药材质量的理化检测项目的是(　　)。

    A.水分　　　　　　B.水试　　　　　　C.灰分　　　　　　D.浸出物含量

    E.外源性有毒有害物质

3.下列除哪项外均为中药材质量检测的取样原则(　　)。

    A.药材总包件数在100件以下的取样5件

    B.100~1 000件,按5%取样

    C.超过1 000件的,按1%取样

    D.不足5件的,逐件取样

    E.贵重药材,不论包件多少,均逐件取样

4.平均供试品的量一般不得少于实验所需用量的(　　)。

    A.2倍　　　　　　B.3倍　　　　　　C.4倍　　　　　　D.5倍　　　　　E.10倍

5.中药灰分测定中温度应控制在(　　)。

    A.100~105 ℃　　　　　　B.250~350 ℃　　　　　　C.300~400 ℃

    D.400~500 ℃　　　　　　E.500~600 ℃

6.酸不溶性灰分指总灰分不溶于下列哪种试液?(　　)

    A.5%盐酸　　　　　　B.5%硫酸　　　　　　C.5%硝酸

    D.10%盐酸　　　　　　E.10%硫酸

7.含有挥发性成分的贵重药材的水分测定要采用(　　)。

    A.烘干法　　　　　　B.甲苯法　　　　　　C.减压干燥法

    D.甲测定法　　　　　　E.乙测定法

8.浸出物测定法包括(　　)。

    A.水溶性浸出物测定　　　　　　B.醇溶性浸出物测定

    C.挥发性醚浸出物测定　　　　　　D.挥发油测定

    E.A+B+C

9.外源性有毒有害物质的检查包括(　　)。

    A.重金属检查　　　　　　B.农药残留检查　　　　　　C.黄曲霉毒素检查

    D.二氧化硫检查　　　　　　E.以上都是

10.人为过量地、反复地、无选择性地使用硫黄熏蒸中药材会造成下列(　　)有毒害物质残留量超标。

    A.重金属　　　　　　B.农药残留　　　　　　C.黄曲霉毒素

    D.二氧化硫　　　　　　E.灰分

二、简答题

1.中药入库检查的基本原则是什么?

2.如何进行中药水分测定？何为安全水分？

3.试述中药传统的鉴定方法。

4.外源性有毒有害物质的检查包括哪几方面？其中,《中国药典》(2020版)规定的重金属的检查方法有哪几种？

第6章　中药养护基本方法与技术

📖 **学习目的**

通过本章的学习,学会传统的中药养护方法。

📋 **知识要求**

掌握中药养护的基本方法。
掌握各方法的基本原理和适用范围。
了解各方法在现实中的应用情况。

📖 **能力要求**

能根据需要熟练地对中药进行基本的物理、化学养护工作。

中药养护的方法是多方面的,在我国药材保管工作中人们积累了丰富的经验,这些方法主要是用于预防,但有些也是用于霉、虫初生的处理和救治。本章重点介绍一些基本的传统常用方法,传统储存养护技术具有经济、有效、简便易行等优点,是目前中药储存养护中的基础措施。

6.1　清洁养护法

清洁养护法包括中药、仓库及其周围环境,产地或外地运来药材包装应严实、完整和清洁,仓库四周的杂草、垃圾、砖砾、坑洼等处应彻底清除,以防止仓虫潜伏,库内应保持上下四周六面光,使仓虫无容身之地。做好清洁卫生可以杜绝虫害感染,是防止仓虫入侵的最基本和有效的方法。

6.2　干燥养护法

通过干燥措施除去药材中过多的水分,同时可杀死霉菌、害虫及虫卵,达到防治虫、霉,久储不变质的效果。常用的干燥方法有晒、晾、烘等。对于颗粒较小的中药粉末状药材,还可用微波干燥法或远红外加热干燥法(第7章介绍)。

6.2.1　暴晒法

暴晒法也称阳干法,是利用太阳光的热使药材散发水分而干燥,同时又利用其紫外线杀死霉菌及虫卵的方法。暴晒可达到防霉、治虫的双重目的。

直射阳光的温度有时可达 50 ℃左右,凡暴晒不影响质量的药材,可在日光下直晒。暴晒时,应按药材的不同潮湿程度,进行整件或拆件暴晒。但要随时注意药材本身水分是否已降至所需要求,否则过干会引起药材的脆裂,并增加了损耗率。暴晒后根据药材不同性质,分别采取趁热装箱(如枸杞、麦冬等),或散热后打包、装箱(如白术、党参、羌活、丹皮、怀牛膝等)。

6.2.2　摊晾法

摊晾法也称阴干法,即将药材置于室内或阴凉处所,使其借温热空气的流动,吹去水分而干燥,适用于芳香性叶类、花类、果皮类等。因为这些药材若用暴晒法会使挥发油损失,或引起质地脆裂、走油、变色等。例如,陈皮水分多时易霉烂,水分少则易干脆而损耗增加;若置于烈日下暴晒则干枯变色,因此,只能用拆包摊晾的方法。又如,枣仁、知母、柏子仁、苦杏仁、火麻仁等药材,不宜暴晒,可放于日光不太强的处所或通风阴凉处加以摊晾,以免走油降低质量。

6.2.3　烘干法

对含水量过高而又不能暴晒的药材,或者因为阴雨连绵,无法利用日光暴晒时,可以采用加热增温以去除水分,所以又称为高温法,有烘箱(烘房)烘干与干燥机烘干等。这种加热干燥的方法适合大多数药材的应用,由于其有效率高、省劳力、省费用,并且不受天气的限制和雨天威胁等优点,目前各药材仓库均有此项设备。此外,加热干燥还能收到杀虫驱霉之效,其温度可以任意掌握,不致影响药材质量,因此,这是一种很有发展前途的方法。

凡在霉季或雨天要暴晒的品种,均可采用此法烘干。例如,大黄、山药、川芎、千年健、元胡、天门冬、天花粉、白术、白芍、白芷、巴戟、冬虫夏草、防风、当归、贝母、羌活、金果榄、沙参、独活、菖蒲、前胡、常山、苍术、锁阳、泽泻、紫丹参等。

烘干药材时,必须掌握烘干的温度、时间及其操作方法,一定要根据药材的性质及加工炮制的要求分别对待,以免影响质量。例如,介虫类药材可用猛火,而花类及果皮类宜用文火。大黄一般约需烘 5 h,翻动时应戴手套,避免手汗沾染后使药材颜色变黑;而冬瓜仁、桔梗等可烘 3~4 h,火力要弱些,否则会变成黄色。

6.2.4　吸湿干燥法

常用的吸湿剂有生石灰、木炭、木灰、氯化钙、硅胶等。

凡药材容易变色,价值贵重,质地娇嫩,容易走油、溢糖而生霉虫蛀,回潮后不宜暴晒或烘干的品种如人参、枸杞、鹿茸等,可采用石灰箱、石灰缸或石灰吸潮袋的干燥法。但要注意安全和及时更换石灰。

如药材不够干燥,将木炭烘干,夹置于易潮药材内、货垛下或库内角落,吸去水分而防霉。也可将氯化钙置于瓷盘中,上盖塑料膜,放于货垛下吸潮。1 kg 无水氯化钙可吸水 1~1.2 kg,1 kg 工业用氯化钙可吸水 0.8 kg。如果用硅胶吸潮必须用纱布或纸将硅胶包成小包,放于商品内吸湿。

6.2.5 通风干燥法

利用空气的自然流动或机械使库内外的空气进行交换,从而调节与控制仓库的温湿度。

1) 翻垛通风

将垛底药材翻至垛面,或堆成通风垛使热气、水分散发,或使用垛底驱湿机。

2) 自然通风法

凡春秋季可安排在 8:00—11:00 时,夏季安排在 7:00—10:00 时,而中午以后因库外空气温度高则可能导致库内中药形成露滴,故不宜通风降潮。炎夏不宜通风,人员出入应随手关门,以免湿热的空气侵入库内。通风须选择凉爽干燥的天气进行,凡阴雨天、雾气未消、南风熏扑或雨后刚晴时,均应严闭门窗。

(1)梅雨季节的自然通风

梅雨季节前期先通风散湿,使库内保持一定的干燥度,梅雨期内宜紧闭门窗,在正常进出库作业时要及时关闭,开启时间不宜长,严防潮气入内。

(2)夏季的通风降湿

①当库内温度、相对湿度均高于库外时,可开启全部门窗,长时间通风,库内的温、湿度会有一定程度的降低。

②当库内温度、相对湿度均低于库外时,应密闭门窗,不可通风。

③当库外温度略高于库内,但不超过 3 ℃,且相对湿度低于库内时,则可通风。

④当库外温度高于库内 3 ℃ 以上,虽相对湿度低于库内,此时亦不能通风。因为热空气进入库内后,由于热空气的温度降低,室内相对湿度立即增加,药品更易吸潮。

⑤当库外相对湿度高于库内,虽库外温度低于库内,亦不能通风,否则会带进潮气。

在实际工作中有时会遇到库内外的温度与湿度不易判断的情况,需要把库外空气的绝对湿度换算成库内同温度下的相对湿度后再与库内相对湿度进行对比,计算公式如下:

库外绝对湿度换算成库内温度下相对湿度

$$= \frac{库外温度下空气饱和湿度 \times 相对湿度}{库内温度下空气饱和湿度} \times 100\%$$

$$= \frac{库内绝对湿度}{库内温度下空气饱和湿度} \times 100\%$$

若换算结果比库内的相对温度低则引通风,否则不可进行通风。

例:某中药仓库内温度为 21 ℃,相对湿度 75%。库外温度 17 ℃,相对湿度 78%。问是否可以通风?

经查不同温度空气中蒸气饱和量是:

$$21 ℃ = 18.3 \text{ g/m}^3, 17 ℃ = 14.5 \text{ g/m}^3$$

代入公式

$$\frac{14.5 \times 78\%}{18.3} \times 100\% = 61\%$$

75%>61%,换算的相对湿度比库内小,则表示可以通风。

3) 机械通风法

机械通风法所使用的设备主要有风扇、排气扇、空调器等。常与自然通风结合。

4) 遥控通风法

遥控通风法采用现代化自动遥控通风技术,有利于及时针对变化做出处理,节省时间,可控。

6.3 密封法

密封法目前是很多中药养护方法的基础,密封的目的是利用严密的库房及缸、瓶、塑料袋或其他包装器材,将中药密封,使药材与外界空气隔离,尽量减少湿气侵入药材的机会,保持药材原有的水分,以防霉变与虫蛀。但在密封前,药材的水分不应超过安全值,且无变质异状存在,否则反易促进霉烂的进行。密封的形式可根据药材的性质和数量,采用密封库、密封垛、密封货架和密封包装等方式。对于贵重药材,若能采用无菌真空密封最好。在密封前或密封后,当库内湿度较高,或因密闭程度不好,外界潮气不断侵入时,则可加入吸湿剂,如石灰、氯化钙、硅胶等以吸潮,如此密封和吸湿结合应用,更能增强干燥防虫霉的效果。具体的密封类型如下所述。

1) 密封货柜(货橱)

对于数量不大、比较贵重、收发频繁的零星药材,可储存于密封货柜中。此柜制作需严密,缝隙用牛皮纸或防潮纸与水玻璃加以裱糊,柜内可放置石灰包、硅胶等吸湿剂。

2) 密封坛缸

常用的小口坛或大口缸,木盖除双面裱糊外,用粗布或棉花或橡皮加以衬垫,以防外界湿气透入,将适量的吸湿剂(常用石灰)放入坛底,其上放好木架,木架和吸湿剂间应留有适当的距离,以便空气流通。这种容器存放药材,既能吸湿,又能防潮,使含水量过高又不宜暴晒的药材得以干燥。

3) 密封木箱

选用对缝紧密的木箱,待木质充分干燥后,缝隙用油石灰刮平,外层加以油漆,以防漏气。

4) 密封铁桶

利用箱盖衬垫橡皮边的各种圆形铁桶,或长形铁盒盛放药材,启闭方便,存放量较大。

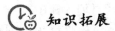
知识拓展

僵蚕、花椒不能密闭储藏,否则气味容易消失甚至快速霉坏。应敞开储藏并保持通风良好。

6.4 低温养护法

采用低温(2 ℃以上,10 ℃以下)储存中药,可有效防止不宜烘、晒药材的生虫、发霉、变色等变质现象发生。有些贵重中药多采用冷藏法。

当梅雨季节来临时,可将药材储藏于冷藏库中,温度以10 ℃以下、0 ℃以上为宜。这种温度不仅能防霉、防虫,而且毫不影响药材品质,使药材安全度夏。由于此法需要一定的设备,费用较高,故主要用于贵重药材,特别是容易霉蛀的药材以及无其他较好办法保管的药材。例如,人参、菊花、山药、陈皮等常用此法;蛤士蟆油容易吸潮生霉,如用水洗刷,当时虽可除去霉斑,但经数小时后仍会回潮;而且日晒变黑,火烘又出现白点,故宜采用冷藏法;又如,银耳发霉容易粘连,暴晒会变色,风吹后易失去光泽,也常用冷藏法保管。

冷藏最好在梅雨季节前进行,并且过了梅雨季节才可出库。如在梅雨季节中由冷藏库发出,也应从速出售,不宜久藏;同时温度不能低至0 ℃以下,以免因受冻降低质量。进入冷库的药材的含水量必须是在安全标准范围内;最好用干燥木箱盛装,此箱可用猪血密封箱缝,内衬牛皮纸或沥青纸,以防湿气侵入。

6.5 埋藏养护法

埋藏养护法主要机理是隔离,既隔离空气、隔离湿气,又能防止仓虫入侵。

6.5.1 石灰埋藏法

此法适于肉性和部分昆虫类药材,如刺猬皮、熊掌、螳螂虫等,因其在夏季稍遇湿气,容易走油变味,腐烂变坏。其方法是用大小适宜的缸或木箱,先用双层纸将药材包好,注明名称,然后置入,用石灰恰好埋没所储药材为度。如数量较少,可将几种药物同储之。

6.5.2 沙子埋藏法

此法适于少数完整药材,如党参、怀牛膝、板蓝根、白芷、山药等。其目的是隔绝外界湿气侵入,防止生虫发霉。容器用缸或木箱,沙子应充分干燥后使用。容器底部先用沙子铺平,再将药材分层平放,每层均撒盖沙子,沙子厚度为4~7 cm,但容器上下和四周沙子应稍厚些,为7~13 cm即可。储存容器应置于干燥通风处,如能垫高最好。

6.5.3 糠壳埋藏法

此法是利用麦糠的隔潮性能,将药材埋入糠中,使外界湿气不致侵入,保持药材干燥,也可避免虫蛀霉变。例如,阿胶、鹿角胶、龟板胶等,用油纸包好后,埋入谷糠内可防止软化或碎裂;党参、白芷等埋入谷糠中不致霉坏。

6.5.4 地下室储存法

在中药的储存过程中,影响中药质变最典型的是虫害和霉变,由于地下室库房一般气温较低,既干燥又不受任何外界因素的影响,使中药材不易吸潮、霉变、氧化、分解,对于那些怕光、怕热、怕风、怕潮、怕冻的药物有着一定的养护作用。尽管有时购进的药材饮片难免因湿度太大或质劣易引起霉变,但在地下室及时摊开稍晾,不会造成霉变或质变。

地下室是储存中药天然的有利场所,比较经济适用,宜在干旱地区推广。但是,地下室作为储藏中药的场所还存在一定的缺点。例如,需安装空调机组及其他换气通风设备,以便在气候突变的情况下有计划地适当调整室内空气,以达到消毒、灭菌的目的。

课堂互动

地下室储藏法既可隔离空气,又有冷藏的特点,试比较其与冷藏养护的不同。

6.6 醇闷养护法

醇闷养护法是根据害虫对乙醇气味的敏感,在密闭的条件下形成不利于害虫生长繁殖的环境,从而达到防治虫害的目的。

具体方法如下:在广口玻璃瓶内装浓度为95%的药用乙醇,用双层纱布将广口瓶外口扎牢,放入容器底部,然后放入药材密封共储。数量较多的药材,可选择较大的密封容器,直接倒入乙醇。乙醇用量一般为3%(V/V)。在乙醇液中放一只托架,托架上放一个垫子,使乙醇液面与垫子保持一定距离,再将药材放到垫子上密封共储。取药时,可迅速开启密封盖子,取出所需量的药材后,立即覆盖密封,可如此反复,直到容器内的药材用完。在此过程中无须添加乙醇。

醇闷养护法的特点是适用面广,简便易行,时效较长;乙醇易挥发,很少残留在药材中,不改变药物的性味。无论数量大小,均可采用。且在无乙醇的情况下,可用酒来代替95%的药用乙醇。即用酒与中药同储后,利用酒味缓慢挥发来防止虫蛀。例如,将含淀粉、蛋白质丰富,且易生虫的米仁与啤酒(10 kg 米仁用啤酒 120 mL)拌匀,密闭 20 min,置阴凉通风处自然晾干存放,效果颇佳。动物类药装入罐子里,再放入除去外包装的含酒味的伤湿止痛膏适量同储,同样会起到很好的防蛀效果。

6.7 化学药剂法

在中药养护中抑制霉、虫的生长,最好是创造一个不适合于它们生长的环境,但有时在药房少量保管时不易办到,因此可采用药剂防治的方法。药物防虫霉就是利用无机或有机化学药物来抑制霉、虫的生长和繁殖,通常分为防霉剂和杀虫剂。目前,应用的各种防霉剂和杀虫剂较多,但是适用于药材的防霉杀虫剂很少。因为药材是供人内服的药物,所应用的防霉杀虫剂必须是毒性小甚至对人体无害的、效力高、价格低廉、防霉效果持久的药物,才能普遍应用于大量的药材。目前用于直接与药材接触的杀虫防霉剂有氯仿、四氯化碳、二硫化碳、有机氯、有机磷农药、硫黄、氯化苦(CCl_3NO_2)、磷化铝(AlP)、对硝基酚、b-萘酚、水杨酸、安息香酸及其钠盐、醋酸苯汞、氯酚、尼泊金、福尔马林等,不过,以选择毒性小的为宜。使用时,通常以水或水醇混合液为溶剂,配成适当浓度的溶液,用喷雾器喷洒在药材表面及霉虫着生蛀蚀之处。

6.7.1　硫黄熏蒸法

用硫黄熏杀虫霉是中药最早期的杀虫方法,随着现代新化学药剂的涌现,目前已较少使用,但在某些落后地区仍习用。

课堂互动

用硫黄熏蒸过的中药材有什么变化?为什么现在国家禁止使用硫黄熏蒸?《中国药典》(2020版)一部中对哪些中药材及饮片中二氧化硫残留量做限度要求?

6.7.2　磷化铝熏蒸法

1)性能

磷化铝是近年来应用较广的一种新型高效仓库熏蒸剂,分子式为AlP,磷化铝片剂是由磷化铝、氨基甲酸铵及其他辅助剂混合压制成的,每片重3 g,可放出1 g磷化氢毒气。磷化氢气体有较强的扩散性和渗透性,不易被药材和物体吸附,故散气快。又具有电石或大蒜气味,有"警戒性"。磷化铝熏蒸时,不仅对各种中药害虫具有强烈的杀虫效能,而且还有抑制和杀灭药材中的微生物以及抑制药材呼吸的作用。它是当前主要的化学防治药剂。

2)施用方法

可采用塑料帐密封货垛,或全仓密封熏蒸。应根据货垛体积采用在垛上和走道地面上设多点投药,但药片不要直接接触包装和药材,可采用铁盘、木盘、搪瓷盘等,把药片摊开,帐幕熏蒸可将药片盘放在货垛边。每立方米用药5~7 g,如用密闭库熏蒸,空间部位每立方米2~3 g施药后,立即密闭库口。当温度2~15 ℃时,需密闭5 d;16~20 ℃需密闭4 d;20 ℃以上时,需密闭3 d(但不能少于3 d)。熏后排毒通风先开下风口,再开上风口,排气通风不少于3 d,通风后将磷化铝残渣(粉状物)运往空旷处,挖坑0.5 m以下深埋。

3)注意事项

储存磷化铝要避免潮湿,远离火源与易燃品,也不要在阳光下暴晒。储存和熏蒸过程中,应经常检查是否漏气,可用5%~10%硝酸银试纸做显色反应,当试纸变黑时说明漏气。露天货垛熏蒸,特别要防止雨水浸入,最好只在库内用。本品有剧毒,施用过程应戴防毒面具、橡皮手套,操作时严禁吸烟,不能带有发生火星的东西。施药先上后下,先内后外,施药完毕用肥皂水洗手,温水漱口。如药材垛表面温度超过60 ℃,集中投药4片以上会自燃,在一般温度下每个投药点不要超过30片。帐幕熏蒸,使帐幕和药之间有一定距离以利挥发。开筒取磷化铝时,把筒口向外,不要对准面部。发现封口铁生锈或钥匙卷动不便,可用铁钳子钳住封口铁皮一角顺势撕开即可(筒内有一包活性炭是吸潮用的,可埋在泥土中)。

4)备注

磷化氢气体熏蒸效果起关键作用的是密闭时间,不是高剂量。据粮食部门介绍,有用磷化铝微量(常规量的)做埋藏熏蒸试验,并长期密闭,效果很好,但关键要注意密闭良好,另外掌握均匀的施药方法,防止产生死角。

6.7.3 氯化苦熏蒸法

1)性能

氯化苦是一种使用较早的熏蒸剂,分子式为 CCl_3NO_2,氯化苦纯品为无色液体,因含杂质和受光的作用而呈黄绿色。具有特殊的刺激气味,即使气体的浓度很低也会引起流泪,因此,具有较强的"警戒性"。氯化苦化学性质稳定,不燃烧,不爆炸,不与酸碱起作用,具有较强杀虫力,对常见的中药害虫都可致死。但氯化苦挥发性、扩散性和渗透性都较差,易被所熏的药材吸附,如果温度较低,毒气约 1 个月或更长时间才能散尽。此外,在光的作用下氯化苦在水中会水解,产生强酸性物质,对金属、动物细胞有腐蚀作用。氯化苦对人体毒性很大,在空气中氯化苦浓度 0.2 g/m^3 时,7 min 能致人死亡,由于熏蒸杀虫药量远远超过这个浓度,使用氯化苦必须严加注意。

2)施用方法

使用氯化苦熏蒸杀虫,一般有全仓密闭和帐幕密封货垛两种形式。但都应在垛上施药,而且应在 20 ℃以上才能熏蒸。全仓密闭熏蒸方法是将库房密封后,按 1.5~2 m 间距设好施药点,施药点上先铺一层苇席,席上铺多层麻袋,以吸收药液。施药前,需将整桶氯化苦分装在玻璃瓶或小搪瓷桶内。施药时,将分装好的药液放在准备施药的地方,指挥人员检查妥当后,下令开始喷药。施药人员需自内向外施药,要求喷药均匀、全面。施药后,退出库房,及时将门严密糊封。

帐幕熏蒸方法,一般用特制的橡胶帐幕(一层橡胶一层帆布贴合在一起),将货垛苫盖密封。按货垛大小用 2~4 块帐幕,幕布与幕布接连处要相叠卷边后用特制木夹子一个连一个地把帐幕接缝夹紧,务必使幕布连接处不漏气。帐幕底边可用土压埋。施药前在垛上部帐幕接缝处选好施药口,拧下两个夹子放入叠好的多层麻袋,供吸收药液用。施药时,将药剂喷洒在麻袋上,然后将暂时拧下的夹子重新夹紧,封闭药口。氯化苦的用药量,药材垛按每立方米 35~70 g,空间按每立方米 20~30 g,密闭 72 h 以上。动物类药材或质地比较坚实的药材,用药量多些,露天垛或泥土地面的库房也应适当增加药量。如果密闭条件良好,温度又高,所用剂量适当减少也能收到良好效果。熏蒸结束,排毒散气应先开库房或帐幕下边风口,再开上风口,通风不能少于 4 d,时间再长些可减轻空气污染,如用排风扇排风,可加速散毒。

3)注意事项

氯化苦剧毒,分装、施药、排毒过程中均应戴防毒面具、橡胶手套。施药结束,应用肥皂水洗手,温水漱口;分装药剂时,应选有风晴天,在露天进行。排毒通风后,至对人眼无刺激感觉时,才能进入场内工作。药材经过熏蒸处理须待药材内无残留氯化苦气味时才能出库。特别注意:不能将氯化苦直接喷洒到药材上。

4)备注

氯化苦最早用于熏蒸粮食,近年来各国陆续发现氯化苦熏蒸粮食时污染严重,残留量高。有的报道因氯化苦的化学结构中有—NO_2,可能有致癌作用。鉴于上述原因,日本于1974年已禁止使用氯化苦熏蒸粮食。

除以上药剂外,还可用氨水熏蒸、醋酸钠喷洒的方法防霉。

6.7.4　化学药剂法问题探讨

用化学药剂(物)杀虫防霉,能在很大程度上消灭虫霉,这些方法在中药保管中曾经兴盛一时,成为主要的养护方法。然而,随着科学研究的不断发展,人们发现这些化学药剂残留在药材中的有毒物质不易除去,影响药材质量和治疗效果,而且操作方法复杂,易污染环境,并对人体健康造成危害。目前,人们越来越认识到它的弊病,这些也成为要深入研究并探讨解决的重要问题。

1)化学养护面临的问题

人们讲化学养护面临的问题,就是指它的弊病。化学药剂防治中药仓虫的弊病有残毒、公害、抗性和对人体健康的影响。

(1)残毒

残毒是指化学防治仓虫后,在药材上残留的化学物质,由于它不仅与药材的效用无关,相反,会成为毒性而带来危害。目前,国家对中药材的化学残留量虽未作出规定,但已在《国务院关于加强医药管理的决定》中指出,"禁止使用影响药材疗效的农药、化肥",提倡使用残毒少或无残毒养护药材的方法。

(2)公害

公害是指化学防治仓虫对环境污染所带来的危害。用于养护中药材的化学药剂除少量残存药材之上,大部分散发于空间污染空气,溶于水中污染水域,存在于陆地污染陆地环境,对人类呼吸、食用取水、生活环境带来危害。而这些危害在空气中不会静止,在水域里不会不流动,在陆地不会不散发,因而所造成的危害成了公害。在中药养护中使用的化学药剂,无论是以什么方式从库房中散失,无论以什么限量的速度转移于环境,其污染危害都是客观存在而不能消除的。但以低量低速造成的危害较轻,高量高速造成的危害较重。

(3)抗性

抗性是指仓虫被化学药剂杀死的抗逆性能。据研究报告,几乎在化学杀虫剂产生的同时,害虫对杀虫剂的抗性就已经产生。发现抗性的原因,一方面是害虫本身的自然现象,另一方面也来自使用化学药剂过程中的原因。害虫产生自然抗性的原因,大致可以概括为:

①害虫表面结构特殊,有体毛和蜡质层保护,因而使杀虫剂不易穿透。

②由于有的害虫的生理特性,在体内使杀虫剂迅速分解。

③有的害虫可能神经生理与其他害虫不同,杀虫剂对它的毒效极低。

④某些害虫对某种杀虫剂有辨别能力,服后拒绝再度服食,或有忌避作用等。

在使用化学药剂防治过程中,由于药剂过于单化,长期使用不变;施药方法和剂量不当,不到致死仓虫程度;密闭性差,密封不严,效果不好,重复使用就会加大剂量,因而使仓虫对药剂逐渐形成抗性。按谷象抗性比例计算,繁殖一代的平均用药量,磷化氢要增加 0.7 倍,溴甲烷要增加 0.26 倍,氯化苦要增加 0.06 倍,因此,不断使用化学药剂杀虫的结果,就要不断增加用药剂量才能达到杀虫的效果。如此下去,环境污染则越来越严重。

(4)影响保管人员的健康

实施化学养护的保管人员,比环境污染对他带来的危害严重得多。因此,要求在执行任务中,应当严格进行防毒操作,防止中毒。

2)化学药剂养护法的现实作用及要求

必须指出,虽然化学防治存在上述弊病,但因它杀虫快速有效,在允许的化学残留量下,对尚不具备或丢掉化学防治的地方,目前仍然具有一定的适用意义。但是,对用药剂量和方法都应当有所选择和改进,既减少一些熏蒸弊病,又可以达到一定的杀虫效果。根据仓虫产生抗性的原因,提倡注意下述 3 点。

①轮换或配合使用不同药剂,防止单用一种方法,以增强杀虫效果,克服仓虫快速产生抗性。

②充分提高药剂的杀虫效率,施药时机要早,用量不高不低,采用密闭性能好,杀虫效果高的低氧低剂量方法杀虫。

③尽量发挥药效的作用,哪怕是残效期的作用也不轻易让其失去。

在上述措施的基础上,加强综合防治的作用,从而达到有效地防治中药仓虫与霉蚀的目的。

6.8　变异中药的治救养护

课堂互动

变异的中药是否都可以采用水洗晒干的方法除去霉斑虫卵?正确的救治方法应该怎样?

对已生霉虫蛀的中药进行及时处理,可以减少或避免损失。霉变较轻的药材一般先行暴晒、烘干或晾晒等使之干燥,然后用毛刷或洁净的布将霉斑擦去,同时挑选、整理,再行保管(霉变严重者不再入药)。也可用下述方法进行处理。

6.8.1　撞刷法

发霉较多而量大的药材,经日晒或烘烤使之干透后,可放入撞笼或麻袋、布袋内来回摇晃,通过互相撞击摩擦,可以将霉去掉,至于长条根或片状药材,不宜采用这种方法,可在日晒或烘烤后,用刷子将霉刷除。发霉的药材较潮湿,如果不经过干燥,就不易把霉除掉。

6.8.2　淘洗法

发霉后,不宜撞刷的药材,可采用淘洗的方法,将霉洗掉。淘洗可将发霉的药材放入缸内或盆内,加水搓或刷洗,去霉后,捞出晒干即可。在洗时,霉轻微的可用冷水,霉较严重的可用热水,洗时要快,不能久泡,以免伤水而影响气味或质量,并且不容易晒干。某些表皮粉嫩药材如天麻、贝母等,尚须在水内酌加白矾粉搅匀后再洗,以免搓烂表皮,增加损耗。

6.8.3　抢水洗法

对于根茎类的药材可用抢水洗的方法去表面的霉,然后干燥储藏待用。但不宜泡水过久,以免使药材内的有效成分变化或损失。有些药材如白芍、赤芍等洗时会因水入内部而使色泽变暗,不宜用此法,可采用水擦洗后再干燥。

6.8.4　沸水喷洗法

药材发霉后不宜水洗的,可用开水喷洗。具体做法:将发霉的药材薄摊在席上或干净无土的地面上,用沸水喷洒,并随时喷洒随时翻动,喷湿后,将其摊在一起,用麻袋盖上,闷润约 1 h,再用少量的硫黄熏蒸,然后取出晒干即可。喷洗时,水的温度要保持在 90 ℃ 以上,喷得细而均匀,翻动要快。如果水温过低,喷水不均匀,翻动若慢,则不但不易将霉去掉,反而易使药材伤水。

6.8.5　醋洗法

不能沾水的药材,如山茱萸、五味子发霉后,可用醋喷洗。每 50 kg 用醋 2~3 kg。具体操作方法与沸水喷洗大致相同,薄摊后,随喷随翻和搓擦,全部喷匀后,用麻袋或布盖严,闷润1~2 h,摊开晾干即可。

6.8.6　酒喷洗法

有些活血祛瘀药,如川芎、莪术、当归等,若霉变严重时,宜采用白酒喷洗。喷洗后,伏闷30~60 min,再晾干。白酒喷洗既能去霉防霉,也能"助药势、通血脉"。

6.8.7　油擦法

不能见水见热的药材,如各种附片发霉后,可采用油擦的方法,将霉除去。具体做法是用布沾无异味的食用植物油,在药材上反复搓擦,即可除去霉迹。

6.8.8　吹霉法

夏季遇上阴雨数日不晴,库内相对湿度迅速增加,有些吸湿性强的药材如甘草、黄芪等,在一昼夜间垛的外缘就能长出风霉,如果不及时处理,霉点就有扩大深入的危险。在此情况下可用"吹霉器",对准药材表面,一方面可吹去风霉,另一方面有烘干杀霉之效。如此,由于阴雨不能通风、晾晒而造成药材生霉的问题便得以解决。

6.8.9　热蒸法

热蒸适用于已加工制熟药材,以及蒸后不至于走失气味和不变色、不泛油的药材。其方法是将生虫的药材放入蒸锅或蒸笼内,利用水蒸气杀死害虫,然后将药材晾晒干燥,最后装包,蒸时应注意掌握"火候",以蒸至热气透顶为度。蒸不透杀不死害虫,过久又会影响药材质量。适宜热蒸杀虫的药材有根及根茎类的郁金、天南星、白芷、川乌、草乌、何首乌、锁阳以及筋皮类的动物类药材等。芳香类及易挥发药不宜用此法。热蒸法对蒸制品发霉的药材可以再行蒸制以防霉杀菌。像蒸不透而发霉者,如苁蓉就可重蒸,然后晒干或阴干(视不同药材而定),待干燥后储藏备用。

以上变异中药的救治养护方法只适合霉变较轻的处理,重在防,尽量采取有效的养护方法防止中药发霉长虫变异。中药的防霉治虫工作是一项很重要而艰巨的工作,应对具体的药材采用恰当的方法,以便更好地防霉虫。同时,要不断地学习和采用最新的科研成果进行防霉杀虫,使药材能干净、无虫霉地用于临床,发挥应有的效力。

目标检测

一、单项选择题

1.下列中药养护方法中不属于干燥养护法的是(　　　)。
　A.醇闷法　　　　　　　B.暴晒法　　　　　　　C.烘干法
　D.吸湿法　　　　　　　E.通风法

2.磷化铝熏蒸法中,实仓用量为(　　　)。
　A.每立方米100~150 g　B.每立方米用药5~7 g　C.每立方米35~70 g
　D.每立方米30 mL　　　E.没要求

3.氯化苦熏蒸法中,用量为(　　　)。
　A.每立方米100~150 g　B.每立方米用药5~7 g　C.每立方米35~70 g
　D.每立方米30 mL　　　E.没要求

4.中药养护中最基本和有效的方法是(　　　)。
　A.干燥养护法　　　　　B.低温冷藏法　　　　　C.化学药剂法
　D.清洁养护法　　　　　E.密封

5.下列哪种干燥的方法,药材的温度最高?(　　　)
　A.暴晒法　　　　　　　B.烘干法　　　　　　　C.木炭干燥法
　D.石灰干燥法　　　　　E.翻垛通风法

6.低温冷藏法是指(　　　)。
　A.2~10 ℃的环境　　　B.10~30 ℃的环境　　　C.不超过4 ℃的环境
　D.不超过20 ℃的环境　E.避光并不超过20 ℃的环境

7.常用的吸湿干燥剂有(　　　)。
　A.生石灰　　　　　　　B.木炭　　　　　　　　C.木灰
　D.硅胶　　　　　　　　E.以上都可以

8.关于自然通风法以下说法不正确的是(　　)。

A.当库内温度、相对湿度均高于库外时,可开启全部门窗,长时间通风。

B.当库内温度、相对湿度均低于库外时,应密闭门窗,不可通风。

C.当库外温度略高于库内,但不超过3℃,且相对湿度低于库内时,则可通风。

D.当库外温度高于库内3℃以上,虽相对湿度低于库内,此时亦不能通风。

E.当库外相对湿度高于库内,虽库外温度低于库内,亦能通风。

9.阿胶等胶类药材可以考虑(　　)防止软化或碎裂。

A.石灰埋藏法　　　　　　B.醇闷法　　　　　　　C.砂子埋藏法

D.糠壳埋藏法　　　　　　E.通风法

10.芳香性叶类、花类、果皮类药材干燥只能采用(　　)进行干燥。

A.暴晒法　　　　　　　　B.摊晾法　　　　　　　C.烘干法

D.密封法　　　　　　　　E.通风法

二、配伍选择题

[1—3]

A.通风干燥处　　B.通风阴凉处　　C.阴凉干燥处　　D.密封储藏　　E.石灰缸内

1.含淀粉多的饮片应储藏于(　　　　)。

2.含挥发油多的饮片应储藏于(　　　　)。

3.种子类药材炒后应储藏于(　　　　)。

[4—7]

A.除湿养护法　　B.密封养护法　　C.对抗储藏法　　D.低温养护法　　E.高温养护法

4.通风法属于(　　　　)。

5.梅雨季节来临时,蛤士蟆油储藏方法属于(　　　　)。

6.冬虫夏草储藏时喷洒少量95%药用乙醇密封养护方法,属于(　　　　)。

7.用花椒等药材与对热敏感的饮片一起储藏的方法属于(　　　　)。

三、多项选择题

1.中药储藏中,可用于吸湿防潮的药物材料有(　　　　)。

A.生石灰　　　　　　　　B.木炭　　　　　　　　C.无水氯化钙

D.硅胶　　　　　　　　　E.熟石灰

2.下列养护技术,哪些属于传统的养护技术?(　　　　)

A.对抗储藏法　　　　　　B.气调养护技术　　　　C.密闭养护法

D.高温养护法　　　　　　E.包装防霉养护法

3.采用化学药剂熏蒸法杀灭仓库害虫所需要的施药环境是(　　　　)。

A.货棚　　　　　　　　　B.整库密封　　　　　　C.帐幕密封

D.箱、缸密封　　　　　　E.露天货场

4.使用化学熏蒸剂防治害虫时,应注意(　　　　)。

A.药物残渣需进行无害化处理　　B.使用磷化铝应避免潮湿

C.施药人员应进行培训　　　　　D.仓库周围5～10 m处设警戒标志

E.提高氧的浓度

四、判断题

1.高温烘干法温度越高效果越好。 （　　）
2.氯化苦性质稳定，不燃烧，不爆炸，易与酸碱起作用，具有较强杀虫力。 （　　）
3.用氯化苦熏蒸法时，需将库房密闭72 d以上。 （　　）
4.磷化铝有大蒜气味。 （　　）

五、简答题

1.控制药材的含水量是中药养护的首要问题，请谈谈有哪些方法可使药材干燥？
2.写出化学药剂法的特点。
3.如何更好地将化学药剂法应用于中药的养护？
4.库内温度为21 ℃，相对湿度76%，库外的温度23 ℃，相对湿度72%，是否可以开门窗通风？

第7章　现代中药养护新技术

📖 **学习目的**

通过本章的学习,使学生了解现代中药养护新技术。

📑 **知识要求**

掌握对抗同储技术、气调养护技术。

熟练掌握本节内对抗同储养护的各种中药的对应关系。

📖 **能力要求**

熟练运用各种新技术进行中药的储存养护工作。

在第6章已介绍了中药养护中常用的化学药剂方法,此法虽曾兴盛一时,然而,随着科学研究的不断发展,人们越来越认识到它存在着许多弊端。特别是用化学药剂来防治中药仓虫导致环境与中药被污染的严重公害问题,已越来越受到社会的关注。因为用化学药品防治仓虫后,它常使本来无毒无害的中药成为有毒性的危险品。尤其值得注意的是,绝大多数易霉变和虫蛀的药材都是含糖分的根茎类,是无法"去壳"和漂洗的,用氯化苦和其他化学农药消毒和熏蒸时,其蒸气可直接渗入中药内使服食者受害,故依赖化学药剂来防治药材霉蛀是不可取的。

目前,世界上不少国家已对进口中药的化学残毒含量作出了严格的检测与限量,我国也在抓紧这方面的工作。鉴于化学药剂养护法存在以上公害,并根据21世纪无公害"绿色中药"的世界发展潮流,本章特别重点介绍无残毒、无污染的药材对抗同储养护、气调养护、远红外加热养护、微波加热养护、气幕防潮养护及除氧保鲜养护等现代中药养护新技术。

7.1　无污染药材对抗同储养护

对抗同储养护虽为传统养护法之一,但因其方法简便易行,防霉驱虫效果显著,且有无污染无公害的自然特色,加之现代科学技术的更新渗透,使其新方法、新技术层出不穷,而成为实用有效、大有发展和推广应用前景的优势养护法。

对抗同储也称异性对抗驱虫养护,是利用不同品种的药材所散发的特殊气味、吸潮性能或特有驱虫去霉化学成分来防止另一种药材发生虫、霉变质等现象的一种储存养护方法。简言之,即利用不同性能的中药具有相互制约虫害的作用来进行药材储存保管的一种养护方法。其作用机理均是运用一些有特殊气味,能起驱虫去霉作用的药材(或植物及其他物品)与易生虫发霉的药材一起同放共存,从而达到防止药材生虫霉变的目的,这实际上也就是相当于现代生物防治中类似以虫治虫、以药(药材)治药(药材"病")的一种形式。

经试验研究,常见的对人畜无毒害而能防治仓储药材及粮食害虫的植物、矿物、食物和中药材均有不少,如灵香草、除虫菊、天名精、闹羊花、吴茱萸、花椒(叶、果)、柑橘(皮、核)、柚皮、黑胡椒、野蒿、辣蓼、大蒜、苦楝、山苍子(油)、臭椿、千里光、算盘子、姜粉、干辣椒、黄豆粉、茶油、油茶麸、花生油、菜籽油等;此外,草木灰、灶心土、生石灰、硫黄、酒精、高度酒、甲鱼板、螃蟹壳、干海带等也有一定的防霉驱虫效果。利用这些药材、植物等物品来防治仓储害虫,一般有混入同储法、层积共藏法、垫底覆盖包围法、拌入密闭储藏法及喷雾撒粉等方法。无论采用哪一种对抗同储法来防治仓虫(霉),一定要实施于药材被蛀发霉以前,而不宜在其后进行,这样才能收到良好的防虫效果。鉴于我国能驱虫防霉的中药材等资源种类较多,且应用时无须其他特殊外加条件,各地可因地制宜灵活选用。

课堂互动

举例说明常见的中药对抗储存品种。

1)泽泻、山药与丹皮同储防虫保色

泽泻和山药易生虫,丹皮易变色,若三者交互层层存放,或泽泻与山药各分别与丹皮储存在一起,既可防止泽泻、山药生虫,又可防止丹皮变色。

2)藏红花防冬虫夏草生虫

藏红花与冬虫夏草同储于低温干燥的地方,可使冬虫夏草久储不坏。此外,冬虫夏草在装箱时,先于箱内底端置放用纸包好的木炭,再放些碎丹皮,然后在其上放冬虫夏草并密封,即可防止霉蛀的发生。如果能在装箱前,先将冬虫夏草按 0.5 kg 分件用纸封包,再将包件层层堆叠装箱,并于每一堆层之间撒上一薄层石灰粉,直至箱满,最顶一层同样覆撒石灰粉盖严密封,其防潮防虫的效果更好。

3)蜜拌桂圆、肉桂保味色

桂圆肉(龙眼肉)富含糖类、蛋白质和脂肪,在高温梅雨季节极易发霉生虫与变色。可将晒至干爽不黏手的桂圆放进干净的容器中,并加适量的蜂蜜拌匀,然后倒入洁净的陶瓷缸内密封好,置阴凉干燥处储藏。用此法储存保管桂圆肉能安全度过两个夏季,且色味完好。

同理,在容器的底部盛放一碗蜂蜜,然后放上带孔的隔板,将肉桂置于隔板上加盖保存,这种储存养护方法,可保持肉桂色、香、味不变。

4)大蒜防芡实、薏苡仁生虫

芡实和薏苡仁含丰富的淀粉,在储藏保管中极易遭虫害。如果在药材中加入适量用纸包

好的生大蒜瓣(并于纸包上扎刺一些小孔洞,使大蒜挥发的气味得以扩散),即可起到良好的防虫效果。其做法是将药材与生大蒜按20∶1的比例拌匀,装入缸内盖严存放。

此外,大蒜头与土鳖虫、斑蝥、全蝎、僵蚕等虫类药材同储,即能使这些虫类药材不易生虫。

5)细辛、花椒护鹿茸

鹿茸虽为传统贵重中药材,但易生虫难保管。若在锯茸后将细辛碾末调成糊状,涂在锯口和有裂缝或边缘处,再烤干,置于密闭的木箱内(尤以樟木箱最好),且在箱内撒些樟脑或细辛,盖严密封后置阴凉干燥处储藏,按此方法保存的鹿茸则不会生虫。

此外,花椒与鹿茸同储也能防虫。其方法是取鹿茸装入盒子内,盒底铺一层花椒,封好盖存放,这样保管的鹿茸同样不生虫、不变颜色。

6)姜防蜂蜜"涌潮"

传统中药蜂蜜于夏季易发酵上涌,俗称"涌潮"。为了防止这种劣变现象,可将生姜洗净,晾干水分后切片撒于蜂蜜上(每100 kg蜂蜜用姜2~3 kg),盖严封紧即可防止蜂蜜发酵"涌潮"。若事先未用此法,即使蜂蜜已产生"涌潮"现象,同样也可用生姜压汁滴入蜂蜜内使"涌潮"下落,并且再于蜜上撒放些姜片盖严置阴凉处储藏,仍可防止"涌潮"再起。

7)荜澄茄驱除黄曲霉素有功

现代科学研究证明,黄曲霉毒素是诱发人体癌症的罪魁祸首。为了防治黄曲霉素的污染危害,可用荜澄茄(即山苍子)芳香油来驱除药材和食品中的黄曲霉及其他霉菌,均有较好的防治效果。另外,用1/1 000剂量的山苍子芳香油来熏蒸杀虫,效果也很好。

除采用上述现代芳香油新技术以外,也可采用旧传统方法直接用山苍子(果实)来防虫。做法是将药材依顺序放进木箱或铁桶中,同时在容器四角和上下放适量的山苍子(用纸包好),然后将容器四周缝隙用血料封严,置阴凉干燥处储存。这对防治易生虫的蕲蛇、乌梢蛇、金钱蛇以及各种虫类药材的防虫霉蛀的效果十分理想。

另外,与山苍子具同样效用的花椒也可广泛利用其辛辣气味来防止有腥味的肉质蛇类及其他药材的生虫发霉,方法同上述的山苍子防虫,而且还可将花椒直接撒在被储药材上。

8)当归防麝香走气色

取麝香和当归各0.5~1.0 kg分件用纸一起包好,然后一件一件地依顺序装入瓷罐内,盖口密封好,置干燥处保存。这样储藏的麝香既不变色也不走香气。此法忌用火烤日晒,以防变色和失去香气。

9)酒蒜养护土鳖虫

土鳖虫为昆虫纲鳖蠊科昆虫地鳖或冀地鳖的雌虫,经沸水烫死晒或烘后的干燥体。因富含脂肪和蛋白质等营养物质,容易发霉生虫,不便保管,现特推广以下养护方法:先在储存土鳖虫的箱底四角与中间各分别放上用纸包好具强烈气味的大蒜1~2个(剥去外皮,纸包后分散扎刺若干小孔,以利蒜味自然散发),再装进约10 cm厚的土鳖虫,其上喷洒适量的白酒或酒精,再放一层土鳖虫盖住,然后铺上一层草纸,纸上面重新放大蒜、白酒或酒精和土鳖虫。如此反复依次一层层地装箱,直至装满箱的顶部,最后将箱盖严密封紧即可。按此包装储藏的土鳖虫,即不发霉生虫。

10) 蜈蚣、蛤蚧巧储存

包装前将蛤蚧、蜈蚣晒 1 d,待余热凉散后装入有盖的瓷罐里(不能趁热装罐),且在盛装的过程中相隔放进除去外包装的伤湿止痛膏(含云香、薄荷脑、樟脑、细辛等辛辣芳香成分)适量共同存放。若储藏过程中需取用,则每次启开拿取后即刻盖封好,按此养护方法可避免蜈蚣、蛤蚧生虫发霉。此法尚适用于白花蛇、蕲蛇、乌梢蛇等的胆储藏保管。

11) 高效广谱杀虫草——除虫菊

除虫菊既是一种医用中草药,又是一种著名农药植物。它含有除虫菊甲素、除虫菊乙素、灰菊素甲、灰菊素乙等多种有效杀虫成分。其主要杀虫成分除虫菊脂是国际公认的高效、无毒、无污染的天然广谱强力杀虫剂,普遍用于杀灭农作物害虫、粮药仓库害虫及苍蝇、蚊子等,是目前防治害虫最理想的一种药用植物,可广泛用于防治多数仓储中药材的防霉驱虫养护。

除虫菊对人畜无毒无害的优点,在于它对害虫、蚊、蝇、蚤、甲虫、蛾、螟等昆虫有驱杀作用,但对哺乳类及鸟类等动物却很安全。故用其制成煤油浸剂,可喷杀蚊、蝇和虱子;制成烟熏剂可以驱蚊和驱杀仓储药材的多种害虫。作为药材防虫养护剂,可用除虫菊制剂供作仓库消毒(既可喷霉也可熏蒸),或混合药材同储防虫,以及对生虫长霉药材的治救(可将菊药直接喷洒于虫害药材上)。

另外,目前使用的还有烟碱、大蒜素、印楝素、川楝素、苦参碱植物乳油剂等生物农药用作杀虫剂。

7.2　无公害的气调养护

气调养护法是指在密闭条件下,人为调整空气的组成,造成低氧的环境,抑制害虫和微生物的生长繁殖及药材自身的氧化反应,以保持中药品质的一种方法。该方法可杀虫、防霉,还可在高温季节有效地防止走油、变色、变味等现象的发生,费用低,无残毒,无公害,是一项科学而经济的技术,不仅可用于中药材的养护,还可用于果蔬、烟草的养护。

7.2.1　气调养护的概念及原理

所谓"气调",即"空气组成的调整管理"的简称。用气调方法对储藏商品的养护,称为"气调养护",也称为"气调储藏"。在国外,又简称为"CA 储藏",是英文 Controled Atmosphere 的缩写,词义是"空气控制"。

气调养护的原理是将药材置于密闭的容器内,对影响药材质变的空气中的氧浓度进行有效的控制,人为地造成低氧状态,或人为地造成高浓度的二氧化碳(CO_2)状态。药材在这样的环境中,新的害虫不能产生和侵入,原有的害虫窒息或中毒死亡,微生物的繁殖及药材自身呼吸需要的氧气都受到了抑制,并且阻隔了潮湿空气对药材的影响,从而保证了被储藏的中药品质稳定,防止了药材的质变。

7.2.2　气调养护的作用意义及防霉杀虫效果

气调养护是一种新技术,它能灵活调节库内气体成分,充氮(N_2)降氧(O_2),使库房内充满98%的氮气(N_2),而O_2留存不到2%,使害虫缺氧窒息而死,以达到控制一切害虫和真菌的目的,保证库内储存物不发霉、不腐烂、不变质。此法较之使用化学药剂更省钱省事,因为它可节省熏蒸、干燥、喷洒药剂以及库内通气等操作费用,且节约劳动力、减轻劳动强度、不污染环境、保存质量好、容易管理,故在国内外已广泛应用于粮食、食品、蔬菜、果实等的储藏保鲜。近年来,在中药材部门实验和试用,业已获得成功,证明气调法储藏药材,不仅可杀虫、防霉,尚能保持药材原有的色、味,减少损耗,是一种科学而经济的方法。

气调养护中药有以下4大优点:

①无残毒,而且能保持药材原有的色泽和气味,明显优于化学熏蒸法。

②适用范围广,对不同质地和成分的中药材均可使用。对大到数十立方米的药垛,小到数立升的药袋均适用。

③操作安全,无公害。

④比用化学熏蒸剂节省费用。

7.2.3　气调养护的密闭技术

1)传统中药材气调养护方法

传统中药材气调养护方法主要有充氮气法、充二氧化碳法、自然降氮法等。当药材的储存量过多,应用充氮气法或二氧化碳法时,需要大型制氮或制二氧化碳设备向密封膜多次交换高纯度的氮气或二氧化碳气体,才能真正降低密封膜内的氧气浓度,操作十分不便,而且随着膜内外气体的交换,氧气浓度又重新回升,需要多次进行交换,这使得方法本身的烦琐程度远远超过方法带来的利处。

自然降氧是指在密封的环境中,中药材依靠自身呼吸和微生物的呼吸不断消耗氧气,实现低氧环境致使害虫窒息死亡,该方法在实际应用中可控性小,降氧时间长,且无法达到有效氧浓度范围,不能及时遏制虫霉的蔓延以及有效防止虫霉的发生,以上问题,使中药气调一直没有实际推广开来。

2)新型的中药材气调养护技术

技术原理:常温下采用复合膜建立任意大小的密闭空间,通过气调剂简单的化学反应与物理吸附的方式降低储存密闭环境中的氧气浓度,提高二氧化碳浓度以及平衡湿度,营造出一个虫、霉无法生存的密闭环境同时抑制药材氧化变色,保持水分稳定不流失,终于实现了储存过程中的品质保持不变。

特点:安全环保,无毒无害;常温储存,降低成本;操作简单,维护方便。

这是完全能够代替硫黄、磷化铝熏蒸等传统中药养护方法的绿色、环保、安全的新型气调养护技术。

3）动物类药材的气调养护

动物类药材富含丰富的蛋白质和脂肪等营养物质，是虫类和微生物繁殖的最佳场所，并且动物类药材易发生泛油、分解、脱色等给储存养护带来巨大的困难。传统的养护保存方法，如冷藏、干燥、避光等都有不足之处。气调养护可以避免这些不足。在实际操作中，把干燥的药材装入特制的塑料罩帐，罩帐设有两个通气口，一个通气口抽出气体使帐中达到真空，真空度达到 $27\sim40$ kPa 时检查是否漏气，如果不漏，继续抽真空使真空度达到 79.9 kPa 时，迅速填塞抽气口，从进气口充入二氧化碳气体，要求二氧化碳浓度 45% 以上、氧气浓度 8% 以下密封一周，可有效地进行杀虫。其原理为极迅速脱氧，使生物迅速呼吸系统衰竭死亡。

4）密闭库气调养护中药材

采用塑料帐的气调养护比常规养护成本低，但花费在塑料账上的费用有 2/3，所以改建一个性能良好、成本低廉、管理方便、节省仓容的固定性和永久性密闭库，是气调养护值得探索的一个问题。主要材料：①聚对苯二甲酸乙二醇酯（PET）0.03 mm 塑料薄膜；②10 号沥青；③石灰及部分水泥；④煤油；⑤涤纶胶带。方法：先在库房内清洁消毒，嵌补四壁上的裂缝及不平之处，在热熔沥青冷却至 120 ℃ 时加煤油稀释，沥青煤油比为 8∶1～8∶0.5。为有利于粘贴平展和操作，薄膜先裁成 1 m² 的小张，先上面后四壁，沥青敷刷均匀无误，刷一幅，贴一张，趁热迅速进行。每小张薄膜之间用涤纶胶带粘合连接成整体，然后再刷一层沥青，厚度均为2 mm 左右。最后清平地面，如法处理仓基，完成密闭层，待表面沥青冷却变硬后，按上述顺序抹麻刀灰，待干至适度时抹白灰，二者厚度 2 cm 左右，最后对仓基打"三合土"，为加速干燥应掺入适量水泥，这样即完成了吸潮及光洁层，再装上开槽式木板门，即用车轮内胎紧绷框的四周，背面仍做两沥一塑处理，并再贴薄膜，以不碍操作为宜。实验证明了以此法改建的密闭库性能良好，不仅具有防虫、杀虫的能力，而且可以达到杀螨和抑制好氧性菌类的指标，除了利用充氮降氧、充二氧化碳降氧、自然降氧等气调储存外，尚可采用密封法、吸湿法储存等。

7.2.4　气调养护的降氧技术

施行气调养护中药的基本手段，是在密闭的基础上改变气体成分，使 O_2 浓度降低而稳定，从而达到防霉杀虫的养护效果。即使以高浓度的 CO_2 气体置换，也会使 O_2 浓度有很大的降低。故可以说气调养护的中心环节，实际上是降 O_2。降 O_2 是气调养护药材技术性较强的一项工作，要求操作严格。目前，中药系统采用的降氧技术主要有充 N_2 降 O_2、充 CO_2 和自然降 O_2 3 种。现分别介绍如下：

1）充 N_2 降 O_2

N_2 是一种惰性气体，无色、无臭，比重 0.976，难溶于水，化学性质非常稳定。用它或以它为主进行气体置换，将 O_2 浓度降至低限，以至临近绝 O_2 状态，因而是保持药材品质不变的一个重要因素。

（1）气调指标及影响因素
充 N_2 降 O_2 起气调养护的作用，主要由杀虫防虫的气体指标及相关因素形成的。具有杀虫防虫的气调有效指标,也能防霉抑菌,防止泛油和变色等质变。充 N_2 降 O_2 对仓虫的防治作用由下述指标构成。

①气体指标。这里主要是指 O_2 浓度。一般 O_2 浓度在 8% 以下能防虫,2% 以下能使害虫脱 O_2 窒息死亡,1% 以下能加快害虫死亡速度,0.5% 以下可以杀螨和抑菌。目前,使用的制氮机 O_2 浓度降至 1% 左右时,N_2 含量为 85% 左右,比正常空气增加约 7%,CO_2 为 14%~15%,比正常空气含量增加 40 多倍,故其防治药材质变的作用除降低 O_2 外,N_2 和 CO_2 的作用也是不容忽视的。

②温度因素。低 O_2 致死仓虫是有温度要求的。因为仓虫是一类变温动物,当环境不适应时,它能发生兼性休眠,在越过不良环境后能增加抗逆性能。据报道,O_2 浓度 3.1%,温度为 29.9 ℃和 20.8 ℃时,赤拟谷盗的致死率依次为 100% 和 15.3%,说明温度不同可使效果相差很大。据全国气调养护中药鉴定认为,O_2 浓度 2% 以下,温度应在 25~28 ℃才具有可靠的杀虫效果。

③湿度作用。据天津药材公司试验,O_2 浓度 2%,温度 30 ℃,密闭 48 h,相对湿度分 52% 和 100%(即饱和湿度),玉米象成虫致死率分别为 100% 和 5%,说明湿度的作用也是很大的。

④时间要求。O_2 浓度配合温湿度的作用,还必须以一定的时间作为保证。否则仍然达不到致死仓虫的养护效果。专家鉴定认为,O_2 浓度 2% 以下,湿度 25%~28%,从全国广大地区来讲,可靠的有效杀虫时间应为 15~30 d。

(2)气体置换技术

塑料帐和密闭库因结构不同,前者用于气体置换的方法较简单,后者技术性较强,要求甚严,故分别介绍。

①塑料帐的气体置换:首先是抽气,用吹尘器的反向作用或真空泵将帐内气体抽至薄膜紧贴堆垛或到 26.7 kPa(200 mmHg)的真空度为止。进行气体置换时将吹尘器或真空泵的抽气功能口与帐上焊接的抽气管接上后,即可启动抽气。抽气后一般均应接着充气。开机以后,当 O_2 浓度降至 1% 以下(最佳指标应在 0.5% 以下)时才用于充气。接上气管,充入帐内,至气体胀满全帐为止。此时,用测 O_2 仪器测试 O_2 浓度,若用于防虫,O_2 浓度至少应在 8% 以下,若用于杀虫,O_2 浓度应在 2% 以下,达到要求以后就封闭气管,进入管理阶段。若尚未达到要求,继续抽气→充气→测气,直至达到指标为止。在抽气或充气过程中,若再发现有漏气现象,仍然应当将其补好。

②密闭库的气体置换:因气调密闭库为硬质结构建筑物,空气分子运动与地球重力场(吸引力)综合产生的大气压,在库外大气和库内气体之间的不平衡中,库内过高的正压会使库房崩裂,库内过低的负压可使库房倒塌,加之所改建的密闭库建筑结构较简,承受的压力较低,因而不能任意抽气和充气。为了保持充气和抽气在库内的均衡,不让其存在死角,避免和减少将充进的气体立即抽出,充气管和抽气管均在库内设若干分管,并分布在库内不同位置。库内充气小分管口和抽气小分管口不应在同一地方,以提高气体置换效果。在先将这些安置好之后,才能封闭库门。为保证库房的安全,宜先充后抽,按比例限量 10%~15% 的方法保持一次平衡。即按库内空间先充气 10%~15%,再抽气 10%~15%,其比例掌握的方法,应按充、抽气机具的不同功率计算。检查库内正负压的简单作法,是在测气的小胶管口上,涂以能产生气泡的液体(如肥皂水),正压时就会产生气泡,当平衡转入负压后,则气泡消失。这种气体置换方法,据用 U 形曲管压差表测试,充气的正压可在 0.39 kPa(40 mm H_2O)以内,抽气平衡

以后,可到 0.10 kPa(10 mmH₂O)的负压,正负压之间的差值为 0.49 kPa(50 mmH₂O)以内。若建筑结构与该密闭差有别,应随它承受压力的强弱,增减正负压差,进行库内的气体置换。这种气体置换方法,经反复实践证明,是安全可靠的。并且,气体置换比例已由 1∶6.9 倍下降到 1∶4 倍,与国外的先进指标 1∶3.5 倍相差不大。充气仍启动制氮机,抽气使用吹尘器的反向作用。为了提高置换比例,宜勤充勤抽,以提高气体置换的有效率。

2) 充 CO_2

CO_2 为无色、无臭气体,相对密度为 1.53,比空气重。在温度 20 ℃时,1 体积水能溶解 0.88 体积的 CO_2。CO_2 在高压或低温下为无色液体或白色固体。实验证明,CO_2 浓度高到 40%~50%时,霉菌就会受到抑制而很难生长,害虫就会很快死亡,药材呼吸强度也会显著降低,因而对药材防霉、杀虫以及防止泛油、变色、变味等都能起到良好的作用。

(1) 充 CO_2 的技术指标

高浓度的 CO_2 是防治仓虫,防止霉变、泛油、变色等的主要因素。但与此同时仍然有温度、湿度及时间的作用,否则是达不到养护效果的。

①防虫指标:在大量试验的基础上鉴定认为,防虫的 CO_2 浓度应在 20%以上,才能达到有效可靠的作用。

②杀虫指标:充 CO_2 能有效地杀死幼虫、蛹和成虫的指标为 CO_2 浓度 35%以上,温度25~28 ℃,作用时间 15~25 d。

(2) CO_2 的置换技术

目前,中药系统多使用钢瓶 CO_2。它为钢瓶装的液化气体,纯度 99.7%。用钢瓶 CO_2 调养护中药,目前仅用于塑料帐内,密闭库内尚未作过使用,置换方法是用吹尘器的反向作用或真空泵先抽出帐内的气体,在薄膜紧贴堆垛以后,再灌注液化 CO_2 进行气体置换。当 CO_2 浓度达到 35%以上时,即可停止灌注,一般 2 d 后帐内 CO_2 就可掺和平衡。若以杀虫为目的,浓度达不到 35%以上时,应当补充灌注,使其达到要求。若用于防虫,掺和平衡后的 CO_2,浓度达到 20%以上即可。此后,若因罩帐密闭性能不好,或密封时间过长,CO_2 浓度降低,不能继续保持养护的效果,应当补充灌注 CO_2。若已达到养护效果,或已进入安全季节,则可免于补充灌注。关于 CO_2 的用量,塑料帐密闭药材堆垛 100 m³,一般需要 CO_2 30~40 m³。在充气时,由于钢瓶内温度下降到沸点(-78.2 ℃)以下,常常不能一次气化用完,留有 1/3 左右仍在瓶内,不再气化逸出,这时可关闭阀门,留待以后继续使用。

3) 自然降 O_2

所谓自然降氧(O_2),是在密闭的条件下,利用中药本身、微生物、仓虫等呼吸作用,使含 O_2 量下降,CO_2 量上升,造成霉菌和害虫的恶劣环境,在缺 O_2 状态下害虫窒息死亡,微生物受到抑制,从而达到安全储藏中药的目的。采用这种方法养护中药,投资少,方法简便,不仅能防虫防霉,而且也能达到良好的杀虫效果。据成都药材站试验,在当地 4—6 月对药材进行密封 6~10 d 以后,O_2 浓度可降到 12%~14%;15~20 d 以后,O_2 浓度可降至 3%~5%;40~60 d 时,O_2 浓度低达 1.2%~2%,效果很好。

采用自然降 O_2 法的降 O_2 浓度、降 O_2 速度,取决于被养护对象、密封体积内的温湿度和密闭性能等。情况如下：

①植物类药材比动物类药材降 O_2 快,植物药材中的果实和种子(包括有的种仁)比其他植物药材降 O_2 快,这是因为果实种子的胚呼吸耗 O_2 之故。

②新药材比陈药材降 O_2 快,是因为新药材比陈药材呼吸作用强之故。

③含挥发成分药材比其他药材的降 O_2 速度快。

④含 H_2O 量高的药材比含 H_2O 低的药材降 O_2 快。

⑤密封体积内,温度高、湿度大比温度低、湿度小的降 O_2 快。

以上说明,自然降 O_2 的养护对象,以植物药材、新药材、果实和种子类药材为好。自然降 O_2 的具体方法和要求,以六面帐的密封效果好,罩帐密封药材堆垛以后,先抽气使薄膜紧贴堆垛,使其自然降 O_2。制帐、罩、密封、抽气等具体操作方法如前述。

课堂互动

气调养护有哪些优缺点? 应注意什么问题?

7.3 低氧低药量防治养护

7.3.1 概述

低氧低药量防治仓虫,是化学防治在向气调养护的过渡中或作为气调自然降 O_2 的补充手段而产生的。使用化学药剂防治仓虫虽然效果快,但因用药剂量大,有时还要补充施药 1~2 次,费用高,残毒和污染严重。而自然降 O_2 法若遇药材陈久,温度低,湿度小,则降 O_2 速度很慢,往往只能将 O_2 浓度降至10%左右,达不到防虫杀虫的效果。为了避免化学养护之弊,弥补自然降 O_2 之不足,特别是在无降氧制氮机的条件下,两者结合起来可发挥较好的防治效果。

7.3.2 低氧低药量养护原理

低氧低药量养护基本原理就是将中药在密闭的条件下,药材、微生物、仓虫或其休眠体呼吸耗 O_2,使 O_2 的含量减少,CO_2 浓度增高,从而恶化仓虫的生态条件,再加 AlP(磷化铝)吸收空间的 O_2,产生 H_3P(磷化氢)气体,在缩小的空间中增大了有效浓度,从而使仓虫、霉菌死亡或受到抑制,达到防治虫、霉的效果。

低氧低药量防治,现多采用塑料薄膜五面罩帐或六面罩帐密封。密封之前将药剂用量均匀分配,布点计划适当,用厚铁盒盛入药片,挂于堆垛药材的包装之上,然后进行密封,使降 O_2 和产生 H_3P 气体同时进行。也有采取挂上铁盒之后就密封,在 O_2 浓度降低到一定程度以后,再迅速掘洞放入 AlP 片,又迅速粘贴洞口使其密封。以上方法均能起到防虫杀虫的作用。

采用这种方法防治仓虫,以选择在库内密封为宜,堆垛应成平顶,罩帐的顶面要保持高于堆垛顶面,以利 H_3P 气体扩散,防止引起罩帐的燃烧。一般密封 2~3 d 以后,就可见杀虫效果,但其启封时间应远远长于 AlP 单纯的熏蒸时间,以保持低 O_2 的作用,并充分发挥药效的作用。一般至少要保持 20 d 以上才能启封,推迟时间能增进杀虫效果。提早启封的副作用较多,甚至杀虫不彻底,会增强幸存仓虫的抗性。这些都是应当注意的。

7.4 远红外加热干燥养护

7.4.1 概述

远红外加热干燥是 20 世纪 70 年代发展起来的一项养护新技术。干燥的原理是电能转变为远红外辐射出去,被干燥物体的分子吸收后产生共振,引起分子、原子的振动和转动,导致物体变热,经过热扩散、蒸发现象或化学变化,最终达到干燥的目的。药材、饮片及中成药均需要干燥,干燥则要消耗大量电能,采用远红外干燥可以节电 20%~50%,效果很好。

7.4.2 应用效果及优点

近年来利用远红外线对原药、饮片的烘干,对丸散膏丹等的脱水干燥及消毒,对糖衣片的烘干以及药瓶的干燥消毒等都得到了广泛的研究应用。远红外干燥与日晒、火力热烘或电热烘烤等法比较,具有下述优点。

①干燥快,脱水率高。干燥时间一般为近红外干燥的 1/2,为热风干燥的 1/10。物料内部温度上升极快。例如,热风干燥饮片为 6~8 h,水泛为 6~10 h,而远红外干燥时分别只需 10~20 min 及 16~20 min。又如,电热烘箱(箱内温度 80 ℃)对饮片女贞子、党参、菊花干燥 20 min,脱水率分别为 5.05%、5.78%、8.86%;而用远红外线烘箱干燥为 10 min,脱水率分别为 6.55%、4.88%、4.36%(菊花烘干时间为 5 min)。

②提高药材质量。远红外干燥可做到表里同时干燥,避免原加热方式的外焦内湿现象,而且药物是在密闭箱内进行干燥的,受大气中杂菌污染的概率大为降低,具有较高的杀菌、杀虫及灭卵能力。例如,开胸顺气丸用热风干燥含有杂菌 400 个/g;若用远红外干燥则含 170 个/g。同时,避免了火力烘干烟气中所含的有害物质对药材的污染,有利于储存。

③节能省电成本低。远红外加热干燥比电热丝加热干燥至少节约电能达 50% 以上。如糖衣回转锅内将电热丝改用远红外辐射加热,节约电能可达 75%~100%,成本也随之降低。

④设备简单造价低。远红外干燥的烘道一般可缩短 50%~90%,干燥机与热风烘房相比占地面积小,设备结构简单,管理维修方便。

⑤有利于自动化,减少人力。目前,使用的热风烘房质量无保证,劳动强度大。若采用远红外干燥机,可使加料、干燥、出料全部机械化,又不受气候的影响,既减少人力,又提高了生产效率。

诚然,远红外干燥也并非万能。例如,凡不易吸收远红外线的药材或太厚(大于 10 mm)的药材,均不宜用远红外辐射干燥。

7.5 微波干燥养护

7.5.1 概述

中药微波加热干燥是从 20 世纪 60 年代起迅速发展起来的一项新技术。微波是指频率为 300~300 000 MHz、波长为 1 m~1 mm 的高频电磁波。目前,我国生产的微波加热成套设备有 915 MHz 和 2 450 MHz 两个频率。微波干燥实际上是一种感应加热和介质加热,药材中的水和脂肪等能不同程度地吸收微波能量,并把它转变为热量。微波加热设备主要由直流电源、微波管、连接波导、加热器及冷却系统等组成。

7.5.2 应用效果

经试验,中药材及中成药用微波进行烘干效果较好。一般比常规干燥时间缩短几倍乃至百倍以上;药材中所含的挥发性物质及芳香性成分损失较少。微波干燥既不受燃烧废气污染的影响,又能杀灭微生物及霉菌,具有消毒作用,可以防止发霉和生虫。据研究,用微波对中成药灭菌,无论是水丸、浓缩丸、小颗粒、散剂均有一定的效果。尤以水丸、浓缩丸效果最为显著。微波灭菌同物质的性质及其含水量有密切的关系,由于水能强烈地吸收微波能,故含水量越高,吸收的微波能越多,产生的热能越大,灭菌效果就越好。因此,水丸、浓缩丸的灭菌效果较好。

7.5.3 微波干燥的优点

①干燥速度快、时间短。因微波能深入物料的内部,不是依靠物料本身的热传导,故只需常规方法的 1/10~1/100 时间就可完成加热过程。

②加热均匀。由于微波加热不是从外部热源加进去的,而是在加热物内部直接产生,故尽管被加热物料形状复杂,加热也是均匀的,不会引起外焦内生、表面硬化等现象。

③产品质量高。由于时间短,水分吸热量大而排出,物料本身吸热量少,不会过热,因此能保持原有的色香味,有效成分破坏也较少,有利于提高产品质量,且具有消毒、杀灭虫霉的作用。

④热效率高。由于热量直接来自干燥物内部,因此热量在周围大气中损耗极少。

⑤反应灵敏。常规的加热方法如电热、蒸汽、热空气等,达到一定温度需要预热一段时间,而停止加热时,温度下降又需较长时间。采用微波干燥在开机 5 min 后即可正常运转,而且自动控制容易。

7.6 气幕防潮养护

7.6.1 概述

气幕也称气帘或气闸,是用于装在药材仓库房门上,配合自动门以防止库内冷空气排出库外、库外热空气又侵入库内的装置,进而达到防潮的目的。因为仓库内外空气不能对流,这就减少湿热空气对库内较冷的墙、柱、地坪等处形成"水淞"(即结露)的现象,从而保持仓储药材的干燥,防止中药霉变。

7.6.2 设备装置

气幕装置分为气幕和自动门两大部分,用机械鼓动的气流,通过风箱结构集中后,从一条狭长缝隙中吹出形成帘幕。主要部件有电动机(功率550 W,转速1 044 r/min)、风叶及风箱。电动门以电动机转动蜗杆,带动链轮、链条与门的滑轮装置一起移动,并与风幕连接。门开启时风幕开始工作,门关闭时风幕即停止工作。

7.6.3 效果

经试验,虽在梅雨季节,库内相对湿度及温度均相当稳定,这表明气幕可以阻止和减轻库外潮湿空气对库内药材的影响,从而能够起到防潮养护作用。当然,库门安装这种气幕装置,先决条件是库房结构要严密,外界空气无侵入的孔隙,否则效果也不佳。因为气幕只能在开门作业时起到防护作用,却没有吸湿作用。必要时,仍需配合除湿机使用。

7.7 除氧剂封存养护技术

除氧剂封存养护技术是继真空包装、充气包装之后发展起来的一种商品包装的储藏新技术。除氧剂是由经过特殊处理的活性铁粉制得的化学物质,它和空气中 O_2 接触就起化学反应,达到除 O_2 的目的。将这种活性铁粉制成颗粒状、片状,并把它们包装于一定规格的透气的特制纸袋中,把这种小包装的除氧剂和需要保管的物资封装在密封的容器中就能保证药材物品不长霉、不生虫、不变质。

1)除氧剂封存养护中药的优点

①效果可靠。能防止因霉菌、害虫的滋生而引起仓储药材等物品的腐败变质,还能防止物品氧化变色。

②操作简便。不需要真空包装、充气封存之类的设备,操作简单,使用方便。

③性能安全。除氧剂无毒,也不与药材物品直接接触,无污染、无公害。

2)使用注意事项

①除氧剂的外包装打开后就开始吸 O_2,故应在规定时间内用完,一次使用后,不要再次使用。

②除氧剂沾上油和水,吸 O_2 能力就会下降,使用时要加以注意。

③暂不使用的除氧剂保存于冷暗干燥处,以延长其使用寿命。

7.8 辐射防霉除虫养护

7.8.1 概述

应用放射性 Co^{60} 产生的 γ 射线或加速产生的 β-射线辐照药材与物质时,附着在物质上的霉菌、害虫吸收放射能和电荷,很快引起分子电离,从而产生自由基。这种自由基经由分子内或分子间的反应过程诱发射线化学的各种过程,使机体内的水、蛋白质、核酸、脂肪和碳水化合物等发生不可逆变化,导致生物酶失活,生理生化反应延缓或停止,新陈代谢中断,霉菌和害虫死亡,故能有效地保护药材和物质的品质,相对地延长储藏期。

7.8.2 辐射防霉除虫效果

据试验,40~100 kcd 能阻止所有的虫卵、幼虫和蛹发展到下一阶段。据 Baraba 报道,150~120 kcd 可杀死蜜柑上的青霉和绿霉。

另据试验,用射线辐照中药材和中成药可解决储藏过程中发霉、虫蛀问题。例如,用 γ-射线辐照酸枣仁、附子、川贝母、党参、当归、黄芪、川芎等,杀菌灭菌效果显著,其药效并未改变,中成药的各种丸、散、膏、丹、片经辐照后,其染菌发霉率也大大降低。

7.8.3 辐射养护法的优点

①用射线处理效率高,效果显著。

②不破坏药材外形,不影响药效。

③不会有残留放射性和感生放射性;在不超过 1 000 kcd 的剂量下,不会产生毒性物质和致癌物质。

此外,还有环氧乙烷防霉、蒸汽加热、中药挥发油熏蒸防霉、无菌包装等中药养护新技术。

目标检测

一、单项选择题

1.利用气闸防止中药霉变的养护方法又称为(　　　　)。

 A.气调养护技术   B.气幕防潮养护技术   C.气体置换技术

 D.除氧剂封存养护技术 E.冷藏养护技术

2.下列哪种药物实行对抗同储可防鹿茸生虫?(　　　　)

 A.菟丝子   B.牵牛子   C.酸枣仁

 D.决明子   E.花椒

3.吴茱萸与哪种药同储可以防蛀霉变?(　　　　)

 A.蛤蚧   B.大蒜   C.绿豆

 D.细辛   E.荜澄茄

4.在气幕防潮养护法中,安装"气幕"的首要条件是( )。

  A.库房结构密封,外界空气无法侵入

  B.库房高度大于 10 m

  C.库房内不能储藏贵重药材

  D.库房规模不可太大

  E.库房不能在市区

5.气调养护法对空气的要求是( )。

  A.高氧或低二氧化碳   B.低氧或低二氧化碳   C.高氧或高二氧化碳

  D.低氧或高二氧化碳   E.以上均不是

6.下列哪味药物与冬虫夏草共储可防止其霉变、虫害?( )

  A.红花   B.花椒   C.细辛

  D.藏红花   E.肉桂

7.蛤蚧、蜈蚣常用下列哪项进行对抗储存?( )

  A.花椒   B.白花蛇   C.当归

  D.荜澄茄   E.伤湿止痛膏

8.可用于麝香同储养护的是下列哪项?( )

  A.党参   B.当归   C.细辛

  D.花椒   E.白花蛇

9.蜂蜜"涌潮"时,可选用下列哪项进行同储养护?( )

  A.生姜   B.当归   C.蒜头

  D.山苍子油   E.伤湿止痛膏

10.高效广谱杀虫草指的是( )。

  A.除虫菊   B.蒜头   C.山苍子

  D.细辛   E.花椒

11.采用气调养护法时为防止害虫的产生应将氧的浓度控制在( )。

  A.20%   B.16%   C.14%

  D.8%以下   E.5%以下

二、多项选择题

1.下列哪些中药可防鹿茸生虫?( )

  A.樟脑   B.当归   C.桂圆

  D.白酒   E.花椒

2.低氧低药量养护原理是( )。

  A.密闭   B.自然耗氧   C.呼吸使 CO_2 浓度增高

  D.少量有毒化学药物   E.抽真空

3.下列不宜用远红外辐射干燥的药材有( )。

  A.太厚的药材   B.花类药材   C.根茎类药材

  D.种子类药材   E.不宜吸收远红外线的药材

4.下列属于辐射杀虫灭菌养护特点的有( )。

A.效率高、效果显著　　　　B.不破坏生物酶的活性　　C.不破坏药材外形

D.一般不产生致癌物质　　　E.有些药物会有成分变化

5.微波干燥养护主要使药材中的哪些成分吸收微波能量并将其转化为热能而起作用？（　　　）

A.色素　　　　　　　　　B.淀粉　　　　　　　　　C.水分

D.脂肪　　　　　　　　　E.黏液质

6.蜂蜜可用于下列哪味中药的储存养护？（　　　　　）

A.党参　　　　　　　　　B.麝香　　　　　　　　　C.肉桂

D.土鳖虫　　　　　　　　E.桂圆

7.大蒜可用于下列哪项的养护？（　　　　　　　）

A.冬虫夏草　　　　　　　B.土鳖虫　　　　　　　　C.芡实、薏苡仁

D.全蝎　　　　　　　　　E.僵蚕

8.影响气调效果的因素有（　　　　　　　）。

A.密封时间　　　　　　　B.密封材料性能　　　　　C.温度

D.湿度　　　　　　　　　E.降氧技术

9.气调养护的一般操作程序是（　　　　　　）。

A.控制温度　　　　　　　B.建立密闭环境　　　　　C.抽空气充惰性气体

D.控制湿度　　　　　　　E.维护气调指标

10.低氧低药量防治法的操作以下正确的是（　　　　　　）。

A.密封　　　　　　　　　B.施药　　　　　　　　　C.降氧与产生有毒气体同时进行

D.2~3天见效就可启封　　E.药量低不会产生仓虫的抗性

第8章　中药的霉变与防治

📖 **学习目的**

通过本章的学习,使学生了解霉菌的种类和生长繁殖条件,了解如何防治霉菌,以及如何进行中药霉变的检查。

📑 **知识要求**

掌握中药霉变的防治。

熟悉霉菌的形态、种类及生长繁殖条件。

了解中药霉变的检查。

📖 **能力要求**

学会初步判定霉菌侵染的途径和防治中药霉变的技术。

在中药生产、储藏、运输、流通过程中,由于管理不当,在外界条件和自身因素的综合作用下,会出现发霉、虫蛀等变异现象,将直接影响中药的质量和安全。

常见的真菌有黑霉菌、白霉菌、绿霉菌、蓝霉菌、毛霉、青霉、根霉、黄曲霉、镰刀霉、念珠霉、葡萄状穗霉等。霉菌是丝状真菌的俗称,意即"发霉的真菌",它们往往能形成分支繁茂的菌丝体,且又产生大型的子实体。在潮湿温暖的地方,很多物品上长出一些肉眼可见的绒毛状、絮状或蛛网状的菌落,那就是真菌。尤其在我国南方的梅雨季节期间,很多中药都易霉变,霉变后的中药只能弃掉,造成巨大的浪费和经济损失。

8.1　霉菌的形态和种类

8.1.1　霉菌的形态

霉菌的菌体是由许多菌丝构成的菌丝体。菌丝由孢子萌发而来,是一种管状的细丝,直径一般为 $3\sim10\ \mu m$,比细菌和放线菌的细胞粗几倍到几十倍。菌丝可伸长并产生分支,许多分支的菌丝相互交织在一起,形成菌丝体。根据菌丝中是否存在隔膜,可把真菌菌丝分成两种类型:一种无隔膜菌丝,单细胞,无隔膜,其中含有多个细胞核,这是低等真菌所具有的菌丝类型。另一种是有隔膜菌丝,有横膈膜,多细胞,被隔膜隔开的一段菌丝就是一个细胞,每个细胞内有 1 个或多个细胞核。在隔膜上有 1 个至多个小孔,使细胞之间的细胞质和营养物质可以相互沟通。

8.1.2　霉菌的种类

霉菌属于真菌界,可分为藻状菌纲、子囊菌纲、担子菌纲及半知菌纲等。影响中药质量安全的主要是前两个纲,后两个纲危害较轻。

1)藻状菌纲

此纲中一些菌的形态和结构与藻类相似,大多数藻状菌由发达的菌丝体构成营养体,它们为分支、无隔、多核的菌丝体。根状菌丝常常深入寄主体内吸收营养,体表菌丝长且分支,在寄主体表生长。

2)子囊菌纲

子囊菌纲是包含有真菌最多的一个纲,已知的数目约有 15 000 种,包括有曲霉菌、酵母菌、青霉菌等。除酵母菌外,全为多细胞的有机体,有隔分支或不分支的丝状体,单核或多核。出芽繁殖(单细胞)、分生孢子。生活史中无游动孢子和游动配子的产生,是对陆生环境的适应。有性生殖,产生精子囊和产囊体,先质配进入双核阶段,经过钩状体阶段进入核配,并随之进入减数分裂。有性生殖的结果是产生子囊和子囊孢子。单细胞种类子囊裸露,多细胞种类常由子囊和侧丝构成子实层,并由营养菌丝集结于子实层之外,形成子囊果。

子囊菌中,如曲霉菌、青霉菌、酵母菌对人类生活和防治疾病是有益的,但是有时也能起反作用,引起中药变质。曲霉是危害中药材的主要真菌之一,它分布广泛,生长繁殖能力强,能够利用多种不同的基质作为养料,其体表颜色有黄色、橙色、绿色等,菌丝有隔,为多细胞。无性生殖发达,由菌丝体上产生大量分生孢子梗,其顶端膨大成球状为孢囊,在孢囊的整个表面生出很多放射状排列的单层或双层小梗,顶端长出一串串球形的分生孢子。

(1)黄曲霉

黄曲霉分布广,菌丝生长繁殖迅速,初生时菌丝为浅黄色,后为黄绿色,最后为棕褐色。黄曲霉能分泌淀粉酶、纤维素酶等多种酶,产生的有机酸和热量使中药变异,更重要的是黄曲霉毒素的危害性在于对人及动物肝脏组织具有破坏作用,严重时,可导致肝癌甚至死亡。

(2)灰绿曲霉

灰绿曲霉最富破坏性,菌落灰绿色、鲜黄色或橙黄色,菌丝密集,绒毛状。灰绿曲霉嗜干性强。

(3)青霉菌

其菌丝为多细胞分支。无性繁殖时,菌丝发生直立的多细胞分生孢子梗。梗的顶端不膨大,每枝顶端有 2~3 个瓶状细胞,其上各生一串灰绿色分生孢子。分生孢子脱落后,在适宜的条件下萌发产生新个体。青霉菌与曲霉菌共生,多在中温条件下生长,水分要求高,孢子萌发相对湿度 80%~90%。

(4)酵母菌

酵母菌是单细胞真核微生物。酵母菌细胞的形态通常有球形、卵圆形、腊肠形、椭圆形等,比细菌的单细胞个体要大得多。酵母菌无鞭毛,不能游动。酵母菌本身的含水量高,一般为75%~85%,水分在酵母细胞中的作用大,参与原生质的胶体组成以及代谢过程中的生物化学反应。因此,含糖汁多的中药如蜜丸剂、糖浆剂、内服膏剂等,在防腐不善的情况下,发酵常常影响中药质量。

8.2 霉菌生长繁殖条件

霉菌有着极强的繁殖能力,而且繁殖方式也是多种多样的。虽然霉菌菌丝体上任意片段在适宜条件下都能发展成新个体,但是霉菌生长一样深受环境影响,外界条件的改变既可以影响霉菌的生长速率,也可以抑制其生命活动。影响霉菌生长繁殖的条件有营养物质条件和外界自然条件。

8.2.1 营养物质条件

霉菌在生长繁殖过程中从外界环境获取营养物质,通过新陈代谢作用,以获得能量,合成新的细胞物质,故营养物质是霉菌生命活动的物质基础。

霉菌生长繁殖所需的营养物质有碳源、氮源及水和维生素等物质。适当的碳源是葡萄糖、果糖等单糖以及蔗糖和麦芽糖等双糖。除此之外,霉菌也可以借助于淀粉、糊精、维生素、有机酸盐类、多元醇、生物碱、氨基酸及蛋白质等物质。水是霉菌机体的重要组成成分,物质必须溶于水才能参加霉菌的代谢反应。此外,水能调节细胞的温度。维生素等物质通称为生长因素,这些物质一般是细胞代谢中重要酶的组成部分。正是由于部分中药中含有丰富的蛋白质、糖类、水分等霉菌生长的不可缺少的物质,因此在一定外界条件下中药易发生变质现象。

8.2.2 外界自然条件

霉菌等微生物侵入中药并生长繁殖,除霉菌所需要的营养物质外,还与外界自然条件有密不可分的关系。二者缺一不可。影响霉菌生长的外界条件主要有温度、湿度、光线、空气等。

1)温度

温度能够影响霉菌的生长、孢子的萌发和繁殖等活动。霉菌都生活在适宜的温度范围内,离开该温度,生长繁殖减缓。一般霉菌生长最旺盛的温度范围称为该霉菌的生长最适温度。依照霉菌生长的最适温度和霉菌生长温度的高低分为3种类型:低温型、中温型、高温型。又根据霉菌能够生长的温度,可分为3个温度基点:生长最低温度、最适温度、最高致死温度。

影响中药安全的霉菌以中温型居多,高温和低温对霉菌的影响不同。低温抑制酶的活性,减弱体内新陈代谢,使其处于休眠状态。高温使霉菌细胞蛋白质凝固,短时间死亡(表8-1)。

表 8-1　各类霉菌对温度适应情况

真菌类型 ＼ 适应温度	最低生长温度/℃	最适生长温度/℃	最高生长温度/℃	致死温度/℃
低温型	0	5～10	20～30	40～50
中温型	5	25～37	45～50	60～70
高温型	30	50～60	70～80	90～120

2）湿度

湿度是霉菌生长必不可少的条件,新陈代谢过程中进行的全部化学反应都是在有水的情况下进行的。霉菌与周围环境时刻进行水分的交换,当环境干燥时,霉菌细胞水分通过膜蒸发获得渗透作用渗出细胞,使其功能下降或受到阻碍,甚至产生原生质分离而死亡。霉菌生长繁殖不但要求侵染的中药有适宜的含水量,而且空气中的相对湿度对真菌的生长繁殖也有影响。

根据微生物对湿度要求的不同,可分为高湿性微生物、中湿性微生物和低湿性微生物 3 种类型(表 8-2)。

表 8-2　根据微生物对湿度要求的不同的分类

微生物类型	生长发育要求最低相对湿度
高湿性(湿生型)微生物	90%以上
中湿性(中生型)微生物	80%～90%
低湿性(干生型)微生物	80%以下

3）光线

异养型微生物(真菌、细菌)经日光暴晒数小时,大部分微生物的营养体可被光线抑制和杀死。日光暴晒杀菌的原理,一是可使含水量降低,破坏霉菌体内生存环境;二是日光中的紫外线可使霉菌微生物细胞质的蛋白质变性,破坏其活动能力。

4）空气

空气中氮气占 78%,氧气占 21%,其他气体占 1%。根据微生物对氧气要求的不同,可分为好氧微生物、厌氧微生物和兼性厌氧微生物 3 种类型。霉菌和部分酵母菌多属于好氧微生物,在生长过程中除湿度外,空气中的氧气是必不可少的条件,没有氧气就不能进行繁殖,不能形成孢子。实验证明,人工将二氧化碳的浓度加大到 20% 可杀死真菌 50%～70%;二氧化碳的浓度达到 80%～90% 时,就可将霉菌全部杀死。

影响药品储藏安全的外界条件包括温度、湿度、光线及空气,各个因素都很重要。能不能从中找出1~2个因素,通过对其控制便能既简便又经济地保证药品储藏的安全?

8.3　中药霉变的检验

8.3.1　引起中药发霉的主要原因

1) 感染霉菌

真菌广泛分布于自然界,土壤、空气及水中都有它们的菌体及孢子存在。因而在中药生产、储藏等各个环节均可污染中药,引起中药变质,危害人体健康。

2) 中药内含有可供霉菌生长的营养物质

许多药材都含有蛋白质、淀粉、糖类及黏液质等,给霉菌的生长、繁殖提供了丰富的营养物质。

3) 受潮湿影响

没有适宜霉菌生长的水分,霉变不易发生。水分越高,霉菌生长繁殖越快。梅雨季节,空气潮湿,因此寄生和附着在药材表面的霉菌孢子就很快地生长,导致霉变发生。

4) 药材本身"发汗"

中药受到焖热时内部的水分蒸至表面的现象称为发汗。发汗的药材其外表潮湿,有利于霉菌生长。

5) 生虫后引起发霉

药材被害虫感染后,在代谢过程中产生的排泄物及热量导致药材温湿度增加,给微生物提供了生存条件。药材霉变后也易引起虫蛀,形成恶性循环。药材的虫蛀和发霉相互影响。

6) 环境不洁

外界环境不清洁,易滋生霉菌,导致霉变。

中药霉变后所发生的生物、物理、化学变化将不同程度地破坏药用价值和疗效,故在中药养护中必须首先做好检验工作。

8.3.2　中药入库验收

在中药入库时,除了进行一般的验收项目以外,应着重检验水分多少、色泽气味变化等。

117

对当年新产的新货或当地直接收购的药材,首先应注意其水分含量和是否干透。其次检验包装容器周围四角部分有无水渍和发霉现象,如发现有发霉变质的药材,成件的应单独堆放,一件内有部分发霉变质的应尽量进行挑选,并及时采取相应措施,以防微生物互相感染。对水分过大的,须进行干燥。

8.3.3　中药的在库检查

中药经验收入库后,虽没有发现霉变现象,但在储存过程中,如不加注意,往往因受潮及温度等影响,也会产生发霉变质,须做好经常性的在库检查工作。

对大垛药材,则应从上部和下部取样检查。重点药材,必须拆包或开箱检查。露天货垛,应检查货垛地势的高低和排水情况是否良好,垛顶和四周苫盖是否严密,垛底是否受潮等。检查时,注意药材本身有无潮湿柔软发霉、泛油以及生虫等现象。总之,在库中药应经常进行检查,检查时间可根据季节而定,也可进行定期或不定期的检查。冬季每月检查一次,梅雨季节对易霉中药应5~7 d检查一次,检查应以各类易霉中药为重点,分批分类检查。

8.3.4　中药的分类检查

1)根及根茎类中药的检查

此类中药易发霉的常有川牛膝、玉竹、天门冬、黄精、甘草、当归、怀牛膝、百部、天花粉、白术、葛根、附片、山药、独活、知母、羌活、紫菀、麦门冬、芦根、苍术、商陆、木香、山柰、黄芩、远志、白及、白茅根等。它们含有霉菌生长需要的营养物质,在适宜条件下,极易霉变。

根及根茎类中药发霉的部位往往各不一样,如怀牛膝、黄芪、续断、玉竹、木香、天门冬、麦门冬、远志、羌活、甘草等都在两端或折断面容易发霉;当归、独活、紫菀的头部(近茎基)比较粗大,不易干燥,而尾须部易吸潮返软,故发霉现象常在头、尾部产生。天花粉、山药、山柰、葛根等含淀粉较多的药材易吸湿生霉,且不易察觉。若表面失去光泽,似有白粉状物即是开始萌霉的象征。玉竹、芦根、黄精、九节菖蒲在断面及茎节处易生霉。白术、黄芩发霉多在表面或缝隙间。知母身瘪无肉,或质地松泡,折断处呈黑色则是发霉的现象。山柰发霉多在两侧(切片面)呈灰黑色霉点,内色灰黄色,饮片边缘出现白色霉点。苍术发霉常在表面出现白毛状物,但有时断面可见到的白色毛状物不是霉而是析出的苍术醇结晶,要注意区别。炙(熟)黄精比生黄精吸潮率高,因此更易发霉。若外表缺少滋润,质地不糯,中心呈灰白色,则说明没有炙(蒸)透。成件的炙黄精若嗅到酸涩气味,则是受热发酵的现象。若质脆干枯,一折易裂则说明已经变质。白茅根发霉常从茎节部开始。芦根发霉多在两端或内侧,应撕开检验。川牛膝发霉多在分枝折断处(即细根被修剪后的部位)出现白色霉点。商陆生霉一般在表面,霉迹呈黑色斑点(本品有毒,不宜口尝)。要根据药材发霉的不同部位进行认真检查。

2)果实及种子类中药的检查

果实和种子类中药大都含有较丰富的脂肪、蛋白质、淀粉等,极易霉变。

易发霉的果实及种子类中药有龙眼肉、使君子仁、柏子仁、胡桃仁、橘络、郁李仁、甜杏仁、苦杏仁、五味子、桃仁、栀子、火麻仁、巴豆、黑芝麻、千金子、薏仁、榧子、女贞子、白果、桑葚、橘核、青皮等。这些药材除五味子、巴豆、女贞子外又都易生虫;除龙眼肉、橘络、女贞子、五味子、青皮外还都易泛油。其中,榧子、白果、巴豆、使君子、火麻仁、柏子仁、白果等不带外壳或外壳破碎的容易发霉、泛油和生虫,外壳完整的而种仁未干透的也仍会发霉。

种子类药材萌霉特征是质地变软,色泽变黯,表面有白色膜絮状物黏附,继而变成青、黑、黄等多种颜色。

对火麻仁、橘核、女贞子、巴豆、白果、榧子等颗粒状中药检查时,可将手伸入货包中心,试探有无发热,随即顺手抓出一把,将壳击破,检视种仁有无发霉、泛油、干枯等现象。白果不易干透,不干燥的易受热发霉。若种仁质松体轻,呈灰黑色击之成粉则是霉坏的现象。使君子仁、柏子仁、苦杏仁、桃仁、胡桃肉等若种皮易碎或易脱落说明较干燥,不易发霉。或将种仁置白纸上压榨,纸面上油迹的外圈有水浸现象则是未干透容易发霉。枸杞子生霉则吸湿返软,两端色泽变深进而泛黑,表面出现白色网状物或斑点。山茱萸、五味子受潮生霉后常粘连结块,表面出现霜样的霉膜。北五味子因肉厚质润多汁易发霉,而南五味子粒小肉薄干硬不易萌霉。佛手片、北山楂片、枸橼片萌霉从皮层部起。在检查巴豆时,巴豆有毒,不宜口尝。这些果实类中药除注意检查表面外,还需认真检查其内部,有些果实如白果、榧子、栀子、红豆蔻、草果的种子团或种子易生霉,应击破果壳观察;柏子仁、榧子、白果等带有坚硬外种皮,不易生虫,但会生霉泛油,应敲裂检验。

3) 花类中药的检查

花类中药易发霉的较多,如菊花、金银花、槐花、款冬花、洋金花、厚朴花等。花类霉变的一般规律是:吸湿受潮质地变软;花朵色泽暗淡(变色),失去原有光泽;出现白色或黑色斑点,芳香气消失。

由于花类药材极易受潮发霉,应首先检查花类药材是否干燥,一般以花瓣的干脆或软韧程度来衡量,但有的还应注意花蕊或花柄部位等是否干燥。检验时应注意靠近包装四周或盖缝不密处则最易受潮发霉。

如菊花中的蒸菊含水量较大容易发霉,若发现有多数花朵结成块团状的,一般都较易受潮,应掰开观察。洋金花常数朵捆扎成小把,其中心部位不易干燥,应拆把检查。若外表有白色或黑色斑点就是发霉现象,有时霉迹在花筒内侧,表面不易看出。如发现花色变黑,质地极易碎烂,则说明花朵受霉后又经过重复干燥,应引起注意。又如厚朴花的朵形较大,干燥的花瓣易碎或易脱落,不干燥的花瓣柔软不易碎落。花朵中心的花蕊部位不易干透,受热发霉后会变成黑色,同时花蕊部位也易生虫。

4) 全草及叶类中药的检查

此类中药质地轻泡,体积大,易吸潮霉变。易霉变的有佩兰、薄荷、马齿苋、大蓟、小蓟、龙葵、豨莶草、鹅不食草、萹蓄、车前草、蒲公英、枇杷叶、桑叶、大青叶、人参叶等。这类药材一般都是零星收集,打捆成件,干燥程度不一,重点要检查是否干燥。原件的(如机械打成的货包)应松捆探测货包中心有无发热现象。薄荷、佩兰、大小蓟、龙葵、豨莶草等药材的叶子易干燥,而茎枝难干透,可将茎枝折断,看其是否性脆或性韧,茎枝性脆,折断时有响声说明干燥,若性韧,折时声哑或有纤维相连则说明潮软不干燥的。

鹅不食草、马齿苋、蒲公英、大青叶等可用手捏判断其水分多少,一般有触手感者为干燥,软绵者为未干透。其中蒲公英的根部不易干燥,并含有粉性,害虫常蛀蚀根部。大青叶最易发霉,色墨绿者为新货;黄黑者则是陈货。枇杷叶有青黄之分,一般黄者比较干燥,青者不易干燥,要多注意其含水量。桑叶有散装和整装(即以十数片为一叠,中心用竹丝掐住,呈整齐的叠片状)两种。散装容易干燥,整装的叶大质优不易干燥,不干的中间易发霉,可取样数叠拆开检验。

5) 茎、皮、藤木类中药的检查

易发霉的有桑白皮、白鲜皮、桑寄生、川槿皮、椿白皮、苦楝皮、鸡血藤、首乌藤等。这类药材发霉主要是不够干燥或储运期间受潮所致。其中,以首乌藤、椿白皮、桑白皮等最易发霉。首乌藤、槲寄生、海风藤——霉斑多在茎枝的叶痕或裂断处。开始时为白色棉毛状,发展很快,然后变为黑色,霉后质地变脆,皮色泛黑。

槲寄生的枝叶易脱落。桑白皮具有粉性,易吸潮,发霉后遍及全体,色泽灰暗,霉迹不易除去。川槿皮、椿白皮、白藓皮、苦楝皮等发霉常在皮层内则或两端断面处。皮卷合的不易发现应掰开检验。陈皮生霉则先在果皮内侧出现白色毛状菌丝体,严重时为黄黑色,霉迹不易除去。

6) 动物类中药的检查

动物类中药含有较大量的蛋白质、脂肪等,在储藏不善的情况下常常容易霉变,且生霉的部位也各不一样。这类药材较易发霉的有土鳖虫、九香虫、白花蛇、乌梢蛇、蕲蛇、地龙、狗肾、鹿鞭、鹿筋、蛤蚧、蜈蚣、水獭肝、紫河车、壁虎、刺猬皮、干蟾皮等。这些药材不仅易霉变,而且又都极易生虫。其中九香虫、刺猬皮、狗肾、壁虎等还易泛油。

土鳖虫、九香虫等发霉轻者在虫体表面见白色或绿色霉迹,严重时霉变会发展到虫体腹内,可剖开检查。刺猬皮、干蟾皮、蛤蚧等发霉多在皮层的内面。而蛤蚧由竹片撑盖,检查时必须掰开竹片才能发现霉迹。水獭肝、紫河车、鹿鞭、鹿筋、狗肾等发霉通常在表面及缝隙间,如鹿筋、狗肾等折之即弯时潮软不干燥现象则易发霉。而紫河车若加工不洁,表面血筋未净者易发霉。壁虎、蜈蚣在加工时腹部如未干透都易发霉。霉后蜈蚣头足易脱落,而一旦染有霉迹难以除去。

7) 中药饮片的检查

中药饮片生霉较药材为多,这是由于药材切成饮片后表面积增大,易吸收空气中的水分引起霉变。中药饮片特别是含糖、淀粉较多的或经炮炙的品种最易发霉。如黄芪、党参、天花粉、熟地黄、肉苁蓉、制黄精、制何首乌、炙甘草、炙紫菀等。凡属这类饮片宜经常作为重点检查,有霉菌生长繁殖时应采取有效措施,及时防治,以保证中药饮片安全储存、流通与使用。

8) 中成药的检查

中成药有散剂、丸剂、膏剂、片剂、丹剂、合剂等剂型,在这些剂型中易生霉的有水蜜丸、蜜丸、水泛丸,某些膏剂、浸膏、散剂等。这些成药如包装不严密极易吸潮,使水分含量超过规定限度,或由于生产过程中灭菌不善而引入霉菌。有的生霉在表面且有微酸气,如蜜丸类。有的水泛丸片剂不仅表面生霉,而且在其内也有菌丝萌发。有的中药散剂生霉严重时细腻的粉末即变成较潮软的团块。至于膏剂(内服膏剂)、合剂这两类成药,若在生产中灭菌措施不严,使用防腐剂的种类和比例不当,在盛药的瓶口或液面上也易生霉。若污染了酵母菌,还会逐渐引起发酵,气味变酸,严重时会冲掉瓶盖产生许多气泡,使药液变质失效。

8.4 中药霉变的防治方法

中药的霉变是由一定的自然因素促成的,在了解了霉菌生长条件后,就可掌握其规律性对症下药,霉变是完全可以防止的。预防霉变的关键是使霉菌在中药上无法生长,其次是消灭寄附在药材上的霉菌,使它们不再传播。

8.4.1 预防中药霉变的措施

1)采取正确的采集加工炮制方法

中药的采集、加工炮制、包装、运输与中药霉变的发生有密切关系。药材加工干燥前应将泥土、杂物和非药用部位等去掉,并冲洗干净。注意加工炮制的卫生条件与工艺技术,严格遵守各种标准操作规程,干燥场地应避免尘土飞扬,干燥仪器应清洁卫生。

中药霉变与加工炮制方法有密切关系。例如,烘烤干燥的橘皮不易返潮发霉和生虫,晒干的易发霉生虫。各种附片加工用的胆水,漂得干净的不易发霉,而未漂干净的易发霉。鸡血藤膏,熬得老嫩适宜的不易发霉融化,熬得嫩的,水分多,易返潮发霉或融化。又如,传统法炮制的蜜炙甘草 12 d 霉变,酒蜜同制法炮制的蜜炙甘草 20 d 霉变,酒蜜同制的蜜炙甘草密封条件下存放 3 个月也不变质发霉,高压高温蒸炙法炮制的蜜炙甘草久储一年不发黏,不发霉生虫。

2)控制中药的含水量

中药含水量的高低对霉菌生长有着直接影响。水是一切生物体中不可缺少的组成部分,占细胞的 70%~85%,它参与微生物原生质的胶体组成和物质新陈代谢,没有水就没有微生物的生命活动。据报道,在高湿低温储存的条件下,有霉菌生长;而在低湿高温条件下,霉菌生长受抑制。实践证明,中药材的含水量超过 15% 有利于霉菌生长。控制中药材含水量通常采用的方法为密封法、吸潮法、通风除湿法。

(1)密封法

密封是把一定范围的空间与外界隔绝起来,对空气进行温湿度控制与调节,从而达到防止中药霉变的传统方法。它是利用导热性能差、隔潮性能好的或不透性的材料,把中药尽可能封闭起来,防止储存环境的温湿度发生急剧变化,减弱外界的不良影响,达到安全储存的目的。

(2)吸潮法

当中药储存的密封环境中,由于潮湿空气侵入或商品、墙壁、地面等水分蒸发,相对湿度超过中药安全储存的范围,而库外气候又不具备通风或晾晒的条件,为保证中药的安全,必须设法降湿。常用的吸潮剂有石灰、木炭、无水氯化钙等。

(3)通风除湿法

利用空气自然流动的规律或人为地机械振动产生风,使库内外的空气交换,达到调节库内温湿度而保持中药干燥的目的。

3)加强入库验收

对含水量过高、受潮、包装破损及有变异现象的中药,可通过拣选、晾晒、烘干或更换包装等方法,经加工整理后再行入库。

4)做好在库检查

重点中药应拆包或开箱检查。检查中药有无受潮变软、生霉、泛油等。一般每月检查一次,梅雨季节每 5 d 一次。

5)控制库房相对湿度

霉菌生长发育所需的相对湿度在 75% 以上。库房相对湿度控制在 70% 左右可防药材发霉,用空气去湿机,并辅以去湿剂去湿。保持库内通风透气。通过翻垛通风使湿度及药材含水量下降。潮湿季节,用密闭库或密封容器储存中药,减少药材与外界潮湿空气的接触,防止发霉。常用的方法有吸潮剂吸湿、机械通风除湿等。

6)控制库房温度

霉菌生长最佳温度为 20~35 ℃,将储存温度控制在 20 ℃以下(5~10 ℃更佳),可有效地防止药材霉变。常用的方法有通风法、避光降温、排冷降温、保温、吸暖等。

7)分类储存,合理堆垛

怕热易融的中药需堆放于凉爽库房内。含水量相差悬殊的中药分开储存。易霉变、吸潮的中药不宜露天放置。根据气候、雨量及中药性质,采取合理的堆垛形式,防止受潮、受热及受压。较湿中药应置通风垛。地面较湿库房需加垫枕木。

8.4.2　中药霉变的治救与处理

中药霉变后的救治处理方法很多,一般可分为以下 6 个方面。

1)干刷去霉

干刷去霉即用棕丝刷或猪鬃刷直接刷去药物表面的霉菌。去霉前后需经日光暴晒,其目的主要在于散发水分,保持中药干燥,有利于刷掉菌丝,同时也有助于杀灭霉菌。有些根茎类、皮类等形体较大的中药发霉后,均可采用本法去霉。

2)撞击去霉

发霉不严重的药材,经日晒或烘烤使之干透后,可放入撞笼或麻袋、布袋内来回摇晃,通过互相撞击摩擦,可将霉去掉。发霉的药材较潮湿,如果不经过干燥,就不易把霉除掉。特别是有些圆形、类圆形或椭圆形的中药,如泽泻、莪术等,若发霉较轻,可用撞击法去霉。

3）淘洗去霉

凡不宜用撞刷法去霉的中药,可用水淘洗,淘洗时操作应快,禁水泡。淘洗后,及时捞出晒干或烘干,若因霉菌生长或淘洗而影响色泽(白)者,宜以硫黄烟熏,以保持其原(白)色。淘洗时可将发霉的药材放入缸内或盆内,加水搓洗或刷洗,去霉后,捞出晒干即可。对要求色泽鲜洁的,洗后捞出将水滴净或稍晾干,每50 kg用硫黄200~250 g熏蒸后再晒,这样可以增加色泽。在洗时,霉轻微的可用冷水,霉较严重的可用热水,洗时速度要快,不能久泡,以免伤水而影响气味或质量,并且不易晒干。

4）沸水喷洗去霉

沸水喷洗去霉,适宜于发霉严重又不宜淘洗的中药。方法是将已发霉的中药摊晾在竹席上或洁净的地面上,用开水喷洒,待霉菌除去后及时晒干或烘干。采用沸水喷洗,由于水温高,不但去霉快,而且也有杀灭霉菌的作用。

5）醋喷洗去霉

某些不能用水淘洗的已霉中药,如五味子、乌梅、山茱萸,以醋喷洗后闷润1~2 h再晾干。醋含醋酸有杀灭霉菌的作用,但不能广泛用于去霉,一般只适宜味酸或入肝止痛类药的去霉。每50 kg中药用醋2~3 kg喷洗。

6）酒喷洗霉

有些活血祛瘀药,如川芎、莪术、当归等,若霉变严重时,宜采用白酒喷洗,喷洗后,伏闷30~60 min,再晾干。白酒喷洗既能去霉防腐,也能"助药势、通血脉"。

目标检测

一、单项选择题

1.当气温逐渐升高,空气中相对湿度增大或当各种霉菌、害虫繁殖生长旺季时宜用( )。

    A.清洁养护法　　　　　　B.低温养护法　　　　　　C.密封养护法

    D.对抗同储法　　　　　　E.除湿养护法

2.以下哪项不是引起中药霉变的原因?( )

    A.感染霉菌　　　　　　　B.潮湿　　　　　　　　　C.含较多营养物质

    D.中药发汗　　　　　　　E.风化

二、多项选择题

1.中药表面附着的真菌生长繁殖的适宜条件是( )。

    A.温度为20~35 ℃　　　　B.相对湿度75%以上　　　C.含水量超过15%

    D.足够的营养　　　　　　E.充足的光照

2.影响霉菌生长的外部因素包括( )。

A.营养物质　　　　　　　B.温度　　　　　　　C.湿度

D.光线　　　　　　　　E.空气

3.下列有利于中药储藏的条件有(　　　　　)。

A.25 ℃以下

B.药物的含水量为9%~13%

C.环境相对湿度为60%~70%

D.隔绝空气

E.遮光

4.对中药饮片仓库的要求是(　　　　　)。

A.密闭性好　　　　　　B.阴凉干燥通风　　　　C.遮光性好

D.25 ℃以下　　　　　　E.相对湿度在85%以下

5.预防中药霉变的措施有(　　　　　)。

A.采取正确的采集加工炮制方法

B.控制中药的含水量

C.控制库房相对湿度

D.加强中药的出入库检查

E.分类储存,合理堆垛

三、实例分析

每年伏天是中药材储存的关键时期,若操作不当,易导致药材变异、真菌滋生。在储存时要注意哪些问题? 应采取何种措施?

第9章 中药虫害与防治

📖 学习目的

通过本章的学习,使学生了解中药虫害的种类、生活习性以及防治方法,为今后的职业发展打下基础。

📑 知识要求

掌握中药仓库害虫的来源、传播途径、环境因素对仓库害虫的影响。

熟悉常见的仓库害虫的种类和一般预防方法。

了解仓库害虫的生长发育规律。

📖 能力要求

熟练掌握中药虫害的检查与仓库害虫的防治操作方法。

中药在仓储过程中,由于仓储环境以及各方面因素的影响易发生被仓库害虫蛀蚀的现象。中药被虫蛀后,内部组织遭到破坏,出现圆形孔洞,严重的被蛀成粉末,失去药用价值。害虫的尸体、排泄物等甚至会产生有毒、有害物质,危害人们的身体健康。害虫对中药的危害多发生于中药材、中药饮片和部分中成药。化学中药、生物制品、生化制品由于制剂工艺先进,发生虫害的现象十分少见,但是含脂肪、糖、蛋白质、淀粉等成分的中药由于包装不严,受温湿度的影响也可能发生虫害的现象。虫蛀是中药储存中危害最严重的变异现象之一。

9.1 仓库害虫的来源和危害

9.1.1 常见仓库害虫

1)仓库害虫的来源、传播途径

(1)害虫的来源

①中药材在采收时,已寄生害虫的卵、幼虫或成虫,随药材进入仓库,一旦条件适宜,便继续生长繁殖。

②被害虫污染的包装材料反复使用也会使中药感染害虫。

③仓库内部在储存中药前没有进行消杀处理,本身隐藏有害虫。

④仓库内已生虫的药材未能得到及时熏蒸杀灭和隔离堆放,易引起其他药材被感染。

⑤生虫药材与未生虫药材同库共存的交叉感染。

⑥运输过程中被害虫污染,携带入库。

⑦仓库内部及周围环境不洁,害虫可寄居于内隐藏越冬,温湿度适宜时,飞入仓库内繁殖危害药物。

（2）传播途径

①害虫可由野外飞入库内,如蛾类、玉米象等。这类害虫生命力强,适应环境快,能在不太稳定的环境条件下发育繁殖。

②鼠类和昆虫也能传播。

③药材入库前未经仔细检查,将害虫或虫卵带入仓库,引起交叉感染。

④包装物料或包装容器以及各种运输工具本身不清洁已感染害虫,消毒杀虫不彻底。

2）常见仓库害虫的种类和特征

仓库害虫种类繁多,主要来源为 2 纲、13 目、59 科。绝大多数害虫来源于昆虫纲的鞘翅目（甲虫类）和鳞翅目（蛾类）。

（1）鞘翅目（甲虫类）

①药材甲。

形状特征:身体长椭圆形,成虫体长 2~3 mm,红褐色或深栗色,密被细毛,头生在前胸下,触角 11 节。前胸背近三角形,后缘微宽于鞘翅的基部,鞘翅上具明显的纵点行。幼虫体长 5 mm 左右,体上所被细毛短而稀,腹部背面排列有一列褐色小短刺。

生活习性:药材甲虫生育率较高,1 年发生 2~3 代,以幼虫越冬,成虫善飞,耐干力强,在黄昏或阴天较为活跃,一般产卵于药物表面凹褶不平的部位或碎屑中,经 5~10 d 孵化出幼虫。幼虫喜暗,耐饥力强,常在药物内部蛀成孔洞,并在其中化蛹,羽化成虫继续为害。

②米象。

形态特征:成虫体长 3~4 mm,初羽化时赤褐色,后变为黑褐色,触角 8 节。吻前伸呈象鼻状,后翅发达善于飞翔。卵长椭圆形细小,半透明乳白色。幼虫似蝇蛆,蛹长近 4 mm,呈椭圆形。

生活习性:米象的繁殖视地理环境条件而不同,我国北方 1 年 2~3 代,南方可达到 5~6 代。成虫越冬,繁殖力强,对湿度要求较高,喜潮湿、温暖、黑暗的生活条件。

③咖啡豆象。

形态特征:成虫体长 2.5~4.5 mm,长椭圆形,暗褐色,密被黄褐色细毛,黄白色的小斑点,触角 11 节。头正面三角形,复眼圆形,黑褐色。前胸背板长等于鞘翅的 1/2,前缘较后缘狭窄,背面微隆起,上生灰白色细毛,并形成棋盘状花纹,小盾片极小,圆形。腹末小三角形,露于鞘翅外。足细长,前足基节卵圆形,深褐色。幼虫成熟时体长 4.5~6 mm,乳白色,近弯弓状。具横向皱纹与白色短细毛。头大近圆形,淡黄色。

生活习性:咖啡豆象 1 年发生 3~4 代,幼虫隐藏于种子类和根茎类药材中越冬。成虫善飞能跳。在温度 27 ℃的条件下,雄虫羽化后 3 d,雌虫羽化后 6 d 即可交尾,交配后约 0.5 h 开始产卵,产卵前在药物上蛀蚀孔洞然后产卵。孵化后幼虫蛀入药物内部为害,直至化蛹羽化为成虫。

④谷蠹。

形态特征:成虫体长 2.5~3 mm,长圆形,暗红褐色至黑褐色,具光泽,头位于前胸背板下,触角 10 节。前胸背板中部隆起,上有多数小疣状突起,鞘翅上具显著刻点。幼虫体长 2~3 mm,生有淡黄色细毛,乳白色,头三角状,黄褐色、各足大小相等。

生活习性:1 年繁殖 2~3 代,以成虫在药物内越冬。在温湿度适宜的条件下繁殖 1 代只需 30 d。成虫喜取食果实种子类中药,特别喜食种子胚部,善于飞行,寿命可达 1 年。卵常产于药材的蛀孔内或缝隙中,孵化率较高。幼虫在种子类或根茎类药材中蛀食,直至羽化为成虫才脱出。一般多在药物的堆垛深处聚集为害。

(2)鳞翅目(蛾类)

①印度谷螟。

形态特征:成虫体长 6~9 mm;翅展 13~18 mm,身体密被灰褐色及赤褐色鳞片,两复眼间具一向前方突出的鳞片锥体。前翅长三角形,近基部的 1/3 灰黄色,其余 2/3 为赤褐色,并散生黑褐色斑纹;后翅三角形灰白色,半透明。卵椭圆形,乳白色。幼虫体长 10~13 mm,头部红褐色,体淡黄色。蛹长 5.5~7.5 mm,细长,腹部略弯向背面。

生活习性:1 年通常繁殖 4~6 代,北方 3~4 代。以幼虫越冬。幼虫在第 2 年 4 月、5 月间即羽化为成虫。每只雌虫可产卵 40~300 粒,卵产于药物表面或包装品缝隙中,孵化幼虫即钻入药物内为害,能排出大量带臭味的粪便,影响药材质量,是中药的重要害虫之一。

②地中海粉螟。

形态特征:成虫体长 7~15 mm,翅展 16~25 mm。前翅狭长,灰黑色,近基部及外缘各有一淡色的波状横纹,翅的外缘横列明显的小黑斑;后翅灰白色。幼虫体长 15 mm 左右,头部赤褐色,背面常带桃红色,体乳白色。

生活习性:1 年发生 2~4 代,以幼虫越冬。幼虫与谷蛾相似,吐丝将药材黏聚成团块。

3)危害药材的虫种

①危害根与根茎类药材的虫种:烟草甲虫、药材甲、咖啡豆象、锯谷盗、印度谷螟、米扁虫、玉米象、大谷盗等。这些虫种,食性复杂,多数能耐饥,除印度谷螟的成虫不食药材外,其余虫种的幼虫、成虫都会蛀蚀。烟草甲虫、药材甲、咖啡豆象等还能飞翔传播,危害性更大。

②危害花类药材的主要虫种:印度谷螟、粉斑螟、米扁虫、锯谷盗、药材甲、烟草甲虫、大谷盗等。其中,以蛾类的幼虫危害性大。

③危害果实类药材的主要虫种:药谷盗、米象、米扁虫、印度谷螟、咖啡豆象、皂荚豆象、药材甲、烟草甲虫等。

④危害种子类药材的主要虫种:烟草甲虫、锯谷盗、印度谷螟、咖啡豆象、玉米象、米扁虫、赤拟谷盗、药谷盗等。

⑤危害动物类药材的主要虫种:米扁虫、赤拟谷盗、白腹皮蠹、花斑皮蠹、拟白腹皮蠹、赤足郭公虫、烟草甲虫等。

9.1.2　仓库害虫的危害

1）害虫的发育规律

仓库害虫在整个生长发育过程中,需经过一系列的外部形态和内部功能以及生活习性的变化。仓库害虫经过卵、幼虫、蛹、成虫 4 个发育阶段的变化,称为完全变态,如鞘翅目、鳞翅目等。经过卵、幼虫、成虫 3 个发育阶段的,称为不完全变态,如白蚁。

仓库害虫无论在卵、幼虫、蛹、成虫的各个虫期,都可能发生休眠。引起休眠的主要原因是温度。仓库害虫发育的任何阶段,都可能对药物产生危害。鞘翅目害虫主要是幼虫为害,成虫也仍可为害;鳞翅目害虫主要是幼虫为害,成虫一般不为害。掌握中药害虫各个虫期生长发育的变态规律及危害时期,可采取相应的有效措施及时加以防治,减少中药损失。

2）仓库害虫的生活习性

仓库害虫的生活习性主要是指仓库害虫对外界环境的适应性以及在外界环境的影响下引起害虫的一些生理反应。

(1)适应性

仓库害虫一般对周围的环境条件有较强的适应性,如耐热、耐寒、耐干、耐饥性,并对化学药剂防治有一定的耐药性。害虫在适宜的环境中,一年可繁殖多代。如不注意防治,在短时间内可造成较为严重的虫害。

(2)食性

仓库害虫绝大多数食性广而杂,但它蛀蚀的成分是有限的,主要为淀粉、脂肪、糖类、蛋白质、纤维素等。这些成分含量的多少,决定了药物可能遭受蛀蚀危害程度的高低。

(3)隐蔽性

大多数害虫体型较小,体色深,具保护色,便于隐蔽和匿藏。

(4)趋性

害虫在外界条件刺激下引起运动的反应,称为趋性。凡趋向刺激物运动的反应,称为正趋性;凡背向刺激物运动的反应称为负趋性。

大多数蛾类食虫有趋光性;甲虫类害虫为负趋光性。根据这一特性,可利用灯光诱杀蛾类害虫;在检查生虫商品时,应注意阴暗处的甲虫类仓虫。

害虫对异性分泌的生物激素有正趋性,对化学剂有负趋性。利用这一特性,可采用昆虫生物激素诱杀或化学药剂杀灭害虫。

3）危害性

害虫对中药的蛀蚀可引起中药质变,以致报废损失。在目前常用的 600 多种中药中,易虫蛀药材占储存品种的 40% 以上。中药经虫蛀后,有的形成蛀洞,有的破坏中药性状,有的甚至将中药完全破坏成蛀粉,失去药用价值。害虫的蛀蚀及其所带来的危害通常表现在以下 5 个方面:

①害虫是带菌的媒介,它的分泌物、排泄物及腐败的残体,是微生物生长和繁殖的营养物质,可引起害虫和微生物的共生。

②害虫蛀入药材内部,排泄粪便,分泌异物,害虫繁殖变化的残体、死亡的尸体对中药造成不洁和污染,给人体健康带来危害。

③药材被蛀蚀成为洞孔或残缺不全,使药材减量,破坏药物的有效成分,使疗效降低或丧失药用价值。

④中药材被虫蛀之后,易导致某些品种泛油(如枸杞子、当归、党参等),花类药材容易散瓣,外形遭到破坏,引起进一步质变,影响药材质量。

⑤破坏包装及库房结构,影响中药的安全储存。

9.1.3　仓库害虫与环境的关系

仓库害虫和其他生物有机体一样,它们的生长、发育、繁殖与周围环境有着密切的联系。它们从环境中获得所需食物的同时也受到周围环境条件的制约,如温度、湿度、空气、营养成分、微生物等。

1)与温度的关系

害虫的体温不稳定,随着环境温度的变化可以进行一定范围的调整,也就是说它们属于变温动物,害虫的一切生理功能都受环境温度的支配。害虫的生长发育、繁殖等生命活动,对温度有一定要求。

害虫在15~35 ℃都能进行正常的生长发育和繁殖,故将此温度称为害虫的适宜温度区。绝大多数害虫在25~32 ℃时发育繁殖最快,是害虫最适宜的温度范围。

一般情况下,8~40 ℃是大多数害虫维持生命的有效温度。35~40 ℃的温度范围是害虫不活动温度范围,因温度较高,害虫常呈夏眠状态,生理功能的代谢下降,取食量减少,生长发育速度减慢。50~60 ℃的温度范围称为害虫的致死高温区。害虫受高温的刺激由强烈兴奋转入昏迷,虫体内的酶被破坏,部分蛋白酶凝固,在较短的时间内丧失生命活动能力。40~50 ℃的温度范围内,害虫处于昏迷和致死的临界线上,若害虫转入适宜温度范围,则可恢复正常生理功能;若长时间在此温度范围内,其新陈代谢失去平衡可致死亡。在2~8 ℃的温度范围内,因温度较低,害虫常呈冬眠状态,生理功能的代谢下降,取食量少,生长发育速度基本停止。随着温度的继续下降可致死亡。一般在10 ℃以下,害虫的生命活动就受到严重的抑制。在-4 ℃以下,虫体因体液结冰、细胞原生质冻损而脱水致死。因此,在夏季采用暴晒杀虫时,就要考虑暴晒时间的长短。用烘干、沸水喷淋、蒸气杀虫也要考虑温度和时间的问题。

2)与湿度的关系

湿度是指空气的干湿程度。湿度对害虫的影响主要包括药物中所含的水分和空气中的相对湿度。害虫体内废物的排泄、体温的调节、食物的消化等生理活动都与水有关。害虫体内的含水量较高,一般占其体重的45%~90%。它们体内水的来源主要依靠摄取食物时获得。水是害虫进行生理活动不可缺少的基本条件,是害虫发育繁殖的重要物质基础。

药物含水量的高低直接影响害虫的取食和对食物的消化吸收。药物含水量的变动受空气湿度的影响。湿度适宜时,有利于害虫生长发育。在一定条件下,药物的含水量越高,虫害越严重。相反,如果把药物的含水量控制在一定范围内,就能抑制生虫或减少虫害的发生。

一般情况下,相对湿度在70%~80%时(温度18~27 ℃),害虫的繁殖能力最强,产生1代的时间最短,对中药商品危害最严重。相对湿度为75%~90%时(温度27~35 ℃),害虫繁殖能力下降,生育缓慢。相对湿度为30%~40%时,害虫从空间得到的水汽极少,不能对食物进行充分的分解利用,导致生理失调或死亡。

在实际中药养护过程中可知,湿度和温度这两种因素对害虫生存的影响是相互联系的。即使温度适宜,但如果空气干燥(湿度小),害虫也无法生存。如果空气湿度高,但气温低,害虫的新陈代谢也会变得缓慢,发育也会受到抑制。因此,降低药物的含水量和控制库房温湿度就能防止或减少虫害。

3)与空气的关系

空气是由多种气态物质组成的混合物,按体积计算,O_2(氧)占空气组成的21%;N_2(氮)占78%;CO_2(二氧化碳)占0.03%;其他气体约占0.97%。

仓库害虫同其他的生命体一样,其生长发育的全过程以及它的繁殖都离不开氧。氧是害虫代谢不可缺少的物质。害虫在低氧的环境中呼吸加快,对有机物分解不完全,缺少生命活动所需的能量,气门关闭停止取食,麻痹昏迷。低氧程度严重仓虫死亡,低氧时间长仓虫死亡。气调养护法、自然降氧法、低氧低药量养护法等,就是利用低氧环境促使害虫的生长发育受到抑制直至死亡。一般情况下,当密闭环境下氧的浓度降到1%~2%时,一定时间内绝大多数仓库害虫因缺氧窒息而死亡。

9.2 中药虫蛀的主要原因及检查

9.2.1 中药虫蛀的主要原因

虫蛀的发生与温度、湿度、氧气、中药成分、中药含水量等有密切关系。中药的化学成分是引发虫害的根源:中药富含蛋白质、糖类、脂肪油、淀粉等成分,这些成分是害虫生存所必需的营养物质。

营养物质是害虫生长发育不可缺少的基本生活条件,也是影响其发育快慢、繁殖能力大小的主要因素之一。例如,山药、党参、天花粉、芡实、黄芪、枸杞、当归、大枣、甘草、桂圆肉、薏苡仁、泽泻、土鳖虫、蛤蚧、鹿茸、蜈蚣等易受害虫蛀蚀,是因为它们体内含有许多害虫可食的营养物质,而矿物类中药之所以不被蛀蚀,原因则是它们无法直接从矿物类药中获取营养物质。

大多数中药害虫的食性通常较大,但它们取食的主要成分还是有限的,一般多以脂肪、淀粉、蛋白质、糖类为主。故凡含有这些成分较多的中药遭受虫害就大,反之遭受蛀蚀程度就小。

9.2.2 易虫蛀的中药

1)根及根茎类中药

根及根茎类中药较易生虫的有独活、白芷、防风、川芎、藁本、泽泻、藕节、川乌、草乌、前胡、南沙参、莪术、山药、黄芪、当归、党参、板蓝根、苎麻根、白附子、贝母、天南星、半夏、郁金、甘草、桔梗、天花粉、防己、甘遂等。

2）藤木类中药

藤木类中药较易生虫的有鸡血藤、肉苁蓉、海风藤、青风藤、锁阳、桑白皮。一般易生虫的有黄柏、椿白皮、寄生、桂枝等。

3）花类中药

花类中药较易生虫的有款冬花、菊花、金银花、凌霄花、闹洋花、芫花、木槿花、芙蓉花、蒲黄等。

4）果实及种子类中药

果实及种子类中药较易生虫的有枸杞子、川楝子、全瓜蒌、猪牙皂、金樱子、芡实米、薏苡仁、莲子、莲子心、佛手、香橼、槐角、橘红、陈皮、山楂、无花果、麦芽、谷芽、瓜蒌皮、枳实、枳壳、浮小麦、槟榔、荔枝核、娑罗子、酸枣仁、皂荚、山茱萸、胖大海、红豆蔻、木瓜、淡豆豉、赤小豆、白扁豆、肉豆蔻等。

5）动物类中药

动物类中药较易生虫的有蛤蚧、蕲蛇、白花蛇、水獭肝、刺猬皮、蛤士蟆、蜈蚣、乌梢蛇、鹿胎、龟头、土鳖虫、紫河车、狗肾、红娘子、青娘子、斑蝥、蜘蛛、虎骨、豹骨、龟板、鳖甲、九香虫、蟋蟀、壁虎、地龙、桑螵蛸、穿山甲、水蛭、鹿筋、僵蚕、蜂房、鸡内金、蛇蜕、海龙、海马等。

6）藻菌类中药

藻菌类中药较易生虫的有冬虫夏草、茯苓、灵芝、银耳。

9.2.3 易虫蛀中药的检查

中药虫蛀的发生是有条件、有基础、有季节性的。为了做好中药的养护工作，必须首先加强检查才能发现虫情，从而及时有效地采取防虫治虫的措施，以达到安全储存的目的。

据统计，易受虫蛀的中药有 400 余种，其中易虫蛀的占 200~300 种，极易蛀的为 100~200种。检查应以后者为重点。因为它较前者发生快、被害速，若不及时检查发现，将会造成极大损失。

1）仓虫感染度及受感染中药的处理

（1）仓虫感染度

仓虫感染度是指甲虫、蛾和螨类在中药中的个体数量。检查方法可用感官或 5~10 倍放大镜观察。

仓虫感染度的确定：感染度一般分为以下 3 级。

①甲虫类：将中药样品通过筛孔为 2.5 mm 的筛子，在筛出物中检查活、死甲虫数目，按1 kg 样品中甲虫数来确定其感染度：1~5 头为一级；6~10 头为二级；超过 10 头为三级。

②蛾类:中药样品不必过筛,而用手挑。其感染度按甲虫类标准确定。

③粉螨类:将中药样品通过筛孔为 0.5 mm 的筛子,在筛出物中用放大镜检查粉螨的数目,按每 1 kg 样品中粉螨数确定其感染度:不超过 20 头为一级;超过 20 头,但粉螨可自由移动,尚未形成团块的为二级;粉螨很多,已形成致密毡样团块,且移动困难的为三级。

(2)仓虫感染度的测定方法

取 1 kg 样品,在各种筛上过筛 3 min,每分钟 120 转。通常采用双层筛:上层筛的筛孔直径为 2.5 mm,下层筛的筛孔直径为 0.5 mm,筛框 30 cm。在直径 0.5 mm 筛上会留下能通过上层筛的较大甲虫如谷象类;而在直径 0.5 mm 筛的下面则是螨类、灰尘等。

如果中药样品经过冷却(低于 5 ℃),则必须将样品置于室温 1.5～2 h;或将筛出物置于 25～30 ℃加温 10～20 min,待仓虫活动,再行计数。仓虫检测期:以春季温暖季节与夏季为宜,利于及时发现和处理仓虫。

(3)被虫蛀中药的处理

受感染中药首先须经筛选、整理、干燥、消毒;然后根据感染度采取不同的处理措施:一级感染的中药允许再供药用;二级感染的中药不仅要过筛,还要挑拣消毒后才可供药用;三级感染的中药不能供药用。

2)易虫蛀中药的检查

蛾类成虫喜在明亮处迁飞,如某药垛四周蛾类成虫密集,应重点检查该垛。蛾类幼虫常在药垛表面吐丝,形成一层丝状薄膜。甲虫类喜阴暗,常在药垛下层或背光处匿藏。仓虫藏匿及易虫蛀部位为主根、分叉、裂隙、擦伤破损处。

药垛缝隙间的蜘蛛网上常粘有个体较小的仓虫,药垛地面、四周的粉尘碎屑中常有仓虫藏匿,用力敲打垛体下层和背光下角,有蛀粉或仓虫落下。

检查时,要逐个货位、品种进行。首先检视仓间环境和药垛表面。对易虫蛀中药的检查应注意货垛周围有无虫丝、蛀粉等,然后抽中心或底部拆包、开箱检查。取样检查时,应先从外表观察,检查药材表面,或采取剖开、折断、打碎、摇晃、敲打或滚动等方法,针对不同中药最易受害的部位进行检查。

(1)根及根茎类中药的检查

蛀蚀根及根茎类药材的仓虫虫种较多,不仅幼虫、成虫都能危害,有的还能在储运期间衍生繁殖,危害性大。根及根茎类药材的主根、分叉、裂隙、擦伤破损处,常是仓虫藏匿或是最先蛀蚀之处,故可根据害虫虫蛀方式、部位以及药材的性质、形态采取剖开、折断、打碎、摇晃、敲打或滚动等方式进行检查。

圆柱状药材如防风、赤芍、牛膝等一般外表都有皮层保护,仓虫蛀蚀多在两端或周围裂隙伤痕处然后向内发展。党参、当归、独活等蛀蚀从主根头部开始,然后逐渐蔓延到支根或全体。藕节、前胡、泽泻等中药先在表面伤痕、裂隙处蛀蚀,最后进入内部为害。甚者被蛀成许多孔道,只剩下皮层。

质地坚实的药材,害虫蛀蚀较缓慢,外表有明显蛀孔。如白芍、莪术、三棱、金果榄等。质地疏松含有多量淀粉的药材,被蛀后发展快,如天花粉、白芷、泽泻、山药等。

(2)藤木皮类中药的检查

鸡血藤、木通、寄生等中药害虫在内部为害。桑皮厚的易蛀,薄的不易生虫。松节、桑枝虫蛀发生于皮木之间,只有折断或敲击才能发现虫迹。鸡血藤、首乌藤、海风藤等仓虫从茎枝内部纵穿蛀蚀,表面仅见小蛀孔,但经敲击振动或折断,则有蛀粉或仓虫落下。黄柏虫蛀常在皮内层或断裂处发生,或在两片相叠处或厚树皮的中间出现蛀痕。槲寄生的茎枝易蛀,桂枝木部易生虫,椿皮质松,被蛀后蛀迹遍及全体。

(3)花类中药的检查

花类药材虫蛀的规律是陈货比新货易生虫;潮软的比干燥的易生虫。例如,蒲黄新货不易生虫,陈货易生虫。若发现花朵变软、颜色黯淡、散瓣碎屑多的,则必须细致检查。检查时,可根据不同花型采取抖动、展开、筛簸等方法重点检查花冠、花蕊处,因花类中药虫蛀部位一般多在花冠或花蕊处,如凌霄花、闹洋花、芫花、玫瑰花、月季花、金银花等。

花类药材生虫时的外观表现各不相同。如凌霄花生虫后,花冠多有蛀洞;款冬花生虫后,苞片碎落,苞片缝隙处有棉絮状细丝,花朵粘连;菊花生虫,则多在花头的中间部分。呈朵状开放的花,生虫时一般多从花蕊部位开始,重瓣花仓虫常潜伏在皱缩的花瓣内,如玫瑰花、月季花、山茶花、白槿花等。雪莲、芫花、月季花等,被蛀后花瓣散落。代代花、金银花、槐花(米)生虫,蛀孔很小,不易发现,严重时能将花苞体蛀空,仅留外表部;或被蛾类幼虫吐丝缠绕,匿伏为害。蒲黄、莲须、红花生虫多在包装四周吐丝缠绕,粘连成串。

花类药材生虫的部位不同,凌霄花、金雀花、闹洋花等多在花冠内生虫;木槿花、芙蓉花多在花瓣和花蕊处生虫;芫花朵小,一般易在花内生虫,使花朵零乱;蒲黄的花丝和花粉粒易被虫蛀而连结成串状,尤其靠近包装物处更易生虫。检查时要根据具体品种的特点进行。如检查芫花、菊花、款冬花时可将样品放在平铺的纸上,用手抓起抖动,看其是否有害虫及虫粪落下。结块的应掰开检验。检查凌霄花、木槿花、芙蓉花、闹洋花时把蜷缩的花瓣展开,看花冠内接近花萼部位是否有虫。

(4)果实及种子类中药的检查

果实及种子类中药富含糖质、淀粉、脂肪油等成分,是害虫最喜食的物质,也是害虫生长发育不可少的养料,故极易被蛀。一般来说,种子类药材生虫与其完整性有关;果实类药材生虫与干湿程度有关。肉厚丰满、无外种皮保护的种子类药材易生虫。对有种皮保护的细小种子,仓虫则常蛀蚀种子外表的膜衣或果肉的残留部分,易吐丝结串,污染药材。

种子类药材生虫常与其完整性有关:种子破裂的易从破口处被蚀,如枣仁、杏仁等。胖大海只要外皮不破碎,则不易生虫。带外壳的使君子一般不易生虫,但易萌霉泛油,去壳的使君子仁则易生霉泛油和生虫。娑罗子外壳和栝楼皮不破碎都有保护作用,一般不易生虫,破损的易生虫和萌霉。圆粒状种子,质地坚硬,外表仅现细小蛀孔,应仔细观察,如赤小豆、莲子等。细小的种子,如青箱子、车前子、葶苈子等生虫常吐丝成串。莲子心生虫常结丝污染。仓虫排泄物污染药材可通过筛子过筛,从筛出的碎粒中检查仓虫。某些果实类药材生虫往往先从内部开始。金樱子、川楝子、无花果、胖大海等被虫蛀以后外表蛀迹不明显,但内部已蛀蚀得很厉害。橘红、陈皮等生虫,一般都在果皮的里层部分,害虫的排泄物往往结丝成串。山楂、红枣被虫蛀时表面可见蛀洞,蛀洞周围果皮紧缩发黑,掰开后可见幼虫或虫粪(多为蛾类幼虫)。

种子类中药,要注意去壳种仁表面的残核状和带壳种子表面的蛀洞。被甲虫类仓虫危害的种子表面形成不易察见的蛀洞,检查时要击碎。

果实类药材其生虫与干湿程度有关。干品虫情发展慢,危害较小;潮软者虫情发展快,危

133

害面广。成件商品接近包装上下四角处易生虫；尤其软润多汁的肉质及含糖分的药材，最易滋生仓虫；有些果实表面迹象不明显或仅有细小蛀孔，但内部已严重蛀蚀，如胡椒、金樱子、川楝子、红豆蔻等。

🍎 课堂互动

> 试分别分析：比较南北山楂、黑白胡椒的生虫性。

(5) 动物类中药的检查

动物类药材应重点检查动物干尸的腹部、尾部（蛤蚧、壁虎）、肌肉残留处。昆虫类药材虫蛀时虫体外表蛀迹不显，但翅足易残损脱落，虫体空虚，外表不洁。

各种动物类药材生虫的部位一般都不同。例如，蛤蚧、壁虎的尾巴最易被蛀蚀，甚者内部被蛀空，只留一层薄皮。蕲蛇、白花蛇、乌梢蛇等全体都易受虫蛀，严重时全体被蛀尽，仅留头骨部分。狗肾、鹿筋、紫河车等害虫常在缝隙深处隐藏。虻虫、土鳖虫、九香虫等昆虫类药材一般蛀蚀腹部，从外表不易看出。蛤士蟆、地龙、象皮、蛇蜕等生虫后外表较易发现。龟板、鳖甲等仓虫易蛀蚀残留的筋肉。鸡内金则被仓虫蛀蚀其表面残留的糠屑。桑螵蛸、蜂房生虫后，害虫一般是蛀蚀窝内已死的螳螂卵或蜂蛹。海龙的害虫能蛀入其体内，但干燥的则不易生虫。

动物类中药被害虫危害的形式很多，有的隐蔽在昆虫药材体内蛀蚀，并在其中发育繁殖，如土鳖虫、蛴螬、九香虫；有的裸露在动物皮毛或骨骼的筋膜上蛀蚀，如穿山甲、猴骨；也有的利用药材本身形状的特点作掩体，潜伏其中为害。因此，检查动物类药材的害虫，除认真观察其筋膜肌肉、关节、内外表皮外，对甲虫类昆虫还需开胸腹检查。

🍎 知识拓展

> 蛤蚧、壁虎的尾部完整与否对疗效有很大关系，因此，检查蛤蚧、壁虎时，除了从表面观察以外，还应用手捏一下尾部，看其是否坚实。如感觉虚空时，则应注意检查。
>
> 检查桑螵蛸时，用手将其折断观察内部，如窝内的虫卵有黏性浆汁，说明还未死亡，到一定时候又会孵化变虫，破巢而出，造成损失。可用熏蒸法将虫卵杀死。

(6) 藻菌类中药的检查

易生虫的藻菌类药材品种多为真菌的子实体或菌核。检查时，看表面有无蛀洞，或采取轻轻叩打、击碎的方法检视。例如，冬虫夏草一般先从内部蛀起，腹部空而不实，但外表仅有细小蛀口，不易看出。灵芝生虫时表面蛀孔细小，常蛀入内部为害。茯苓规格多，虫蛀情况各都不同：个苓的皮层不破裂，不易生虫；但碎裂破皮或疏松的部位最易生虫。茯苓皮质地疏松，易生虫，生虫多在皮层内部质松的地方。块状和片状的赤白苓、茯神较少生虫，块苓较片苓易生虫。原包装的在容器边缘地方较易受潮而生虫。检查这些药材要根据它们不同的特点来进行。例如，冬虫夏草有扎成把和散装两种，扎成把的应拆把检查。冬虫夏草一般都是从内部先蛀，因此，在检查时可用手指捏一下，如腹部空而不实，应注意是否有生虫现象。这种药材正常的其断面都是黄白色带粉性。检查茯苓时,应根据其不同的形状观察其容易生虫的部位。对箱(桶)装的片苓应将原箱(桶)打开后层层检查,且检验时必须在包装四周和底层取样。

(7)中药炮制品的检查

中药炮制品的品种较多,方法各异,加辅料炮制的品种易霉、易蛀。如盐炙的泽泻、荔枝核、橘核;蜜炙的甘草、黄芪、百合不仅易吸潮、稀化,使其含水量增加,同时也易生虫。有些发酵、发芽、复制品如六神曲、淡豆豉、麦芽、胆南星等也易虫蛀。检查时,应以这类炮制品为重点,如六神曲、建神曲装箱、开箱检查时,应先注意底层和四周,这些部位因易吸潮往往先生虫,要及时发现,防治虫患。

(8)中成药的检查

中药成药有散、丸、丹、膏、片、露、酒、锭、曲、糊、液各种剂型。在这些剂型中,尤易虫蛀的是丸剂,如六味地黄丸、四君子丸等。

害虫对丸剂的为害方式是:先在表面蛀孔,后逐渐深入其中,寄居于内,在其中取食、发育繁殖后代。

害虫对散剂药的为害方式是:先吐丝粘连粉末,营造一中空且呈连珠状的茧,然后居匿在内取粉蛀蚀,从表面较难发现其迹。因此,发现丸粒有蛀孔、粉末有粘连时,要剖开检查。

9.3 仓库害虫的防治方法

用化学防治法防治害虫曾经兴盛一时,现在某些地区、某些品种的害虫防治上还在大量使用,这是不提倡的,也是应该引起注意的问题。应立足以防为主,积极推广无污染、无公害的现代化防虫治虫的新方法、新技术,以保证人们用药的安全。

对易生虫的药物在储存养护过程中,除了要勤检查以外,必须从杜绝害虫来源、控制其传播途径、消除繁殖条件等方面入手。中药储存时,首先要选择干燥通风的库房,加强仓库温湿度的管理,使仓库的温湿度控制在适合中药安全储存的范围内,防止虫害发生。

9.3.1 昆虫害虫的防治方法

1)预防仓库害虫的方法

(1)选择正确的采集加工炮制方法

选择适宜的采集时间与方法既可提高有效成分含量,又能防止害虫为害。中药采集后必须经过加工炮制才能供中医临床使用,一般要经过净选加工、干燥、包装等程序,其中净选和干燥最为重要,干燥适度才能将害虫彻底杀死。因此,采取适宜的加工干燥方法完全彻底杀灭虫害及虫卵,去除非药用部位,对防止虫害发生,减少药物在储存中的各种变异具有十分重要的作用。

(2)入库验收是关键

中药入库时除了对其规格、真伪、优劣等进行全面检验以外,首先检验包装周围和四角部分有无虫迹,经敲打振动后看是否有蛀粉及虫粪落下,同时应注意包装容器本身是否干燥。然后取样检验药材的内外部是否生虫。可根据药材的不同情况,对药材进行剖开、折断、打碎、摇晃等方法来进行检查。发现含水量超标或有虫蛀现象或有虫卵附着应拒绝入库,隔离存放,避免交叉感染。

(3)做好在库检查

中药经检查合格入库后,由于库存的其他商品以及仓库内外环境的影响,仍有可能会生虫。因此,必须做好经常性的在库检查工作。检查要依次逐包、逐件、逐货垛的进行。夏秋季气温高,湿度大,可 3~5 d 检查 1 次;冬春季温湿度低,不利于害虫生长,可每半个月检查 1 次。同时,要根据品种、季节的具体情况进行有目的、有重点的检查,发现问题及时处理。

(4)控制中药的含水量

中药的生虫与否和它的含水量有着重要的关系,在一定条件下,中药的含水量高,易发生虫害。相反,如果把含水量控制在一定标准下,就能抑制生虫或减少虫害的发生。大多数中药材的含水量应控制在 13% 以下。

(5)控制库房温湿度

仓库害虫的生长、发育、繁殖等生命活动都要求一定的温湿度条件。害虫在适宜的温度范围(15~35 ℃)内,一般都能完成其正常生长发育;水是药物害虫进行生理活动不可缺少的基本条件,没有水就没有害虫的生命活动。因此应加强仓库内温湿度管理,选择干燥通风的库房,垫高垛底,必要时,可使用适宜的隔潮材料或在适宜的地方放置吸潮剂,使仓库的温湿度控制在安全合理的范围内,杜绝虫害发生。

(6)检验防治

检验防治的目的是防止危害性病、虫、杂草、种子等的传播和蔓延。我国已有规定的对外检疫对象有谷象、四纹豆象、谷斑皮蠹等,对内检疫对象由各省自行规定。中药进口的有 50 多种,出口有 300 余种均须按国家规定做好检疫。

(7)合理安排出入库

易蛀中药陈货较新货更易生虫,故应视具体品种新陈、质量状况,易蛀中药宜先行出库。同时对此类中药的货垛应有明显标志以利于保管养护。每年 5—10 月气温高、湿度大,为仓虫活动繁殖旺盛期,应采取各种有效措施予以防治。

(8)虫情测报

加强虫情观察,掌握仓虫发生规律。尤其在成虫活动季节,要加强在库储品的检查,或用诱虫灯诱捕。有的国家还采用商品雷达测报虫情,取得了良好效果。

2)仓库害虫的防治技术

中药仓虫常用的防治方法有清洁卫生防治法、密封防治法、高温防治法(暴晒、烘烤、热蒸等)、低温冷藏法、埋藏防治法、异性对抗同储防治法(山苍子防虫、花椒防虫、樟脑防虫、大蒜防虫、丹皮防虫、伤湿止痛膏防虫、乙醇诱杀、白酒防虫等)、化学防治法、生物农药防治法、药剂消毒、隔离感染等。

近代养护方法自然降氧防治法、低氧低药量防治法、气调养护防治法、远红外干燥法、微波防治法、电离辐射防治法等。

种子类药材可用开水浸烫法杀灭害虫。具体方法是:种子类药材用纱布包好或装入篮子内,然后放入开水中浸泡 0.5 min,取出立即摊开晒干。注意:药量大时,开水要多。每次只能烫 10~15 kg,此法不影响种子发芽率,反可缩短发芽时间,处理最佳时间在收获后 10~15 d 内。

9.3.2　鼠害的防治方法

我国幅员辽阔,地大物博,野生鼠类繁多,发现的家鼠和野鼠有 80 多种。这些鼠类分布广、数量大、繁殖力强、数量年变率大,给人们的生产生活带来严重的危害,也是中药养护的防治对象之一。

课堂互动

常见的老鼠有哪些特性? 如何更好地防治鼠害?

1)常见的仓鼠特征和习性

(1)小家鼠

小家鼠别名小耗子、小老鼠、鼷鼠。属于啮齿目、鼠科。体型小,体长 60~100 mm,尾长短于体长或等体长,体重 9~20 g。头较小,吻短,耳圆形,长 11~14 mm,明显地露出毛被外。四肢细弱,后足较短,仅略大于耳长,不足 19 mm。不同地区生长的小家鼠体型有一定的差异。小家鼠分布极广,室内外都能栖息,喜欢在较为干燥的环境下生活。小家鼠洞穴结构比较简单,食性杂,最喜吃小颗粒的粮食作物和含一定营养成分的中药材,也啃食种子、幼苗、树皮、果蔬等。小家鼠取食主要在夜间,一般 19:00—22:00 为取食高峰。经常出没于食物与栖息之处,具有明显的季节迁移习性。

(2)褐家鼠

褐家鼠别名大家鼠、挪威鼠、沟鼠、白尾鼠。属于啮齿目、鼠科。褐家鼠是鼠科中体型较大的一种家栖鼠。体粗壮结实,尾长达体长的 1/3 还多,被毛稀疏,环状鳞清晰可见。头小吻短,耳短小而厚,向前翻不到眼,后足较粗大,体重 60~300 g,体长 120~220 mm。褐家鼠雌鼠乳头 6 对。体背毛多数呈棕褐色或灰褐色,毛基深灰色,毛尖染棕色,头部和背中央毛色较深,体侧毛色略浅。褐家鼠栖息地十分广泛,适应性强,仓库、厨房、农田、菜地、荒地、森林、河旁等各种环境均可见到。褐家鼠洞穴构造比较复杂,一般洞有出口 2~4 个,洞内有巢室与仓库。食性很杂,食谱很广,几乎所有的食物均可为食,对饥渴的耐力较小,取食频繁,对水的需求量大,故在水源附近密度较大。褐家鼠为昼夜活动类型,在野外以晨昏活动最频繁,在室内多于午夜最活跃。

2)防治方法

(1)环境防治法

仓鼠的生长发育需要水、食物以及隐蔽的栖息条件。因此,创造一个不适宜其生存的环境,就能使一个地方的鼠量大大下降,并能使灭鼠成果容易得到巩固。首先要搞好环境卫生、清除仓库周围的杂草、随意堆放的物品,经常清扫库内外,各种用具杂物收拾整齐,经常检查,不使鼠类营巢,仓库门口要设 30~40 cm 的挡鼠板。断绝老鼠的食物,把易发生鼠害的中药尽可能地存放在加盖的容器内,使老鼠得不到食物而被动地去吃投放的毒饵,以达到消灭老鼠的目的。

（2）**物理防治法**

物理防治法又称器械灭鼠法，应用较久，应用方式也较多，如鼠夹、鼠笼、粘鼠板、超声波灭鼠器、电子捕鼠器等。超声波灭鼠器是利用电子仪器产生的超声波来驱杀老鼠，此法对仓储中药无污染，对人无危害。电子捕鼠器须设立离地面 3~5 cm 的电网，使用时一定要注意安全，严格按操作规则进行操作。同时，要远离易燃易爆品，捕鼠时要有人员看守。

（3）**化学防治法**

化学防治法又称药物灭鼠法，是应用最广、效果最好的一种灭鼠方法。药物灭鼠又可分为肠毒物灭鼠和熏蒸灭鼠。作为灭鼠所用的肠道灭鼠药，主要是有机化合物，其次是无机化合物和野生植物及其提取物。

常用的灭鼠药物有 0.005% 溴敌隆及 0.005% 鼠得克小麦片毒饵，即用两种药物 0.1% 母粉，按比例加入小麦片及 1% 花生油，分别配制。3% 马钱子毒饵，即马钱子粉碎，80 目过筛，按所需浓度加玉米粉、植物油、调味品，用成形机制成直径约 0.3 cm、长约 1.5 cm 的圆条形，晾干即可。0.3% 溴代毒鼠磷大米毒饵，药物用 95% 酒精溶解，加入大米中，搅拌均匀，加少量食用红色素作为警戒色，加 2% 食糖即成。防治害虫时所使用的化学熏蒸剂对老鼠也有杀灭作用。此外，各地还根据本地的实际情况和灭鼠经验，配制了许多不同种类的灭鼠药。无论什么样的灭鼠药，在使用时都要注意安全，灭鼠的同时不能对养护的中药、操作人员产生危害，同时不能污染环境。

（4）**生物防治法**

生物防治法是利用鼠类的天敌，如鹰、猫头鹰、蛇等。因此，保护这些鼠类天敌，对减少鼠害是有利的。同时，可利用对人和仓储药物安全、不污染环境的生物药剂灭鼠。

目标检测

一、单项选择题

1.仓库害虫维持生命活动的有效温度范围为（　　）。

　　A.8~40 ℃　　　　　　　　B.15~45 ℃　　　　　　　　C.20~50 ℃

　　D.10~25 ℃　　　　　　　　E.30~40 ℃

2.仓库害虫呈冬眠状态的温度范围一般为（　　）。

　　A.2~10 ℃　　　　　　　　B.-2~10 ℃　　　　　　　　C.-4~8 ℃

　　D.-15~4 ℃　　　　　　　　E.10~15 ℃

3.仓库害虫进行正常生长发育和繁殖所需要的温度条件是（　　）。

　　A.8~40 ℃　　　　　　　　B.20~40 ℃　　　　　　　　C.10~25 ℃

　　D.15~35 ℃　　　　　　　　E.30~40 ℃

4.仓库害虫生长发育最适宜的相对湿度范围是（　　）。

　　A.40%~60%　　　　　　　B.70%~80%　　　　　　　C.70%~90%

　　D.45%~65%　　　　　　　E.30%~40%

5.低温冷藏法储存药材时，仓库温度应控制在（　　）。

　　A.15 ℃以下　　　　　　　B.13 ℃以下　　　　　　　C.11 ℃以下

D.8 ℃以下   E.0 ℃以下

6.下列哪种中药材最易虫蛀?(   )
  A.黄连   B.商陆   C.白芷
  D.紫草   E.薄荷

7.含淀粉多的饮片易(   )。
  A.虫蛀   B.潮解   C.泛油
  D.变色   E.风化

8.在饮片储藏过程中,为防止害虫入侵,最有效、最基本的方法是(   )。
  A.清洁卫生   B.密闭   C.通风
  D.干燥   E.烘干

9.仓库门口设置的挡鼠板的高度一般是(   )。
  A.30~40 cm   B.20~30 cm   C.15~20 cm
  D.10~20 cm   E.50~60 cm

10.电子捕鼠器设立的电网高度离地面一般为(   )。
  A.1~2 cm   B.3~5 cm   C.6~7 cm
  D.5~6 cm   E.8~10 cm

二、多项选择题

1.下列饮片易发生虫蛀的有(   )。
  A.桑螵蛸   B.大黄   C.前胡
  D.娑罗子   E.细辛

2.仓库害虫危害性的主要表现为(   )。
  A.与微生物共生   B.污染药物   C.药材减量
  D.引起药材泛油   E.降低疗效

3.仓库害虫的生活习性是(   )。
  A.适应性强   B.具一定耐药性   C.食性单一
  D.具隐蔽性   E.繁殖力强

4.影响仓库害虫生长发育的环境因素有(   )。
  A.温度   B.湿度   C.空气
  D.营养成分   E.微生物

5.目前较为环保的中药害虫防治方法有(   )。
  A.氯化苦熏蒸法   B.气调养护法   C.自然降氧法
  D.远红外干燥法   E.低氧低药量法

6.下列哪些中药可防鹿茸生虫?(   )
  A.樟脑   B.当归   C.桂圆
  D.白酒   E.花椒

7.常用的防治鼠害的方法有(   )。
  A.环境防治法   B.物理防治法   C.化学防治法
  D.生物防治法   E.控制仓库湿度

8.花类中药虫蛀的规律是(　　　　)。

　　A.新货比陈货易生虫

　　B.潮软的比干燥的易生虫

　　C.花朵变软、颜色黯淡、散瓣碎屑多的易生虫

　　D.花类虫蛀部位一般多在花冠或花蕊处

　　E.以上都不对

9.以下中药虫蛀的检查,正确的是(　　　　)。

　　A.种子类药材生虫常与其完整性有关

　　B.果实类药材其生虫往往与干湿度有关

　　C.根及根茎类药材的主根、分叉、裂隙、擦伤破损处常是虫蛀的地方

　　D.黄柏生虫常从皮内层或断裂处发生

　　E.蛤蚧和壁虎的虫蛀检查不必检查尾部是否完整

10.防治仓库害虫常用的物理方法有(　　　　)。

　　A.高温防治法　　　　　　B.低温防治法　　　　　　C.熏蒸法

　　D.气调法　　　　　　　　E.红外干燥法

三、简答题

1.仓库害虫的传播途径是什么?

2.仓库害虫的危害性有哪些?

3.仓库害虫的常用防治方法有哪些?

四、实例分析

气调养护中,要将密闭环境下氧的浓度控制在2%以下才能有效地杀灭害虫,试分析原因。

第 10 章　其他中药变异及防治

📖 学习目的

通过本章的学习,使学生了解中药的泛油、变色、散失气味、潮解风化、融化、挥发、升华等其他变异现象及防治方法。

📋 知识要求

掌握中药泛油、变色、潮解风化、散失气味、融化、挥发、升华等变异的检查及防治方法。

📖 能力要求

熟练进行中药的泛油、变色、散失气味、潮解风化、融化、挥发、升华等变异的检查。

中药来源复杂,有植物的根、茎、叶、果实与种子,有动物的皮、毛、骨、内脏、排泄物、病理产物,还有以这些为原料制成的饮片、炮制品及中成药。它们所含的成分也各有不同,在储存养护过程除了易虫蛀、霉变以外,还会发生泛油、变色、散失气味等各种质变现象。这些变化有的可导致中药组织破坏、脂肪酸败,其糖分、蛋白质随之受到损失;有的还会造成药用成分散失,影响疗效;有的甚至对中药直接造成严重损失。故对这些质变现象的防治,必须引起中药养护工作者的高度重视。

10.1　中药的泛油

中药泛油又称走油或浸油,是指中药表面出现油状物质、质地返软、发黏、颜色变浑,发出油败气味的现象。中药的走油并非单纯是某些含油药材由于储存不当时油分的外溢,而且也包括某些含糖质或黏液质的药材在变质时表面呈现出油样物质的现象。故中药"泛油"的含义比较广泛,它包括含植物油脂多的药材(杏仁、桃仁等)出现内外色泽严重加深,油质渗透外表,具有油哈味;也包括含黏液质(糖分)多的药材(天门冬、党参等)质地变软,外表发黏,内色加深,但无油哈味;还包括动物类药材(刺猬皮、九香虫等)躯体易残,色泽加深,外表呈油样物质,"哈喇"(即酸变)气味强烈。这几种现象均称泛油。

油败是指油脂或含油脂的种子类中药,在储存过程中发生复杂的化学变化(氧化与水解),产生游离脂肪酸、过氧化物和低分子醛类、酮类等分解产物因而出现特异臭味,从而影响药材的感官性质和内在质量。含蛋白质的食品腐败时可闻到臭味;含碳水化合物的食品腐败时有馊味,而油脂酸腐败时闻的是油哈味。油哈臭气主要是醛酮增多的缘故。

10.1.1　泛油的原因

1)中药本身的性质

药材在储存过程中是否走油,其药材本身的性质,仍是起决定作用的因素。一般含脂肪油较多的种仁类药材,如柏子仁、桃仁、郁李仁、苦杏仁等;含黏液质、糖质较多的药材如麦门冬、天门冬、黄精、枸杞子等都较容易走油,故在储存这类药材时应特别注意做好防止走油的工作。

2)温湿度的影响

由于中药内部所含的油脂熔点比较低,当温度高时药材中熔化的油脂比重减轻,就很容易外溢,在中药表面出现发黏的油样物质,故对易走油的药材不宜用火烘烤,只能晾晒,以免受高温后走油。同时,含油的种子在储存期间本身也要进行呼吸作用,当内含的水分在一定限度之下时,其呼吸作用是极微弱的(可以忽略),若含水量过高,其呼吸作用也增强起来,并放出大量的热量,加上药材的包装堆积,热量无法逸散,导致走油变质。含黏液质的中药在湿度较大时吸水膨胀,溢出细胞壁,泛于药材表面产生发黏现象。高温促使糖及糖酸类分解,糖分外溢。因此,对于含油脂、黏液质、糖的药材,必须防潮、防热,宜置阴凉干燥处存放。

3)真菌的影响

含脂肪油、黏液质及糖分的中药,在储存过程中一旦感染了真菌后,真菌在生长发育过程中分泌的脂肪酶可将油脂水解成甘油和脂肪酸,甘油又被菌体利用,脂肪酸在菌体内继续分解生成醛、酮等代谢产物,使中药颜色加深并产生哈喇味。

4)储存养护不当

由于储存养护不当,使易走油的药材(特别是种仁类药材)受到重压,而使内含的油分外溢,形成走油。同时,这些含油脂的药材由于储存和加工处理不当,平时又忽视检查,导致油脂分解、氧化,生成醛、酮、臭氧化物,从而产生一种特殊的、令人不快的油哈气味,通常称为"酸败"。其酸败的原因,一般认为是空气中的氧与中药材中的不饱和脂肪酸发生作用,而生成过氧化物或氧化物,然后碳链在原来的位置断裂,分解而生成低分子的醛和酸的缘故。油脂酸败的另一种原因,是由于中药材中的脂肪氧化酶和微生物、光线、温度等共同作用,使脂肪分解为甘油和脂肪酸,后者又氧化而生成酮酸,并形成低分子酮(如甲基酮)、醛、臭氧化物和酸(如醋酸),使油脂发生哈臭气。中药养护中常常由于氧化酸败原因引起泛油的有以下3种类型:

①含有植物油脂的中药,由于色素受光和长期与空气中的 O_2 接触,高温影响其油质逐渐被氧化,产生有机化学反应,造成油质分解,从而色泽加深,气味变异。

②含有黏液质的药材吸湿性强,经过受湿热的过程,在氧化作用下,药材中的糖及糖酸类物质被分解,产生了糖醛和它的类似化合物,从而出现颜色变深,质地变软,糖分外渗,手拿有黏腻感。

③动物类药材的泛油主要是由于动物体内的脂肪、蛋白质等被氧化后,产生有机化学反应,由氧化物再分解成有异味的醛酮类物质,而具有强烈的"哈喇"气味。

5)储存时间过久

有些药材当储存时期较久后,其内含的某些成分会产生自然变化,或由于长时期接触空气而产生变色、走油等变质现象(如天门冬等),故这类药物不宜久藏。

10.1.2　易泛油中药的分类

按照中药泛油的程度,可分为以下两类:

1)极易泛油的中药

极易泛油的中药有天门冬、麦门冬、党参、牛膝(怀牛膝、川牛膝)、板蓝根、柏子仁、当归、胡桃仁、使君子仁、肉豆蔻、枸杞、郁李仁、苦杏仁、甜杏仁、桃仁、狗肾、九香虫、刺猬皮、蛤士蟆油、壁虎、蝼蛄、蟋蟀、斑蝥虫、牛虻虫、蜈蚣、红娘虫、青娘虫、乌梢蛇、蕲蛇、蛤蚧、水獭肝、鹿筋等。

2)较易泛油的中药

较易泛油的中药有太子参、北沙参、天葵子、九节菖蒲、巴戟天、防风、胡黄连、白术、红芽大戟、知母、桔梗、百部、紫菀、独活、锁阳、前胡、肉苁蓉、黄精、川芎、玉竹、云木香、苍术、火麻仁、巴豆、黑芝麻、千金子、榧子、薏仁、白果、橘核、大枫子、枣仁、瓜蒌仁、莱菔子、豆蔻、砂仁、草蔻、预知子、金樱子、桑葚子、荜澄茄、槐角、全瓜蒌等。

以上两类易泛油药材都易发霉,其中除豆蔻、砂仁、草蔻、千金子、荜澄茄、大枫子、巴豆外,又都易生虫(火麻仁、薏仁等带硬壳的不会生虫),枸杞还易变色。

10.1.3　易泛油中药的检验

中药泛油多见于陈货。陈货外色黯,内色深,体萎,气弱味淡。

1)入库验收

在易泛油的中药入库时,除了进行一般的检验以外,应着重检验其含水量、色泽气味变化等,同时也要注意有无生虫现象。检验时,主要应做到下述4点。

①辨别是新货还是陈货,对当年产的新货或当地直接收购的药材,更应注意检查其水分的多少和是否干透。

陈货较干燥,比新货容易产生泛油。因此,药材入库时要注意新陈之分。一般新货外色艳、内色淡,体挺,气正味浓,但含水量较大。陈货外色黯、内色深,体萎,气弱味淡,但比较干燥。检验这类药材要了解它的不同性质和特点,掌握泛油前后的征象,有目的地进行检验。

玉竹、黄精、肉苁蓉、锁阳、巴戟天、板蓝根、知母、北沙参、胡黄连等泛油时,表面色泽加深,体质变软,一般都易折弯,断面呈油样,色严重加深。肉苁蓉、锁阳会发出酸甜气味,巴戟天更容易出现断裂。

白术、川芎、苍术、前胡、紫菀等泛油时，外表不明显，须剖开后观察，紫菀应剖根茎处（头部），若内色加深，呈油样即是泛油。

甜杏仁、苦杏仁、柏子仁、郁李仁、桃仁、使君子仁、枣仁、黑芝麻、莱菔子、薏仁、火麻仁等泛油时，种皮呈油样（也有种皮变色不明显的），种仁（内色）呈肉色或棕褐色，并具有特殊气味（油哈气味）。其中，枣仁、黑芝麻、莱菔子、使君子仁等外皮色深，可用手摩擦或敲击使其气溢出，即可辨别。带硬壳的薏仁、火麻仁等泛油虽比较缓慢，但也应该引起重视。

②检验包装容器周围四角部分有无水渍和发霉现象，同时也要注意检查有无虫迹和异常气味。

③取样检验含水量是否正常，内外是否泛油、发霉。并根据各种药材的不同性状特点，从形态、色泽、气味、质量、大小、软硬程度以及相互撞击时的声响等方面进行检验。

白果、大枫子、巴豆、桃子、瓜蒌子、千金子、橘核等都带有硬壳，外表不易察觉，可破壳检验，泛油者种仁色泽加深，严重者油哈气味强烈。这些药材若外壳破碎，则更易泛油。存期过长也易失润干枯，如千金子、巴豆、大枫子等更应注意。

枸杞子泛油时外表发黏，糖分外泄。

胡桃仁、肉豆蔻最易泛油，操作时不要用手摸，胡桃仁质地娇脆，外包衣容易碎裂脱离，更会造成泛油。泛油时外表油状明显，内色加深，散发出油哈气味。

金樱子、豆蔻、砂仁、草蔻、桑葚子、槐角、荜澄茄、全瓜蒌等药材的泛油，都表现色泽严重加深，种子团黏手并易碎散，或具有糖样气味。这些现象的造成，主要是采摘时，果实过分成熟的缘故。若适时采摘，可避免这种现象。

牛虻虫、红娘虫、九香虫、蝼蛄、蜈蚣、蟋蟀、青娘虫、斑蝥等泛油时，虫体外表出现油样物质，翅足易脱落，躯体易断残。其中，青娘虫、红娘虫、斑蝥等有毒，操作时应特别注意。

④若发现有泛油或发霉变质的药材，成件的应单独堆放，一件内有部分发霉变质的，应尽量进行挑选，并及时采取相应措施。水分过多的，须进行干燥。包装不适合的，要整修或改换包装。

2）在库检查

易泛油的中药，经入库验收后虽没有发现泛油或发霉变质现象，但在储存过程中，如不加注意，往往因受潮及温度等的影响，也仍会产生泛油或发霉变质。因此，必须做好经常性的在库检查工作。主要有下述 3 个方面：

①了解泛油变质药材的不同性质，掌握具体品种的水分多少、储存时间以及这些品种的储存条件等情况，以便有重点有目的地进行检查。

②检查库内地面是否潮湿，库房顶盖是否漏雨，温度是否过高，货垛的下垫高度是否合适，以及包装容器外部有无水渍、潮湿现象等。对大垛药材，则应从上部和下部取样检查；重点药材，必须拆包或开箱检查；露天货垛，应检查货垛地势的高低和排水情况是否良好，垛顶和四周苫盖是否严密，垛底是否受潮等。抽查时，应注意药材本身有无潮软发霉、泛油以及生虫等现象。

当归、独活、党参、怀牛膝、川牛膝、木香、桔梗、防风等条状药材泛油时，往往细尾部分最先开始变软，可任意弯折。内外颜色由浅变深，严重的外表出现油样物质或油点，手摸有黏腻感。

太子参、百部、麦门冬、天门冬、天葵子、九节菖蒲、红芽大戟等泛油时,质地变软,两端最先变色,光泽减退,呈斑点状粘连,颜色逐渐加深,表面呈现油样。其中以麦门冬、天门冬、天葵子等更为明显,严重者粘连成大块。

刺猬皮、狗肾、水獭肝、鹿筋、乌梢蛇、蕲蛇等泛油时,质地变软,油质严重外渗,肉质色泽加深。狗肾、刺猬皮、鹿筋等外表还会发黏。

蛤蚧、壁虎的尾部最易泛油,尤其是蛤蚧尾部油脂最多,若手捏之不结实,肉色棕黄是泛油迹象。蛤士蟆油容易吸湿也最易泛油,若色泽变红,外表出现油状,手感发黏,是泛油的现象。以上动物的筋肉皮脏和蛇虫躯体泛油时,均会产生特殊气味("哈喇"味),是检验的明显标志。

③根据各地的具体情况,进行定期或不定期检查。在平时每月可检查一次。在梅雨季节,对易泛油、发霉的药材应每 5 d 检查一次。此外,每月再全面普查一次。

10.1.4 易泛油中药的科学养护与救治

中药出现泛油,虽然决定于内在因素,但是外因是促使它变化的条件。在养护措施上,要严格控制外界环境对它的影响。根据变异规律,温度高、湿度大对它影响最大,所以在养护方法上都要以保持低温、低湿环境和减少与空气接触为基本措施,尽量消除泛油现象或减慢其变化程度。

具体养护方法可选择以下 9 种:

1)降温、干燥法

防止药材走油变质,应采取降温和适当的干燥来降低内含的水分,具体措施如下:

①含有大量油脂的药材,在储存或运输过程中,应避免挤压,以防走油。

②干燥降低内含水分,一般宜在产区晒干,入库后也应注意检查,最好在梅雨季节之前晒一次,否则以后也易走油。含油性药材干燥不宜用火烤,以防走油,少量可入石灰缸干燥。

③盛装的容器,最好采用陶瓷的缸、坛或瓮,大量存放或外运时,最好用木箱包装,内衬防潮油纸或装入塑料袋内封严。除带壳的药材外,一切易走油的药材,都忌用铁器存放,以免走油后使铁生锈,污染药材。

④存放场所应注意阴凉干燥,切勿受潮和日晒。

⑤将药材散装在缸内,在缸内四周衬以草纸(或灰纸一类的纸张),把明矾 0.5 kg,分做两包(用布或蒲席包之),如大块明矾可不包,放在药材的中间,后把缸盖严,可以防止走油。

⑥用水飞滑石 0.5 kg,按上述方法储存,也可防止走油。

2)气调法

对易泛油中药,应多用气调法养护,其中对保管难度大,仓库存量多的品种更适宜。对存量小的品种,可采取小件真空或充氮(或充 CO_2)的方法,效果很好。

3)吸潮法

在整仓密封室内,一般都采用吸湿器、氯化钙等吸潮。小件(箱、缸)可用生石灰吸潮,如怀牛膝、枸杞、肉豆蔻、麦门冬、天门冬以及动物类药材都采用。吸潮操作时,要防止石灰粉黏附药材。

4）晾晒法

易泛油中药受潮时,除昆虫类外一般都可晾晒。其中怀牛膝适合晾干,不宜暴晒。而柏子仁可放在强烈日光下晒 2~3 h,待凉透后再装包。麦门冬晾晒时应选晴天,摊开时要薄而均匀,晒时不宜翻动,否则容易产生泛油。干燥后应趁热气未散时装箱,盛装必须结实,然后盖严。枸杞也适宜趁热装箱的办法,装箱时含水量掌握在 13% 以内,温度不低于 24 ℃时即可装箱。为了防止受潮,可先装入塑料袋内扎紧袋口,然后再装入木箱后糊严。也可采用铁箱包装(可不用塑料袋),箱口不要过大,装实装满后把箱口全部用焊锡封严,保质效果好。

5）烘烤法

白术、榧子、天门冬、白果等受潮后,可采用烘烤干燥。其中,天门冬适宜用文火烘烤,防止外表层破裂。动物类除刺猬皮、狗肾、水獭肝、鹿筋外,都可烘烤。昆虫在烘烤时,翻动要轻,防止虫体残损。火力不要太旺,否则容易把虫体烘焦。

6）密封法

适宜整仓密封的有当归、党参、怀牛膝、麦门冬、柏子仁、肉豆蔻、胡桃仁、使君子仁、枸杞等。但必须在密封前把药材先熏蒸一次,密封期间室内要有吸潮设备,以防止害虫滋生和湿度增大,这样才能达到药材不受潮、不泛油、不生虫的目的。其中,怀牛膝、麦门冬、党参、枸杞等也可采用小件密封办法,但密封的药材水分必须在安全水分以下,密封前也要先将药剂熏蒸,然后装入木箱或缸内密封保藏。易泛油的动物类药材,都可采用小件密封,容器内放适量有特殊气味的大蒜头(必须是干的)、花椒、樟脑粉等,以增加防虫的功效。

7）炒炙法

柏子仁(少量)若有泛油迹象,可投入铁锅内加热略炒,若倒入适量麸皮同炒,效果更好。炒后将麸皮簸筛分离,冷却后收藏,也能起防治害虫作用。

8）热蒸法

炙黄精、白果可用笼屉热蒸,对治理黄精发热有酒酸气味效果较好,并能杀虫。白果不宜蒸得过熟,一般以半熟即可,就能达到防虫防霉的目的。

9）药剂熏蒸法

易泛油中药一般都可用磷化铝、氯化苦药剂熏蒸。其中,甜杏仁、柏子仁、郁李仁、使君子仁、桃仁、苦杏仁、胡桃仁、蕤仁、黑芝麻、党参、怀牛膝、当归等适合磷化铝药剂。氯化苦熏后易泛油,有的品种变色。

10.2　中药的变色

各种中药都具有其固有的色泽,色泽不仅是药材外表美观的标志,也是中药品质好坏的指标之一。

中药的变色指中药在采收加工、储存的过程中,由于保管养护不当而引起中药自身故有色泽改变的现象。变色的发生往往使不少中药变质失效,不能再供药用,尤其是目前很多中药的有效成分缺乏可靠的化学鉴定方法来保证质量时,那么防止中药变色就更显重要。

10.2.1 中药变色的原因

现在一般认为,中药变色主要是由于酶及非酶作用所引起的化学反应。

1) 因酶作用引起的变色

有些中药所含的化学成分具有生色基团如酚羟基结构等。在酶的作用下会发生氧化、聚合等化学变化,形成了大分子的有色化合物,而使药物的颜色加深,因此,含黄酮类、羟基蒽醌类及鞣质类的中药都易发生变色。如花类中药一般都含有花色素,富亲水性,一旦受潮,则激活细胞中的酶,在氧的作用下,色素水解,从而颜色也随之改变。大黄、牡丹皮等含鞣质较多的中药在长久与空气接触后,氧化生成大分子棕色物质或将鞣质氧化成红色。黄芩苷在黄芩酶的水解下,生成葡萄糖醛酸与黄芩素,后者具有 3 个邻位酚羟基,易氧化成醌类物质而显绿色。

2) 非酶引起的变色

(1) 中药成分

有的药材所含蛋白质内的氨基酸与还原糖作用,生成了大分子的棕色化合物所致;也有的是中药所含的糖或糖酸类物质分解成糖醛或其他类似的化合物,而这些化合物中含有活泼的羟基,能与一些含氮化合物进行缩合、环合等化学反应,形成棕色色素或其他的色素,致使中药变色。

(2) 加工干燥

中药在加工干燥的过程中,因火烤或暴晒,温度升高使中药变色,或因霉蛀后用硫黄熏蒸而发生变色。

(3) 空气

某些中药的变色是氧化作用引起的,在氧化过程中产生的热量加速了酶的活动,其氧化物会使药材的色泽加深,变色速度加快。故将易氧化变质的中药密封包装,不但能防止某些药味香气走失,也能减少或防止氧化变色的发生。如鞣质为强还原剂,含鞣质的槟榔、白芍等中药易被空气中的氧所氧化,生成鞣红而泛红。有些矿物类药,如青矾受空气中氧的作用使 Fe^{2+} 变成 Fe^{3+} 而失去原有的青绿色泽。

(4) 光照

某些汞制剂的中成药,如红升丹、三仙丹、轻粉等,光照过久后不仅能逐渐析出水银,颜色也会加深。含有鲜艳色素的中药(花类等),若过多受日光照射,这些不稳定色素也容易褪色、变浅变白。如玫瑰花晒则褪色,红花易褪色变黄,大黄由黄色迅速变成红棕色等。因此,使用紫外线杀菌也应注意防变色。此外,一些中药也会因日光照射而变色主要是因受日光偏极光的影响,当然这与温度的升高也有一定的联系,故对日晒易变色的中药,宜置于阴凉、干燥、避光处存放。如花类、叶类中药。

(5)温湿度

中药变色通常和温湿度有关。一般温湿度增高,中药的变色速度也加快,因为酶在 50 ℃以下随温湿度的增加,酶的活性也增大,则其变色加剧。如鲜艳的花类药、绿色的全草类药以及含有多量糖分、淀粉、油脂的药物均可因温度过高或受潮而失去原有的光泽。例如,半夏受潮后变成粉红色、灰色甚至黑色;当归受潮、受热后变成黑色;北沙参受潮发霉后变成红色等。故中药宜置低温、干燥处储藏。

(6)发热、霉变

一些中药在发霉、发热过程中,由于微生物的大量繁殖和对中药有机物质的严重分解,菌体自身及其代谢产物的色素与药物坏死组织的颜色混杂在一起,使药物的原有色泽和整洁度消失,而呈现出黑褐、棕褐或黄褐等颜色,同时产生不快的哈臭味、酸味或霉酒味。或因霉蛀后用硫黄熏蒸而发生变色,这是因为用硫黄熏蒸后所产生的二氧化硫遇水成为亚硫酸,具有氧化作用,从而使中药变色。

10.2.2　易变色的中药

中药变色范围很广,严格来说各类药在流通过程中,色泽总是在不断变化,只是有的不甚明显罢了。而药一旦遭受发热、生霉、泛油之后,就会产生不同程度的变色,这种现象比较普遍。尤其是一些色泽鲜艳的药,如玫瑰花、月季花、梅花、款冬花、蜡梅花、扁豆花、菊花、代代花、红花、山茶花、金银花、槐花(米)、莲须、莲子芯、橘络、手桔(佛手)片、通草、麻黄等。其中又以玫瑰花、款冬花、扁豆花、莲须、佛手片等最易变色。

10.2.3　易变色中药的检查

对易变色中药,重点要检验色泽、气味、形态和水分。如花类药材的色泽气味,更是鉴别新陈之分的重要标志。一般新货色泽鲜艳,香气浓郁而形态整齐,大小均匀、加工精致也是检验质量优劣的重要内容,因为这些都与保管养护有密切的联系。

中药含水量的大小关系到储存的安全,采取感官方法对中药不同部位进行水分探测是传统的经验,在当前中药检验实践中仍起重要作用。具体方法如下所述。

1)对质地柔软类中药的检查

金银花、红花、菊花、扁豆花等质地都比较柔软,检验时可用手抓方法衡量所含水分。若感觉花体疏松不结块,触之略有扎手感,捏之并有弹性者则干燥;握之无弹性者是不干的;捏后不散成团者更潮。反之,若花瓣一触即碎那是过分干燥的现象,也应该防止。

2)对质地硬脆类中药的检查

款冬花、莲须、橘络、莲子芯、槐花(米)、手桔(佛手)片、通草等,基本也可采用手抓方法衡量所含水分。如干燥的橘络则易碎断,其气也浓;未干的软韧不伸,其气也弱。莲须手握之扎手,抖动黄色花粉易落者是干燥的;若手感发凉,花粉不易散落者则是不干燥的现象。干燥的莲子芯质地坚脆,折之易断,不干的则软韧气弱。佛手片有广手片、川手片之分,广手片张大、片薄、色白,性质柔软,检查水分可用手握方法,若触及时有硬度感觉,放手时伸张迅速而幅度大者为干货；若手握软绵，放之不易伸张者即是身潮的表现。川手片张小、片厚、色黄、质硬，可以从软硬度来判断所含水分的多少。

槐花（米）若握之触手并发出沙沙响声者为干透的；无声者则未全干。通草受潮或遭水渍后，颜色容易泛黄，丝通草还会结块。

3）具花托类中药的检查

代代花、玫瑰花、月季花、山茶花、蜡梅花、梅花等都带有花托，这个部位一般不易干燥。检验时，可用指甲掐之，其花托（蒂）坚实不易掐入者，说明是干透的；若手掐软韧，轻掐留痕者是潮软的表现。款冬花一般花瓣易干燥，内芯及花柄不易干燥，可剥开后观察。若内芯丝状物疏松易散则是干燥的：剥时花瓣不碎无弹性，内芯丝状物不疏松易散者则是潮软的现象。

4）新、陈货的检查

莲子芯色绿气味青香浓郁者为新货，黑褐色者是久存的陈货，发黄者是受潮热的表现。麻黄一般情况下是新货色绿身潮；陈货色黄较干燥。若茎枝一折易断并发出响声，折断处有黄色粉末爆出是干燥的现象；如折时无声，或不易折断并有韧状纤维牵连也无粉状物爆出，则是不干燥的现象。检查上述易变色中药时，还应检验有无虫蛀霉变。如莲须、红花生虫时，多在包装的四角蜷伏；金银花、槐花（米）的害虫常隐藏在花苞内；橘络、莲子芯、款冬花等生虫时，都会吐丝缠绕或结串成团。

10.2.4 易变色中药的养护

易变色中药应选择干燥、阴凉、避光的库房存放。其中，花类药最好能专储，便于管理和养护。库房的温度最好不超过30 ℃，相对湿度控制为65%～75%。储存期不宜过长，要执行"先进先出，易变先出"的原则，加强检查，防止受潮。根据中药的变色原因，在实际工作中可采取以下相应措施来防止中药的变色发生。

1）破坏酶的活性

采后的新鲜药材一般因含有大量的酶，又含较多水分，则易发生较为严重的变色情况。故可用破坏酶活性的方法来防止。这在原产地进行采收加工时，可结合运用火烘、暴晒、沸水潦、蒸笼蒸等方法来破坏药材内酶的活性，防止药材变色。如黄芩用蒸或沸水煮后可防止变色。

2）密封法

在易变色的花类药中，除金银花、红花、槐花（米）外，都可采用密封储存，以防吸潮变色。库存量大的可以整库密封；库存量小的可用小件（箱）密封，但含水量要求在安全限度以内，在梅雨季节前进行效果好。

3）气调法

易变色药中除麻黄、通草、槐花（米）、红花等外，都适宜采用气调养护，可保持色泽正常；而对花类药材，更符合采取小件密封（充气或真空）的方法，既灵活又方便，在商品流通中深受欢迎,是中药包装保质改革的方向,特别适用于储存量少的品种。

4)晾晒法

适宜晾晒的有莲须、槐花(米)、莲子芯、橘络、手桔(佛手)片、红花、金银花、款冬花等。其中,莲子芯(色绿)、莲须(色黄)、红花(色红)晾晒时,上面覆盖一层清洁的细孔麻布,既能避免强烈日光照射而褪色,又能防止风吹时使药材散失而损失。佛手片不宜晾晒过干,要保持软润状态,过干有损其质量。款冬花晾晒时不宜过多翻动,不宜暴晒,否则易造成苞片碎落而吐出苞内絮状物,使完整的花苞破残,且暴晒后易变色。

5)吸潮法

花类中的月季花、玫瑰花、代代花、梅花、菊花等可用生石灰吸潮,这是用于吸干花类药材受潮水分效果较好的方法,若长期吸潮,花的色、香、味都能保全。

6)烘烤法

易变色的代代花、梅花、山茶花、扁豆花、蜡梅花等受潮时,都可用烘烤方法进行干燥。烘烤时把花摊薄而均匀,火力不宜太旺,时间不必过长(只要求烘除多余水分),若过分干燥会造成花瓣易残,影响色泽和烘焦等后果。

10.3 中药散失气味

散失气味是指一些中药含有易挥发的成分(如挥发油等),因储存保管不当而造成挥散损失,使中药的气味发生改变的现象。

具有强烈芳香气味的中药都含有挥发油的成分,而这些成分正是起治疗作用的重要成分,所以气味是鉴别中药质量的标志之一。中药的固有气味若逐步淡弱或消失,说明药物的有效成分在减退,从而降低疗效。对于中药的气味,自古以来都是十分重视的,如每逢取药除观其外形必首闻其味。尤其是目前很多中药的有效成分尚未阐明,那么保持中药原有的气味就更为重要。但在现在的储存工作中,对如何防止中药散失气味考虑得较少,甚至有的一味强调药材的通风干燥,使有些中药的气味变得薄淡,这是值得重视的问题。

10.3.1 气味散失的原因

中药的气味散失即是有效成分散失,也是所含挥发油的散失。挥发油是植物体内具有芳香气味的油质,它在常温下能挥发,而温度越高挥发越快,储存时间越久则气味散失越多。故气味散失乃是挥发油被氧化、分解或自然挥发的结果。在气味散失过程中,如果温度增高、湿度增大或药材本身受潮,也都是加快挥发造成气味散失的因素。

此外,若中药包装不严,药材露置空气中,挥发性成分也会自然挥发损失。

10.3.2 易散失气味的中药

挥发油在植物中分布甚广,尤以伞形科、樟科、木兰科、松科、芸香科、桃金娘科及姜科等植物的中药中挥发油的含量特别丰富。根类中药如木香、当归、藁本、独活、白芷、防风等；根茎类中药如川芎、姜、羌活、苍术等；茎木类中药如降香、檀香、沉香等；皮类中药如厚朴、肉桂等；叶类中药如艾、紫苏叶等；花类中药如玫瑰花、丁香、番红花、金银花、月季花等；果实种子类中药如花椒、茴香、吴茱萸、香橼、枳壳、枳实、青皮、广陈皮、白豆蔻、砂仁、肉豆蔻等；草类中药如薄荷、藿香、荆芥、茵陈、香薷等，都含有较丰富的挥发油。此外，如樟脑、没药、乳香、苏合油、麝香、阿魏、冰片等中药，其香气也易挥散损失。以上中药中的细辛、花椒、八角、茴香等也会发霉；吴茱萸、肉桂子、丁香等也会发霉和泛油；薄荷、荆芥、藿香、佩兰、紫苏、香薷、小茴香等还会发霉和生虫；肉桂、沉香、厚朴等会出现干枯失润；厚朴、肉桂也会发霉。

10.3.3　易散失气味中药的检查

引起中药散失气味是由于受潮发热，中药的温湿度升高，使内含的挥发性成分散失，故对于芳香性中药的检查，必须正确掌握其方法，水分过大易发霉，若一经发霉，香气散尽；若水分过小，也会使药材干硬失润。故要加强水分的检查和测定。

1）皮木类芳香药的检查

肉桂、沉香、厚朴等都含有丰富的挥发油，它是主要的药用成分。但是挥发油容易从油细胞内析出而挥发，产生失油干枯。沉香含油质部分呈棕黑色，有光泽，质地沉重。燃烧有油泡出现。肉桂、厚朴检验时可用利刀削切两端，其皮层靠内壁处可视油质的色泽和含量程度，一般以紫油及油层满者为珍品，二者气浓者为新货，淡弱者为陈货。

檀香呈圆柱棒形，敲击时可从发出的响声判断所含水分，干燥者声脆，潮湿者声哑。以外表光泽、色淡黄、摩擦时气浓者为新货；若色深而无光彩、气淡者则是陈货。

2）果实类芳香药的检查

丁香、肉桂子、吴茱萸、小茴香等颗粒药材，衡量水分时可用手抓一把捏紧，能发出响声者为干燥品。也可用齿咬辨别软硬度来衡量，质硬顶牙，碎时有声者为干透的；软韧无声者则是不干的。小茴香新货色黄绿，香气浓郁；陈货色泛黄白，气也薄弱，若外表颜色发黑是霉痕的表现。吴茱萸、肉桂子、丁香久存也会泛油，外表显油样，色泽加深。

八角茴香干透的其角掐之易断或掐痕上显示油质，种子光亮易压碎；若掐之不易断，种子软韧者则是不干的。一般的色显红棕，油分多，气浓者为新货；外表色黯，油质少，气淡者为陈货。

花椒有红青之分，采时成熟者多开裂，嫩果常闭口内含椒目（种子），一般果皮易干燥，椒目不易干燥，过潮者要防止发霉。

3）全草类芳香药的检查

藿香、荆芥、薄荷、佩兰、紫苏、香薷等全草类中药，干燥的茎枝易折断，叶片易碎；不干的茎枝不易折断，叶片软韧。若货包中心手触发热或闻之气味不正，是微生物散发出来的轻度霉味，温度高而造成的闷蒸现象。这类中药都可用手搓叶、穗，闻香气，看色泽来判断区别新、陈。一般是整体内外色泽一致而新鲜，香气浓者是新货；色泽不鲜，边缘更萎，叶子易落，茎枝发脆以及气味淡弱者多是陈货。

细辛的叶片容易干燥,须根不易于透,从而也会影响叶片的返潮,若手抓叶片有弹性,须根易折断者为干燥的;茎叶软韧或表面有白色斑点者则已萌霉。

易散失气味中药中的荆芥、藿香、薄荷、佩兰、紫苏、香薷等受潮后还易生虫,开始时在货包表面,然后发展到货包内部,害虫蜷缩在茎叶部位,并吐丝缠绕叶、穗。

10.3.4 易散失气味中药的养护

1)储法

保管易散失气味的中药,减少和控制它的挥发程度是关键。采取低温低湿是主要措施,应储放在干燥、阴凉、避光的库房内,相对湿度以70%~75%为宜,并不必过多地通风。具体方法如下:

①中药的包装应力求严密,以防泄气。

②存放易挥散走气中药的库房,必须符合阴凉干燥的条件,若仓库条件较差时,可利用地下室、窑洞等作为储藏处所,以防受热。但因地下室湿度较大,故应注意防潮。凡易散失气味的中药,一律都不应以露天货垛的形式存放。例如,沉香、肉桂、厚朴、檀香等最忌风吹或过分干燥,可选凉爽库房采取密封方法比较合适(或尽量少启库门),若按件以小件(箱)密封效果更好。

③密闭仓库。在夏季为了防止热空气侵入仓库,必须做好门窗的关闭工作,最好在窗上安一窗架,挂上窗帘,较小的库房还可挂棉门帘,且工作人员出入库房时,都必须随手关门,以防热空气进入库房。

④夏季存放易散失气味中药的仓库或库房的窗上,可糊白纸、喷白漆或者涂以10%骨胶石灰浆,这样因其白色也可反射一部分阳光的辐射热量而降低库温。

⑤储藏期限。一般含有易挥发性成分的中药,都不宜储藏过久,否则随着储藏期的延长,其有效成分挥发得也越多,品质越低劣,故在进出货时应首先掌握"先进先出"的原则。

2)晾晒法

易散失气味的中药受潮时,不能在烈日下暴晒,也不可在空气潮湿时通风,只能在干燥的空气中采取阴干、敞开摊晾的方法或堆码成通风垛散潮,这样能达到散潮目的,又不会损害中药的质量。

3)药剂熏蒸法

易走味散气的全草类中药生虫后,整理困难,损耗很大。预防生虫可用磷化铝药剂熏蒸,使用的剂量可以酌减。有条件的最好采用气调养护防治。

10.4 中药潮解、风化与养护

10.4.1 中药潮解与风化的含义

潮解是指一些含有可溶性糖或无机盐类成分的中药(有的中药本身就是无机盐),吸收潮湿空气中的水分后,或在较高温度的影响下,其表面缓慢溶化甚至溶解成液体状态的现象。

风化是指某些含结晶水的矿物类中药,经风吹日晒或过分干燥逐渐失去结晶水,在中药的表面形成粉末状物或全部形成粉末状物的现象。药物风化后其质量和药性也随之改变,如芒硝极易风化失水成为风化硝。芒硝具有泻热通便,润燥软坚,清火消肿的作用,用于治疗实热便秘、肠痈等。风化硝则善清上焦之热,用于治疗牙龈肿痛、目赤等。

10.4.2 中药潮解与风化的原因

1)潮解

中药本身含有一定的水分,而且能不断地从空气中吸收水蒸气。当含水量达到一定程度时,就会逐渐地分解变质,失去药用价值,如柿霜、大青盐、秋石、绿矾、硼砂等,经糖、盐加工炮制后的中药,如白糖参、蜜炙甘草、盐知母等,以及本身就生长在高盐环境中的海藻、昆布等中药,其表面及内部含有的可溶性糖和盐类物质,均为晶体结构,具较强的亲水性、溶解性和有较强的吸湿性,因而较易潮解。某些中成药发生粘连、结块、变色等现象电是由潮解造成的。药材发生潮解的主要原因是本身组成成分中含有可溶于水的物质,可溶性物质含量的多少,决定了潮解程度的大小。如大青盐主要成分是氯化钠,而氯化钠是易溶于水的。当空气中的相对湿度过大时,氯化钠的分子与水分于产生物化反应,使氯化钠逐渐溶解。

在一定的温度下,空气中的水汽越多,湿度就越大,当空间的水气压大于易潮解中药表面水气压时,中药中所含有的可溶性糖或盐就能吸附空气中的水分子,在晶体表面形成糖或盐的水膜,使中药表面开始湿润,随着吸湿过程的发展,水分子不断地增加、扩散,结晶体分子便均匀地溶解在吸附水中,此时的糖或盐的结晶体结构也由固态变成了不饱和的液态,而且能不断地从空气中继续吸收水分,当含水量达到一定程度时,便产生潮解,进而溶化。如大青盐在潮解初期,包装物表面湿润,潮解加剧时,则化为盐水即氯化钠的不饱和溶液。

2)风化

某些药材的成分中含有一定的结晶水,当失去这部分水分时,其质量也随着发生变化。例如,不规则形状的原皮硝,风化后变成粉末的风化粉;棱柱状和长方形结晶体的皮硝风化后为白色粉末的玄明粉。在一般情况下,空气中的相对湿度和药材的风化成反比,即空气中相对湿度越低,风化现象越快,而空气的温度只起间接推动作用。风化后的药材质量和药性则会发生明显变化。

易风化的中药主要是一些含结晶水的矿物类中药,从矿物的性质和结构来看,其构成多数是由组成矿物的晶格和一定的水分子按一定的数目和一定的形式排列的,参加晶体结构的结合水(又称结晶水)与晶体分子结合稳定的,不易风化,结合不稳定的就容易产生风化,失去结晶水,晶体结构散架,由晶体变为非晶形结构的粉末。

在一般情况下,空气中的相对湿度越低,风化现象越快,而空气的温度只起间接的推动作用。由于各种矿物药的结构组成不同,所以正常温度下的风化程度也不相同,裸露在空气中的芒硝、绿矾均可风化成粉末状,硼砂在相对湿度小于39%时才会明显风化,明矾、胆矾、玄精石等风化后均为表面呈轻微粉状的不透明体。

风化后的中药的药用价值依风化产物是否失去药性而定,也就是说依化学性质是否改变而定。例如,芒硝风化后成为风化硝,其质量和药性也随之改变,芒硝具有泻热通便、润燥软坚、清火消肿的作用,主要用于治疗实热便秘、肠痈等病证,而风化硝质量纯净,主要是清上焦热,用于治疗牙龈肿痛、目赤肿痛等上焦病证。胆矾、硼砂等因风化不完全,仅在表面形成粉末状,仍可入药,绿矾风化产物则为碱式硫酸铁,其风化物不宜药用。但任何一种中药风化之后都会不同程度地改变其质量和成分的含量。

10.4.3 易潮解、风化的中药

1)易潮解的中药

①易潮解类:胆矾、大青盐、咸秋石、硇砂、硼砂。
②盐制品及糖制品:盐附子、盐全蝎、白糖参、蜜甘草、蜜党参、蜜黄芪、蜜麻黄、昆布、海藻等。
③中成药:糖衣片、散剂、颗粒剂。

2)易风化的中药

易风化的中药主要有芒硝、绿矾、胆矾、硼砂、白矾、玄精石等。

10.4.4 易潮解、风化中药的检查

1)入库验收

易潮解、风化的中药入库时,除了进行一般的检验外,应着重检验其水分多少,色泽气味变化等。对于易潮解的中药,还要注意包装容器周围四角部分有无水渍和发霉现象。

2)在库检查

易潮解的中药,如大青盐、咸秋石、盐附子、盐水蝎、昆布,海藻等,在夏季梅雨时节易吸潮,吸潮严重时甚至水化,如大青盐;一些糖制品,如白糖参吸潮后,不但表面粘连,还会出现霉斑。在春、秋季气候干燥时又会析出盐、糖的结晶颗粒。风化类中药芒硝、绿矾等,空气干燥时易风化成为粉末状。胆矾、硼砂、白矾等风化后为表面有粉状物且有不透明的结晶体。

要根据储存种类、储存条件及气候变化有目标地检查。该类药材在潮湿的储存条件下应多检查货垛底层;在干燥气候时多检查货垛的上层;在阴雨的天气抽查外层。储存日期较久的,还要检查包装是否牢固,防止出库时因包装发脆而破损,使药材泄漏造成损失。

10.4.5 易潮解、风化中药的养护

保管养护这类中药,应选择阴凉、避风和避光的库房,包装物以能防潮不通风为宜。春季和秋冬季因空气较干燥,库房不可过多地通风,夏季因空气较为潮湿,当库内温度为 25~30 ℃时,相对湿度应控制为 70%~75%。芒硝、胆矾、硼砂、大青盐、盐水蝎、白糖参等应有内外包装,内包装用能隔绝空气的塑料袋,外包装用纸箱或麻袋等。或置瓷、瓦容器内密闭储存。内外包装出现散破应即时更换。始终保持密闭状态,基本上不会发生潮解和风化。这类药材品

种不多,储存量也不大,不可能专库储存,因此采取整架或按件密封储存为宜。易潮解的大青盐、咸秋石、盐附子等产生潮解时,及时在烈日下暴晒或采用干燥设备干燥后密闭储存于通风干燥处。

10.5　中药融化、挥发、升华与养护

10.5.1　中药融化、升华和挥发的含义

1)融化

融化是指中药受热后,质地变软,或黏结成团,甚至变成液体,失去原有形状的一种现象,如阿胶遇热则融化粘连,乳香遇热失去原有颗粒性,变软,黏结成不具一定形状的团块,鸡血藤膏则变成液体,发生融流,蜂蜡则先软化,随着温度的继续升高,就产生融流。

2)挥发

挥发是指某些含挥发油的药物,因受温度和空气的影响,或储存日久,使挥发油挥散,失去油润,产生干枯或破裂现象。也可简单地说,挥发系指液体中药在常温下转变为气体而散失的现象。

3)升华

升华是指固体中药,不经过液体阶段,直接转变为气体挥散的现象。

10.5.2　中药融化、挥发和升华的原因

1)融化

(1)耐热性差

这类中药的软化点及融化点较低,耐热性差,受温度影响,便逐渐软化,甚则变为液体。例如,蜂蜡的熔点为 62~67 ℃,软化点为 40 ℃左右,夏季阳光直射时的地表温度在 50 ℃以上,特别是高原地带可达 60 ℃以上,隔窗照射的温度已接近其熔点、软化点温度,若直接处于阳光下暴晒即产生融化。又如,甘草膏、鸡血藤膏等,在散射光下,储存温度高于 30 ℃时,也会融化。

(2)吸湿性强

含糖胶体的阿胶、鹿胶、龟板胶,树脂类乳香、没药等中药,多含有可溶性糖、蛋白质、树胶等亲水性成分。如果储存温度高、湿度大,中药受热后体积产生膨胀,表面分子会移位,并由于亲水成分的吸湿作用,大量吸收空气中水分,亲水成分溶解在吸附水中,使该类中药的结构发生变化。例如,乳香、阿胶等中药在组成结构上均不具保护组织,所含成分都裸露在外,结构破坏后,其分子移位就不受体表面积的限制,自由发展至无一定形状的融化状态,使中药的品质产生变化而受损失。

(3) 品质纯度低

该类中药的品质纯度不高,含有较多杂质,也是造成融化的因素之一。例如,乳香、阿魏等树脂类中药,其所含树胶比例超出限量,则更易吸水膨胀,树胶溶解,导致产生融化;又如甘草浸膏含水率在15%以上,总灰分超过12%,不溶性杂质超过5%,甘草酸的含量低于10%,这些都达不到《中国药典》(2020版)甘草浸膏所规定的品质标准,在储存过程中,湿度升高时也会产生融化。

2) 挥发

中药发生挥发现象主要是受温度和空气的影响,温度越高则挥发越快。或储存日久,使挥发油挥散。

一些含有挥发性成分的中药,如冰片、薄荷脑等。这类中药都是经水蒸气蒸馏冷却制备的含挥发油成分的结晶性物质,本身的结晶体结构不稳定,表层分子的排列不很规则,处在不断的运动之中,呈不稳定状态,在常温下都能脱离分子之间的引力而挥发。若包装不严,暴露在空气中,在温度升高的影响下,表层分子首先吸热而获得较大动能,分子间的运动距离加大,吸引力减小,一部分结晶分子在内能增加的过程中克服分子之间的引力直接由固态变为气态,使人在储存场所就能嗅到一股辛凉或某种挥发油特有的气味。这种升华现象主要是该类中药包装不严与空气接触,并在温度升高时加快升华,使数量减重,含量减少,还易使"脑"在空气中氧化。

3) 升华

中药发生升华现象主要受高温的影响,温度越高,升华越快。

10.5.3　易融化、挥发和升华的中药

1) 易融化的中药

易融化的中药主要有蜂蜡、芦荟、儿茶、甘草膏、鸡血藤膏、柿霜饼、乳香、没药、阿魏、苏合香、安息香、白胶香、松香、阿胶、鹿胶、龟板胶、鳖甲胶、蜂蜡等。其中,鸡血藤膏还易生霉;柿霜饼易变色、生虫。

2) 易挥发的中药

易挥发的中药主要有竹沥、苏合香、薄荷油、肉桂、沉香、厚朴等。其中,竹沥还易生霉、混浊、沉淀及变味;水银系毒品。

3) 易升华的中药

易升华的中药主要有樟脑、冰片、薄荷脑等。

10.5.4　易融化、挥发和升华中药的检查

此类中药性质特殊,但都与受热有关,应按各自受热后不同变化特点进行检查。根据各

地具体情况,进行定期或不定期检查。平时每月检查一次。在夏季温度较高湿度较大的季节,易软化融化药材应每 10 d 检查一次。除了进行一般的检验外,应着重检验其水分大小、杂质多少、形状与色泽变化等。

1) 包装容器

注意检查包装容器是否符合规定,包装有无破损,有无水渍和内容物的融化污迹。

2) 药物形状

检查中药形状是否改变,胶类中药受热软化则形状由原来的平直片状变为弯曲、扭曲或粘连不易分片,手摸有黏性。水煎浓缩干燥的芦荟、儿茶受热也易发生形状改变,黏结回软。乳香、没药如受潮则胀大,受暴晒则变软粘连成团。甘草膏、鸡血藤膏为浸膏体,有较强的亲水性和吸湿性,受潮受热后最易产生融流。柿霜饼若表面白霜变为褐色则受潮,且软化变形或粘连,也易生虫。

融化往往先从软化开始,若发现胶类,树脂类出现返软要及时移至阴凉处吹晾。嗅到特有的辛凉气,要及时检查易升华药材的包装是否有损坏。易升华类中药的升华首先从结晶体表层开始,沿容器器壁部分较甚。樟脑升华后,结晶的透明度减弱,结晶颗粒成块;冰片升华后,结晶表面蒙上一层粉状物;薄荷脑升华后,表面有油样物质黏附。

融化、软化或升华的中药,应成件的单独堆放,一件内有部分融化、软化或升华的,应尽量挑拣,并及时采取相应措施。受潮的应及时干燥,包装破损或不适合的要进行整修或更换。

10.5.5 易融化、挥发和升华中药的养护

易融化、挥发和升华中药的变异虽与本身性质和纯度有关,但温湿度变化是促使它变异的主要因素。所以在养护方法上都以保持低温,低湿环境和减少与空气接触为基本措施,严格控制外界环境对它的影响,尽量消除或减慢其变化程度。库房应低温而干燥,库温 30 ℃ 以下,相对湿度为 70%~75%,包装应严密。例如,松香、樟脑、冰片等易燃类中药,宜专库存放;毒药水银等,更须专库储存;阿魏宜单独存放,并加固密封,以免与其他中药串味。养护方法有密封法、吸潮法、冷藏法等。

这类药材的软化点和融化点高低不一,数量也不会太多,如同库共存,库房温度以软化点温度最低的为基准。乳香、没药在常温下一般不会软化和融化,重点防止长时间暴晒。蜂蜡、阿魏、儿茶、安息香、白胶香、芦荟等软化点低,夏季易软化粘连,冬季又易于变硬,应避免日光灼晒,密闭保存,并防止重压,一般均不宜堆垛,苏合香保存可采用传统方法,即将苏合香与水在容器内共存,水的比热大,吸收热量较慢,水温上升也很缓慢,而苏合香在水中与空气呈一定程度的隔绝状态,还可防止氧化。

阿胶、鹿胶等药材除注意温度变化外,尚需注意湿度变化,湿度过高,易吸湿变软,湿度过低又易失水脆裂散碎。一般以库温 30 ℃、相对湿度 65%~75% 为宜。

甘草膏、鸡血藤膏为浸膏体,易吸湿,库温在 32 ℃ 以上,相对湿度 80% 以上,就会发生融化流失。夏季储存时,要注意通风散潮。

樟脑、冰片、薄荷脑升华的情况只有药材暴露在空气中才能出现,一般在密闭容器的内部空间里,结晶分子通过运动分离出去的与通过碰撞回到结晶表面的分子数目基本相等。一旦

因工作需要拆封,结晶分子便升华到容器外部空间。因此,易升华药材应密闭储存,尽量减少升华次数,开封后应及时封严置阴凉处储存,避免阳光直射。

除上述各类变异外,尚有中药变味、失水干裂、干枯、枯朽等质变现象,也应在储存养护中心加以防治,以避免储存中药的质变。

10.6 其他变异中药的养护

10.6.1 粘连

粘连是指某些熔点比较低的固体树脂类药物,或动物胶类药物,受潮受热后粘连成团块的现象。中药的性质各不相同,温度与湿度都可导致软化现象的发生。例如,含亲水基团的动物胶质阿胶、龟板胶、鹿角胶等,大量吸收空气中的水分后会发软粘连。温度过高可导致树脂类和动物胶类药材发生粘连。例如,乳香、没药、阿魏、芦荟、儿茶、阿胶、鹿角胶、龟板胶等易粘连成团块。药物发生粘连结块,虽不影响药性,但对配方和制剂带来不便,软化现象严重时也会造成质量的变化。

10.6.2 腐烂

腐烂是指某些鲜活药物,因受温度和空气及微生物的影响,引起发热,使微生物的繁殖和活动增加,导致药物酸败、臭腐的现象。例如,鲜生地、鲜生姜、鲜芦根、鲜石斛、鲜茅根、鲜菖蒲等易发生腐烂。药物一经腐烂,即不能再入药。

10.6.3 冲烧

冲烧又称自燃,是一些质地轻薄松散的药物由于储存不当发生自燃的现象。例如,红花、艾叶、甘松、柏子仁等药物易发生自燃现象。冲烧现象的发生与温度有密切关系。中药干燥不适度,或在包装码垛前吸潮,在紧实状态中细胞代谢产生的热量不能散发,当温度积聚到67 ℃以上时,热量便能从中心一下冲出垛外,轻者起烟,重者着火。

目标检测

一、单项选择题

1.极易泛油的中药有(　　　)。

    A.当归　　　　　　　　　B.大黄　　　　　　　　　C.藿香

    D.赤芍　　　　　　　　　E.益母草

2.易吸潮变软发黏的饮片是(　　　)。

    A.酒当归　　　　　　　　B.煨葛根　　　　　　　　C.醋香附

    D.熟地黄　　　　　　　　E.炒枳壳

3.下列哪种矿物类中药在氧气作用下会失去原有色泽?(　　　)

A.朱砂　　　　　　　　B.滑石　　　　　　　　C.赭石
D.青矾　　　　　　　　E.石膏

4.含油脂多的饮片易(　　　)。
A.泛油　　　　　　　　B.腐烂　　　　　　　　C.发霉
D.潮解　　　　　　　　E.虫蛀

5.中药饮片如储藏不当,会发出油败气味,此种现象为何种变异?(　　　)
A.潮解　　　　　　　　B.风化　　　　　　　　C.虫蛀
D.泛油　　　　　　　　E.气味散失

6.乳香在其储藏过程中最易出现(　　　)。
A.泛油　　　　　　　　B.腐烂　　　　　　　　C.粘连
D.发霉　　　　　　　　E.潮解

7.易散失气味的根类中药为(　　　)。
A.苦参　　　　　　　　B.当归　　　　　　　　C.牛膝
D.威灵仙　　　　　　　E.地榆

8.易变色的中药是(　　　)。
A.芫花　　　　　　　　B.辛夷　　　　　　　　C.密蒙花
D.旋覆花　　　　　　　E.金银花

9.下列饮片除哪组外均不属易泛油饮片?(　　　)
A.菊花、桑白皮、防己　　　B.独活、白术、榧子　　　C.大枣、马齿苋、枸杞子
D.薄荷、大黄、甘草　　　　E.桑葚、天花粉、五味子

10.易软化融化的饮片是(　　　)。
A.樟脑　　　　　　　　B.绿矾　　　　　　　　C.松香
D.硼砂　　　　　　　　E.芒硝

二、配伍选择题

[1—5]
A.泛油　　　　B.风化　　　　C.融化　　　　D.腐烂　　　　E.升华
1.固体物质不经过液体阶段而直接转变为气体的现象是(　　　)。
2.含植物油脂多的药材,内外色泽加深,油质渗透外表的现象是(　　　)。
3.含结晶水化合物和钠盐类药材在空气干燥条件下,药材表面出现粉末状物质的现象
是(　　　)。
4.药材受热后发热变软以致变成液体的现象是(　　　)。
5.微生物在药材上繁殖,分解和氧化它的营养物质,其表现是(　　　)。

[6—10]
A.泛油　　　　B.气味散失　　　　C.腐烂　　　　D.风化　　　　E.潮解
6.沉香在储藏过程中易发生(　　　)。
7.胆矾在储藏过程中易发生(　　　)。
8.青盐在储藏过程中易发生(　　　)。
9.桃仁在储藏过程中易发生(　　　)。

10.鲜芦根在储藏过程中易发生（　　　）。

[11—15]

A.散失气味　　　B.虫蛀、霉变　　　C.泛油、酸败　　　D.风化、潮解　　　E.变色、发霉

11.含淀粉的饮片易（　　　）。

12.含黏液质的饮片易（　　　）。

13.含油脂的饮片易（　　　）。

14.含挥发油的饮片易（　　　）。

15.含色素的花类饮片易（　　　）。

三、多项选择题

1.可使药物气味散失的原因有（　　　）。

    A.变色　　　　　　　　　　B.发霉　　　　　　　　　　C.温度

    D.泛油　　　　　　　　　　E.粉碎

2.下列哪些饮片易发生风化、潮解？（　　　）

    A.人参　　　　　　　　　　B.胆矾　　　　　　　　　　C.硼砂

    D.芒硝　　　　　　　　　　E.桃仁

3.下列中药饮片中，易风化、潮解的有（　　　）。

    A.附子　　　　　　　　　　B.全蝎　　　　　　　　　　C.硼砂

    D.芒硝　　　　　　　　　　E.胆矾

实训项目2　常见易变中药的养护技术

【实训目的】

使学生初步掌握中药储存与养护的基础知识，熟练掌握中药常用养护技术。

【实训内容】

砂糖包埋法储存人参；对抗储存法储存蛤蚧。

【实训步骤】

1）砂糖包埋法储存人参

人参肉质、含油，有时浸糖，在储存过程中容易受潮、发霉、生虫及返糖，必须保持干燥。选用可密封的玻璃、搪瓷容器洗净、干燥，将干燥、无结块的白砂糖铺于容器底部2~3 cm厚，上面平列一层人参，用白糖覆盖使其超过参面1~2 cm，糖面又置一层人参，再覆以白砂糖。如此一层层排列，最后用白砂糖铺面，加盖密封，置阴凉处。使用时，可按需要量取用，然后加盖密封即可。此法储存小批量人参能确保此类药物固有的色泽和气味，为理想简便有效的方法。它主要适用于新开河参、高丽参、普通红参、西洋参、一般生晒参。

2）对抗储存法储存蛤蚧

蛤蚧极易受潮发霉虫蛀，蛤蚧尾部是药用的主要部分，尤其要特别注意保护。

选用可密封的玻璃、搪瓷容器洗净、干燥，将生石灰用透气性较好的纸包裹好放在容器的

四角上面用草纸覆盖,然后在容器的底部撒一层花椒或吴茱萸,也可用荜澄茄,但花椒的效果较好。然后将干燥的蛤蚧均匀地摆放在上面,如果蛤蚧较多,可摆放几层蛤蚧后再撒一层花椒,摆放完后密封容器,置阴凉干燥处储存。

【实训提示】

①人参在夏季最好储存于冷藏库中,能防虫防霉,并保持色泽不变,但必须注意容器的严密,避免潮气侵入。

②人参可储于石灰缸中保存,石灰约占容器的1/4。该法干燥效果较好,但石灰为强碱性干燥剂,储存时间长则易导致人参碎裂,色泽改变,失去香气,使外观和内在质量均受到影响。

③蛤蚧除对抗储存外,也可采用密封储存。选用密封塑料袋放入蛤蚧,然后放入小袋包装的吸潮剂和除氧剂进行密封即可。

【实训思考】

①当人参储存量较大时采用什么方法储存才能较好地保证人参的质量?

②人参储存时应注意什么问题?

③列举一些常见的中药易变品种,并简述其储存方法。

【实训体会】

相互交流在储存过程中中药质量发生变异的影响因素有哪些?

【实训报告】

1)砂糖包埋法储存人参

商品规格	数　量	质量状况	盛装容器	砂糖用量	养护结论

2)对抗储存法储存蛤蚧

商品规格	数　量	质量状况	盛装容器	花椒用量	养护结论

第 11 章　常用中药材的储存养护

通过学习常用中药材的储存养护相关知识,培养学生运用适当的储存方法养护中药材的能力,为将来从事中药材仓储管理工作打好理论基础。

📑 知识要求

掌握各类中药材的性质特点以及储存的注意事项。
熟悉常见中药材的储存实例,并举一反三列出相似药材的储存方法及注意事项。

📖 能力要求

熟练掌握各类中药材的性质特点,能在实践训练中正确进行各药材的养护工作。

中药材一般是指经过产地加工取得药用部位的生药材,包括植物药、动物药和矿物药。我国地大物博,蕴藏着丰富的天然药物资源。据统计,我国目前可供药用的品种为 12 807 种,全国经营的中药材品种在 1 000 种以上。

我国医药商业企业常按药用部位,将中药材分为根与根茎类,叶、花、全草类,果实与种子类,茎、皮类,菌类,树脂类,动物类,矿物类及其他类等。中药材的储存保管是药材流通的重要环节之一。由于中药成分复杂,性质各异,储存要求也不同。因此,必须采用针对性强的保管措施,以达到保证药材质量的目的。

11.1　根与根茎类中药材的保管

根及根茎类药材是对根和各类植物的地下茎的统称。根类药材是指植物地下根的主要部分,如人参、当归、牛膝等;根茎类药材是各种药用植物地下茎的总称,包括根状茎、鳞茎、球茎及块茎等。根及根茎类药材个体肥大,干燥后多质地坚实,耐压性强。由于其来源不同,所含成分复杂,多易受外界因素影响而变异。由于很多中药材同时具有根和根茎两部分,两者又互有联系,储藏养护的方法相似,故归类在一起介绍。

根与根茎类药材多数富含淀粉或糖分,储藏养护的重点在于防虫、防鼠以及防霉变的工作上。

11.1.1 储存条件

1）库房选择

储存时均须选择阴凉干燥库房，具备通风吸湿、熏蒸等设施。高温梅雨季节前，要进行熏仓防霉、杀虫，有些品种可移至气调、密封库房或低温库房。

2）温湿度管理

严格温湿度管理。对于易霉变、虫蛀、泛油的药材，库温应控制在25 ℃以下，相对湿度为60%～70%。

3）货垛管理

货垛应经常检查，防倾斜倒塌。易泛油药材的货垛，不宜过高、过大，注意通风散潮；含淀粉、糖分和黏液质的药材，受潮受热易粘连结块甚至发酵，宜堆通风垛，保持空气流畅，如地黄、天冬、黄精、玉竹、山药、天花粉等。

11.1.2 储存实例

1）党参

（1）来源
该品为桔梗科植物党参、素花党参或川党参的干燥根。

（2）采收加工
秋天采挖，洗净，晒至半干，反复搓揉再晒至七八成干，捆成小把后晒干或烘干，用木箱内衬防潮纸包装。

（3）储藏方法
本品含多量糖质，味甜质柔润，夏季易吸湿、生霉、走油、虫蛀。根头上疣状突起的茎痕及芽或根枝折断处尤易发生。因此，必须储藏于干燥、凉爽、通风处。切制的饮片在晒干后可入瓮内或石灰缸内闷紧封闭储存，或用沙储法。

（4）养护技术
空气相对湿度达80%以上时，党参极易吸收湿气变得潮软，因此在储存过程中，密封、防潮和保持干燥是很重要的。

党参因储存前水分不干，储存期久或保管不善而生虫长霉，可在烈日下暴晒1～2 h（时间过长易泛糖变色），以杀死虫卵、霉菌和保证药物干燥为度。然后筛去虫卵，擦去霉，趁热用塑料袋分成1～2 kg装的小袋密封放入容器内，盖严备用。量大时，则可将党参投入外套麻袋的大塑料袋中，然后将大塑料袋口密封。

发现虫蛀可使用磷化铝熏蒸。熏后内部水分未能散发，应予摊晾。

应使用防潮包装材料，也可添加除氧剂储存，减缓党参储藏中氧化分解速度。

2）人参

（1）来源

该品为五加科植物人参的干燥根。

（2）采收加工

①生晒参：10月间采挖生长6年的园参根部，洗净剪去小支根，硫熏后在日光下晒干。

②红参：洗净的园参鲜根，剪去小支根，蒸制2~2.5 h取出，烘干或晒干。

③糖参：取园参鲜根洗净，置沸水中浸烫5~8 min取出。用特制针具沿参平行与垂直方向刺小孔，浸入浓糖液中2~3次，每次8~10 h，取出干燥。

（3）储藏方法

人参为名贵药材，一般用较精致的容器包装并密封，置干燥处储藏。人参因含有较多的糖类、黏液质和挥发油等，所以容易出现受潮、泛油、发霉、变色、虫蛀等变质现象。

①常规保存法：对确已干透的参，可用塑料袋密封以隔绝空气，置阴凉处保存即可。

②吸湿剂干燥法：在可密闭的缸、筒、盒的底部放适量的干燥剂，如生石灰、木炭等，再将人参用纸包好放入，加盖密闭。

③低温保存法：这是较理想的方法。

④养护技术：人参肉质、含油，有时浸糖，在储藏过程中容易受潮、发霉、生虫及返糖，因此在收藏前要晒干，最佳的暴晒时间为9:00—16:00，但人参不宜长时间暴晒，同时供药用的人参已达到一定的干燥程度，一般只需将人参在午后翻晒1~2 h即可。待其冷却后，用塑料袋包好扎紧袋口，置于电冰箱冷冻室里，就能保存较长时间。

对小批量的人参，可用白糖埋藏法，即选用密封的玻璃、搪瓷容器洗净、干燥，将干燥无结块的白砂糖铺于容器底部2~3 cm，上面平列入参类药材一层，用白糖覆盖使超过参面1~2 cm，糖面再置参类药材再覆白糖，最后白砂糖铺面加盖密封，置阴凉处。使用时，按需取用后加盖密封。

已生虫的人参应轻轻敲打以除去虫卵、虫尿及虫体，再置阳光下晒或50 ℃烘烤，以杀死虫卵和虫体。有霉点人参先晒干或烘干，再用软毛刷或牙刷刷去霉尘，然后再用温水刷净，晒干即可。

3）当归

（1）来源

该品为伞形科植物当归的干燥根。

（2）采收加工

秋末采挖，除去须根及泥沙，待水分稍蒸发后捆成小把，上棚，用烟火慢慢熏干。

（3）储藏方法

本品因含大量的蔗糖（约40%）和挥发油（0.2%~0.4%），易吸收空气的水分，故最怕潮湿，一旦遇潮即色泽变黑泛油，导致霉蛀败坏，则其储藏须置阴凉干燥处。

当归饮片可储于瓮内，或用纸包好置石灰缸内，将瓮口或缸口密封，待用时取出一些，剩余部分仍封严存放，可避免虫蛀、泛油。

（4）养护技术

当归夏季若受潮后发生发霉、生虫并变黑色，温度稍高也易走油，因此必须保持干燥、凉爽。阴雨天气不宜开箱，以免湿气侵入。在储藏的过程中，要勤检查，梅雨季节应每周检查1~2次，每逢夏、秋季节可用硫黄熏一次，然后继续置阴凉干燥处，密封保存，以防受潮虫蛀，一般不宜储藏过久。在库发现虫蛀可用磷化铝熏蒸，如条件允许，可采用气调养护法储存。

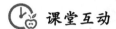 课堂互动

根据课本上的例子，试讨论根类药材山药储存过程中要注意哪些问题。

4）黄芪

（1）来源

本品为豆科草本植物蒙古黄芪、膜荚黄芪的根。

（2）采收加工

春、秋二季采挖，除去根头及须根，晒干。

（3）储藏方法

可按照等级不同分别打捆，用苇席等吸潮材料包裹装箱。本品粉性大有甜味，夏季最易生虫；受潮后也易霉烂、变黑，故应储藏于干燥、通风处。

切制的饮片须待晒干后储于坛内或石灰缸内，将口封闭置干燥通风处，并应注意检查，一旦发现霉蛀即行复查。

（4）养护技术

本品含水量为 11%~12%，在相对湿度 75% 条件下可以安全度夏，但含水量超过 15% 时应摊晒干燥。严重时用磷化铝、溴甲烷熏杀，或用密封抽氧充氮进行气调养护。量少时，也可用干沙埋藏法保存。上档货最好储存于冷藏库中，以防虫霉。

5）葛根

（1）来源

本品为豆科植物野葛和甘葛藤的干燥根。

（2）采收加工

春、秋采挖，洗净，除去外皮，切片，晒干或烘干。广东、福建等地切片后，用盐水、白矾水或淘米水浸泡，晒干。

（3）储藏方法

葛根含多量淀粉、黄酮类物质，如大豆黄苷、大豆黄素等，在储藏中易吸潮生霉，葛根生霉后能引起总黄酮含量显著下降。因此，防止葛根吸潮生霉是保证质量的重要措施。将其含水量控制在 10% 以下，储藏于相对湿度 70% 左右的环境中，即能安全储藏。

（4）养护技术

葛根在储藏中常有害虫危害发生。害虫蛀蚀多从两端切断面开始，继而逐渐蛀入其中，并在其内发育繁殖。危害较轻时，外表面却不能观察到虫迹，但用力敲振即能见到虫粉；危害

严重时,不仅蛀成众多小孔,同时也能破坏形成层的棉毛样纤维(完整的根)。

因此,葛根储藏过程中要保持环境干燥并勤加检查,一旦发现虫害可及时晾晒,或制成切片后晾晒。本品采收加工储藏时间不宜超过一年。

6)麦冬

(1)来源

百合科沿阶草属植物麦冬的干燥块根。

(2)采收加工

夏季采挖,洗净,反复暴晒揉搓、堆置,至七八成干除去须根,干燥。

(3)储藏方法

麦冬在夏季受潮后极易发热、软化、走油和生霉,并且颜色变红黄,装箱包装前必须检验麦冬的水分程度。一般可用手抓一把用力捏紧,然后轻轻松开,如果麦冬黏成一团即表示潮湿,如松开后麦冬散开,即为干燥。麦冬含水量在14%以下,在相对湿度75%条件下可以安全保管。

(4)养护技术

如本品已吸湿、发热、走油,应迅速开箱摊开,使潮气、热气发散,然后移入干燥、阴凉库房中。如发现生霉,可先用清水洗净,晒干后储藏(轻微生霉最好不用水洗,因易变成油色;若已变油色则用太阳晒,以防加深,晒时最好有风)。

夏季必须勤检查、勤翻晒;一般可在阳光下晒一整天,并应在15:00左右收起,趁热装箱,压紧、密封;同时把木箱倒置2 h,使热气透入箱底,再放正,然后储藏则不易走油。少量散装最好储藏于石灰缸内,但勿使麦冬与石灰直接接触。

11.2 花类中药材的保管

花是种子植物所特有的繁殖器官。花类药材通常包括干燥的花、花序或花的某一部分。花类药材多呈不同颜色,且色泽鲜艳,有芳香气味。若储存不当,可吸湿返潮,变色,霉变,虫蛀,气味散失;质地疏松的花还易"散瓣"。鉴于上述情况,花类药材宜采用阴干或晾晒法干燥,避免火烤、暴晒。

11.2.1 储存条件

1)库房选择

宜选用干燥阴凉的库房,既保持色香,又要防止串味。可设花类专用库房,用木箱或纸箱包装,分类储存,注意洁净,防止污染,避免硫黄熏仓。

2)温湿度管理

注意防潮,相对湿度控制在70%以下,温度不超过25 ℃。

3)货垛管理

货垛不宜过高,应适当通风,避免重压,避免阳光直射,防止花朵受损,垛温升高,引起"冲烧"。一般垛温高于库温 4 ℃时,即应倒垛降温散湿,防止引起"冲烧"。

11.2.2 储存实例

1)红花

(1)来源
为菊科植物红花的筒状花冠。

(2)采收加工
夏秋开花,花色由黄转为鲜红时采摘。弱阳光下晒干、阴干或微火烘干以保持颜色鲜艳,干燥过程中不要直接用手而以工具轻翻,否则也易变色。

(3)储藏方法
用细麻袋、布袋、木箱包装,可按数量多寡放入木炭或小石灰包以保持色泽和防潮;也可用石灰箱保存。少量红花可用纸包好,置石灰瓮内保存。

(4)养护技术
红花易吸潮发霉、变色。受潮堆压易发热,甚至毁损变质。仓虫吐丝易使花被相互粘连结串。为了防止变质,多在梅雨季节前进行检查,若吸湿受潮,可开箱取出日晒,等热气发散凉透,装入木箱或铁桶内,当梅雨季节来时就不再开箱,以免受湿气影响,发生变质的现象。但应注意本品不宜烈日暴晒,更不可硫熏以免变色。本品安全水分为 10%～13%,在相对湿度75%以下可不致生霉;含水量超过 20%10 d 后即开始发霉。

2)菊花

(1)来源
为菊科植物菊的干燥头状花序。

(2)采收加工
霜降前花开时采摘,晒干,或蒸后再晒干,也可烘干。

(3)储藏方法
菊花受潮后极易生虫,在霉季更易霉烂、变色、变味;透风则易散瓣。如变质情况严重,则无法处理而成为废品。因此,应以预防为主,储于干燥(相对湿度 70%以下最好)、阴凉的库房中。

(4)养护技术
每至 3—4 月可用炭火焙烘,或进冷藏仓库以防虫。若已发现菊花有湿霉或变色现象,应立即开窗通风,使内部水分发散。本品安全水分为 10%～15%,水分超过 20%的潮湿环境中,1周后即生霉。滁菊及杭菊封袋后最易潮湿发霉,宜及时采用石灰干燥法保存。

11.3 果实、种子类中药材的保管

果实类药材组织结构变化大,成分复杂,性能各异,尤其浆果、核果等因富含糖分,故易黏

结、泛油、霉变和虫蛀;果皮含挥发油,易散失香气、变色。

种子类中药大多采用成熟完整的种子,也有用种子的某部分,如假种皮(桂圆肉)、种皮(绿豆衣)、去掉子叶的胚(莲子心),用其发芽或加工制品(淡豆豉)。种子类药材含淀粉、蛋白质和脂肪等营养物质,在储藏过程中极易回潮、酸败泛油、生虫等。

11.3.1　储存条件

1)库房选择

本类药材宜根据性质不同,存放于干燥通风的库房。

2)温湿度管理

库房温度不超过 30 ℃,相对湿度控制在 75% 以下。对易泛油品种,温湿度管理更应严格控制,库温不应超过 25 ℃。

3)货垛管理

货垛不宜过高,不宜靠近门窗,避免日光直射。枸杞子、桂圆肉、大枣等质地软润、不耐重压的中药,宜用硬质材料包装盛放。

11.3.2　储存实例

1)枸杞子

(1)来源
为茄科植物宁夏枸杞的干燥成熟果实。

(2)采收加工
夏、秋二季果实呈红色时采收,热风烘干,除去果梗。或晾至皮皱后晒干,除去果梗。

(3)储藏方法
本品含枸杞子多糖、甜菜碱、氨基酸等成分。储存保管不当易泛油变色;返潮致水分析出外表或高温糖分外渗,出现黏结、霉蛀、泛油变黑。安全水分 13% 以下。置阴凉干燥处,防闷热,防潮,防蛀。

(4)养护技术
枸杞子难以保管,极易霉蛀泛油变黑,大量过夏最宜冷藏。少量可晒干后,以纸包封储于石灰缸内。

本品含水量较大(可达 17% ~ 19%),外界湿度稍高即易潮软、发霉、变色。因此不要经常开箱,特别是阴雨天。在储藏过程中,要注意检查密封箱是否漏气。如包装不严密,又无条件冷藏,可在 5 月、6 月间利用阳光晾晒一次,并装箱密封。为防治虫害,可用磷化铝熏蒸,或用充 N_2 降 O_2 气调法杀虫治霉。

2）陈皮

（1）来源

为芸香科植物橘及其栽培变种的干燥成熟果皮。

（2）采收加工

10—12月果实成熟后剥皮取果，晒干或低温干燥。干燥过程中应常翻动，避免果皮相互重叠，以防发霉变黑。

（3）储藏方法

陈皮含有较多挥发油，受热过高时极易挥散，吸湿后又易潮软、发霉、变色，乃至霉烂。夏季宜储藏于干燥凉爽的密闭环境中。

（4）养护技术

陈皮为了保证质量，不宜干燥过度，否则挥发油损失较多。通常其含水量为15%～16%，质柔软，以手握之有弹性。必须严格保持仓库内干燥，若有受潮发霉现象，可进行摊晾，但不宜烈日暴晒，以免辛香之气散发和破碎。

3）薏苡仁

（1）来源

本品为禾本科植物薏苡的干燥成熟种仁。

（2）采收加工

9—10月果实成熟后，割取全株晒干，打下果实晒至足干，然后碾去外壳除去黄色外皮即成。

（3）储藏方法

用双层麻袋包装，本品含薏苡素、薏苡仁酯、甾醇、淀粉等，受潮后易虫蛀和发霉，应储藏于干燥、通风处。也可带壳储藏，随用随碾，可久储不蛀。

（4）养护技术

本品体糯质粉，极易虫蛀，仓虫蛀蚀部位大多在侧面一条棕色纵沟内，残存的粗糙糠成为仓虫繁殖的良好条件，应注意检查，经常翻晒。安全水分为15%以下。置通风干燥处，防蛀。

薏苡仁在储藏时常遭老鼠危害，损失极大，为防鼠吃，除应堵塞鼠洞外，可在存放的四周撒些石灰粉，或在老鼠出入处安置杀鼠药剂。

4）苦杏仁

（1）来源

本品为蔷薇科植物山杏、西伯利亚杏等的干燥成熟种子。

（2）采收加工

夏季采收成熟果实，除去果肉及核壳，取出种子晒干。或收集果核，置通风干燥处待水分自然蒸发一部分，击碎核壳取仁阴干。

（3）储藏方法

多用麻袋包装，也有用席包或木箱装，杏仁含油量丰富，夏季遇热容易走油；受潮易发霉、

169

酸败和变色;温度、湿度适宜也会生虫,必须储藏在干燥、通风、凉爽的库房中保管。

(4)养护技术

本品易走油,使白色的种仁逐渐变成黄白色或黄棕色,有的在表面呈现油样物质并产生油哈气味。本品也易产生霉变、虫蛀,若已发现霉蛀,可行日晒,但时间不宜过久,待水分散发后即以 AlP 熏或气调储藏养护。

本品在堆垛时不宜重压,应轻搬轻放,以免造成破损和挤压走油。夏季应注意检查及经常倒垛,防止受潮变质。有条件者夏季可以冷藏保管。

11.4 叶类、全草类中药材的保管

叶类药材指采用植物的完整单叶或复叶供药用。全草类药材大多为草本植物地上部分,如薄荷、穿心莲等,常呈绿色,储存期间受温湿度和日光等影响,可发生变色。含挥发油的药材如薄荷、紫苏等,久储挥发油挥发,香气变淡。因此须防潮、避光,置阴凉干燥处储藏。

11.4.1 储存条件

本类药材不宜暴晒或高温干燥,储存的库房应干燥通风,光照勿过强。堆垛注意垫底防潮,保持清洁,避免重压破碎,定期检查、倒垛、散潮,以减少质变和损耗。

11.4.2 储存实例

1)薄荷

(1)来源
本品为唇形科植物薄荷的干燥茎叶。

(2)采收加工
每年可割采两次,收割时选择晴天早晨,晒干。如遇阴雨天,应将薄荷摊在地下或棚内晾干,不可堆放。

(3)储藏方法
薄荷通常压紧捆扎,用席包装,外面再捆以草绳,或装入竹篓。如果过分干燥,可喷水略加湿润后再打包,否则茎叶易压碎。本品含挥发油,油中含薄荷脑 70%～90%、薄荷酮 10%～12%,此外,还含有乙酸薄荷酯等。其安全水分为 11%～13%,受潮易霉变、变色、香气散失。应储藏于干燥、阴凉处。

(4)养护技术
本品应防受潮,切忌雨淋,以免霉烂和走失香味。堆垛不宜太高,以防挤压,搬运时轻拿轻放,避免破损。受潮后可摊晾,忌暴晒,久晒则绿叶变黄,香气挥散,不宜久储。

2)麻黄

(1)来源

本品为麻黄科植物草麻黄、木贼麻黄、中麻黄的草质茎。

(2)采收加工

多在秋季9—10月生物碱含量高时采收,除净泥土堆集在通风良好的室内干燥或室外阴干。

(3)储藏方法

将药材理顺,内用麻绳捆紧、外用篾席包装,最好储藏于密闭的木箱中,避免有效成分的损失。

(4)养护技术

本品储藏应保持干燥通风,防受潮,以免变色、霉烂,防受阳光长期直接照射,否则引起褪色和有效成分的减少。若发现潮霉,只能摊晾,不宜暴晒,以免麻黄遇日光即褪色,且有效成分降低。久储或干燥不当,也变黄色,影响质量。

11.5 动物类中药材的保管

此类药材来源复杂,主要为皮、肉、甲、角和虫体等,如蛤蚧、刺猬皮、鳖甲、金钱白花蛇等,富含脂肪、蛋白质等营养物质。如果储存不当,极易滋生真菌或出现虫蛀、泛油酸败、异臭、脱足断尾现象,导致药材品质降低。该类药材价格偏高,更应加强责任心和注重设施投入,宜少储勤进。

11.5.1 储存条件

可采用带空调的专库存放,库房应具防潮、通风和熏仓防虫的条件。库温一般不超过20 ℃,相对湿度控制在70%左右。储于专用容器中或拌花椒同储,存放于小型密闭库房或分层存放于货架上,避免与其他药材串味。

11.5.2 储存实例

1)蜈蚣

(1)储藏方法

本品平直,硬脆易碎,多用硬质的木箱或纸板箱盛装密封,置于干燥通风处储藏。为了防止生虫,在包装时放入一些大蒜(每100条蜈蚣用15个大蒜),且隔2~3月检查一次,若身受潮可行日晒。少量可用纸包好置石灰缸内存放。

(2)养护技术

本品易发霉、虫蛀。梅雨季节吸潮后,头、足及环节部位常先霉变,后延散到背腹部,使虫体发软。虫蛀可使头足脱落,失去虫体的完整性。防虫忌硫黄熏。

2）蛤蚧

（1）储藏方法

重叠捆把，木箱盛装，并放花椒于内，严封箱口，置干燥处储藏。

（2）养护技术

本品富含脂肪油、蛋白质等。温湿度过高、日光晒、库存过久接触空气，极易泛油出现酸败、异臭及虫蛀、霉变等现象。可防蛀、防泛油、防发霉等。

11.6 其他类中药材的保管

11.6.1 树脂、干膏类药材

此类药材具有受热熔化、变软、黏结的特点，储存时不仅会使外观变形，而且易黏附包装或发生流失污染、生虫、发酵、变色等。

1）储存条件

此类药材储存于干燥、阴凉、避光的库房。库温应控制在 30 ℃以下，相对湿度为 70%～75%。储存芦荟、安息香等，垛底应垫衬纸，防止流失污染。储存阿魏等有浓烈气味的品种，宜单独存放或选防潮容器密封，避免与其他药材串味。定期检查包装，防止破损、受热外溢。

2）储存实例

阿魏含挥发油，具有强烈而持久的蒜样特异臭气，安全水分为 8%以下，宜密闭，置阴凉干燥处，避免与其他药材串味。

11.6.2 特殊中药储存

1）细贵中药材

这类药材如西洋参、番红花、冬虫夏草等价格较高，有的品种又易虫蛀霉变，所以应存放于专用库房和容器内，严格执行细贵中药储存保管制度，注意防变质、防盗以保证安全储存。

2）易燃中药材

易燃中药材多为遇火极易燃烧的品种，如硫黄、樟脑、海金沙、干漆等，必须按照消防管理要求，储存在阴凉、安全的专用库房，并配有专职消防安全员和消防设施，以防止火灾和其他事故的发生。

3）毒性、麻醉类中药

根据国家《医疗用毒性药品管理办法》（国务院令第 23 号）和《麻醉药品和精神药品管理条例》（国务院令第 442 号）储存（详见第 14 章）。

重点中药品种的储存

　　重点中药品种是指最容易发生虫蛀、霉变、泛油、变色等质量变异的品种,应当重点加强储存养护。例如,富含淀粉的中药材山药、薏苡仁、白芷等易虫蛀,应集中存放,便于有效防治虫害发生;含糖、黏液质较多的天冬、党参、牛膝等易霉变的中药材集中储存,便于通风去潮、防霉;含挥发油较多的药材,如川芎、木香、肉桂、丁香等,易发生散气变味,宜集中储存,便于采取密封措施;富含脂肪、蛋白质的种仁、动物类药材,如杏仁、柏子仁、蛤蚧、刺猬皮等,易泛油酸败,应集中存放于易调控温湿度的阴凉库,置通风干燥的小库货架上;易变色的花类药材,如红花、玫瑰花等,宜集中存放于避光、阴凉、干燥处,防止花类药材褪色质变。

11.7　中药材储存养护法

　　空气、温度、湿度、日光、时间等因素均影响中药材的质量,使之产生虫蛀、霉变等变异。中药材的养护保管是一项知识面广、技术性强的工作,既有传统的经验,又有科学的新技术。中药材资源丰富,品种多样,特性各异,给中药材仓储养护带来了复杂性。目前,一些中药材产地存在着露天存放,或者是药农将药材采收后自行随意存放,或者仓库储存条件不符合药典规定等现象。因此,应建设规范的中药材储存库房,合理储存中药材,并逐步建立一套科学的中药材养护措施,保证中药的质量。

11.7.1　中药材的储存条件

1)仓库要求

　　储存中药材的仓库要求保持清洁、通风、干燥、避光和防霉变。温度、湿度应符合储存要求并具有防鼠、虫、禽畜的措施。

2)中药材的包装、运输和储存

　　现在的中药材包装使用麻袋较多,其他有竹筐或柳条筐。中药材经产地加工之后,最好使用纸箱包装,可将各种标志直接印刷在纸箱上。包装前,应再次检查并清除劣质品及异物。包装应有批包装记录,其内容包括品名、规格、产地、批号、质量、包装工号、包装日期等。每件中药材包装上应注明品名、规格、产地、批号、质量、包装工号、包装日期、生产单位、采收日期、储藏条件、注意事项,并附有质量合格的标志。

　　中药材的储存和运输对药材的质量也有影响。储存不当可引起酶解、霉变、虫蛀、变色、挥发油散失或走油等,运输途中遇水、暴晒、污染等,均能导致药材变质,影响或失去疗效。根据具体药材的实际情况确定储藏的时间,有些药材是越陈越好,如陈皮、吴茱萸等;而有的药材必须尽快使用,如含挥发油的薄荷、荆芥等。

11.7.2 中药材储存中的主要养护要求

1）中药材在储存中的水分控制

中药材采收后,其中水分如不及时控制,容易出现霉烂变质,控制中药材中的水分是药材养护中的首要问题。

2）中药材在储存中的虫害控制

虫蛀是中药材及饮片储存中最常见的现象,危害最大。在仓库满足通风、干燥等基本条件下,中药仓储中虫蛀现象仍普遍存在,虫害防治是药材养护工作的重点。

药材包装入库前可采取以下措施控制虫害的发生:

①剔除已受虫蛀药材,以防进一步传播。

②药材在储存前须经过必要的过筛,除了除去泥沙杂物,还可筛除部分虫卵、蛹等。

③采用晾、晒、烘等措施,控制药材的含水量,不利于害虫的孵化、生长。

④勤于检查,及时发现药材受蛀现象,防止进一步蔓延。

⑤掌握药材特性,避免受热、吸潮。对富含脂肪、淀粉、糖类、蛋白质类成分的药材要重点养护,因为比较容易发生虫蛀。

11.7.3 中药材的养护技术

中药材的在库养护,要合理堆垛,有效控制温度、湿度、日光、空气等自然因素和霉菌、虫害等生物因素。采取相应的措施,通过防热、防潮、避光、降温、密封包装等方法起到有效防护。

1）发展传统养护技术

传统的养护方法,如采用硫黄熏蒸以防治害虫,用日晒、火烤、热蒸、石灰吸潮干燥药物,对存量小、性质特殊的药材采用药物对抗同储起到防虫作用。

随着养护技术逐步发展,中药仓库较普遍地开展了仓库温湿度管理,以化学药剂替代了硫黄熏蒸,并实现大面积防治虫害的方法,采用氯化钙吸潮、空气除湿机除湿,特别是气调养护的新技术普遍推广,除氧技术发展较快,中药材的保质养护技术得以更新。

近年来新项目、新技术不断用到中药仓储养护中,实现了温湿度管理的自动控制,大大提高了一些细贵、特殊中药材的养护质量。

2）运用新技术

(1)气调养护技术

气调养护技术是将药材置于密闭的容器内,对能够导致药材发生质变的空气中的氧(O_2)浓度进行有效的控制,人为地造成低氧状态,或人为地造成高浓度的二氧化碳(CO_2)状态。可抑制害虫和微生物的生长繁殖,以及中药自身的氧化反应,以保持中药品质。

此方法具有杀虫、防霉的作用。能保持药材原有的色泽和气味,明显优于化学熏蒸法而无残毒;对不同质地和成分的中药均可使用;适用范围广、库房储存量可调节;操作安全,无公害;比化学熏蒸剂节省费用。

(2)气幕防潮养护技术

气幕防潮养护技术是用于装在中药材仓库门上,配合自动门以防止库内冷空气排出库外、库外热空气又侵入库内的装置,进而达到防潮的目的。由于仓库内外空气不能对流,减少了湿热空气对库内较冷的墙、柱、地坪等处形成结露的现象,从而保持仓储药的干燥、防止霉变发生。

(3)辐射防霉除虫养护

辐射防霉除虫养护是指采用 Co^{60}-γ 射线辐射杀虫灭菌的养护技术,辐射杀虫灭菌养护的特点是效率高,效果显著;不破坏药材外形;不会有残留放射性和感生放射性,在不超过 1 000 kcd 的剂量下,不会产生毒性物质和致癌物质。

此外,远红外加热干燥养护技术、微波干燥养护技术、除氧剂封存养护技术等都可应用到中药材储存养护中。

目标检测

一、单项选择题

1.下列药材中,容易风化的是(　　)。
　　A.冰片　　　　　　B.龙骨　　　　　　C.芒硝　　　　　　D.乳香　　　　　　E.没药

2.下列药材中,易泛油的是(　　)。
　　A.苦杏仁　　　　　B.山药　　　　　　C.芒硝　　　　　　D.大黄　　　　　　E.防风

3.下列中药中,具有升华性的是(　　)。
　　A.山药　　　　　　B.樟脑　　　　　　C.芒硝　　　　　　D.丹皮　　　　　　E.盐附子

4.引起中药发生质量变异的内因之一是(　　)。
　　A.空气　　　　　　B.湿度　　　　　　C.中药含水量　　　D.高温　　　　　　E.光线

5.乳香受热后易(　　)。
　　A.泛油　　　　　　B.风化　　　　　　C.潮解　　　　　　D.粘连　　　　　　E.发霉

二、多项选择题

1.下列属于中药材常见的质量变异现象是(　　)。
　　A.霉变　　　　　　　　　　B.虫蛀　　　　　　　　　　C.泛油
　　D.粘连　　　　　　　　　　E.变色

2.引起中药质量变异的自身因素是(　　)。
　　A.油脂、挥发油　　　　　　B.黏液质、色素　　　　　　C.温度、湿度
　　D.霉菌污染　　　　　　　　E.水分、淀粉

3.发生虫蛀的中药多含有(　　)。
　　A.淀粉　　　　　　　　　　B.挥发油　　　　　　　　　C.糖
　　D.脂肪　　　　　　　　　　E.蛋白质

175

4.Co^{60}-γ射线辐射杀虫灭菌养护的特点是(　　　　)。

  A.效率高,效果显著

  B.不破坏药材外形

  C.不会有残留放射性和感生放射性物质

  D.加热均匀

  E.辐射可引起某些药成分变化

三、简答题

1.简述中药材当归的养护。

2.中药材葛根在储存过程中可能发生的变异现象有哪些?

四、分析题

分析一下"回南天"的时候中药材容易发生哪些变异现象? 如何养护?

第 12 章　中药饮片的储存与养护

📖 学习目的

通过学习常用中药饮片的储存养护相关知识,培养学生运用适当的储存方法养护中药饮片的能力,为将来从事药库管理、零售药店调剂工作打好理论基础。

📑 知识要求

掌握各类中药饮片的性质特点以及储存的注意事项,特别是易变中药饮片的储存。

熟悉中药饮片的验收入库流程和检查项目、储存方法及注意事项。

📖 能力要求

熟练掌握各类中药饮片的性质特点,能在实践训练中正确进行各药材的养护工作。

中药饮片是指在中医药理论的指导下,根据辨证施治和调剂、制剂的需要,对中药材进行特定加工炮制的制成品。其加工过程包括净制、切制和炮炙。

①净制:即净选加工。净制可根据具体情况,分别采用挑选、风选、水选、筛选、剪、切、刮削、剔除、刷、擦、碾串、火燎及泡洗等方法达到质量标准。

②切制:切制是将净选后的药材软化,再根据要求切制成片、段、块、丝等。其厚薄、长短、大小、宽窄通常为:极薄片 0.5 mm 以下,薄片 1~2 mm,厚片 2~4 mm;短段 5~10 mm,长段 10~15 mm;方块 8~12 mm;细丝 2~3 mm,粗丝 5~10 mm。其他不宜切制的药材,一般应捣碎用。

③炮炙:除另有规定外,常用的炮炙方法有炒(清炒、麸炒、土炒)、烫、煅(明煅、煅淬)、制炭(炒炭、煅炭)、蒸、煮、炖、酒制(酒炙、酒炖、酒蒸)、醋制(醋炙、醋煮、醋蒸)、盐制(盐炙、盐蒸)、姜汁炙、蜜炙、油炙、制霜、水飞、煨等。

中药饮片品种繁多、规格复杂、形状各异,除中药材本身的成分不同,还因采用了多种炮制方法而增强了其复杂性,给储存保管增加了难度。因此,把好中药饮片入库验收关,进行科学保管与养护,防止中药饮片在储存中发生质量变异,对于保证中药质量、提高企业经济效益和社会效益具有重要意义。

12.1　中药饮片入库验收及质量检查

依据相关的标准,对企业所购中药饮片的包装、品种的真伪、质量的优劣进行全面检验,对符合要求的予以接收入库,对不符合的予以拒收,并建立相应的记录,这个过程称为中药饮片的验收。

中药饮片入库验收的目的是保证入库的中药饮片数量准确、质量完好,防止假冒、伪劣品入库。由于中药种类多、来源复杂,经营中常有以假充真、以次充好、掺假等现象发生,加上各地用药习惯不同,有的同名异物,有的同物异名,这给入库验收工作带来许多困难。因此,要求验收员不仅要有高度的责任心,而且要有一定的中药知识,并熟悉验收的相关程序,这些都是做好中药储存养护工作的关键环节。

12.1.1　中药饮片入库前的验收

1) 验收依据

中药验收应根据中药的法定标准和合同规定的质量条款,《中国药典》未收载的品种可按部颁标准及各省、自治区、直辖市所制定的标准执行。

①《中华人民共和国药典》(2020版)(一部)。

②卫生部(今中华人民共和国国家卫生健康委员会)部颁药品标准。

③进口中药依照《中华人民共和国卫生部进口药材标准》。

④《76种中药材商品规格标准》。

⑤《全国中药炮制规范》。

⑥《地方炮制规范》。

⑦进货合同、入库凭证上所要求的各项规定。

2) 验收要求

(1) 人员

验收人员应具有高中(含)以上的文化程度,经岗位培训和地市级(含)以上食品药品监督管理部门考核合格后,取得岗位合格证书方可上岗。

(2) 验收场所

企业应有与其经营规模相适应、符合卫生要求的黄色待验区。其面积大型企业不少于50 m^2;中型企业不少于40 m^2;小型企业不少于20 m^2。验收应在待验区进行。

(3) 验收设备

验收养护室应有必要的防潮、防尘设备。如所在仓库未设置中药检验室或不能与检验室共用仪器设备的,应配置必备的水分测定仪、紫外线荧光灯、显微镜、澄明度检测仪、崩解仪、白瓷盘、剪刀、放大镜,检查细小的果实、种子类药材须备有冲筒(探子)、标本等。

(4) 验收抽样数量

一般药材100件以下抽取5件,不足5件逐件抽取,100件以上按5%抽样,超过1 000件以上按1%抽样。贵重药材验收到最小包装,实行双人验收。按总件数1%倒箱(包),不足

100件者倒1件。如遇质量有问题时,可增加抽取件数或倒箱(包)件数。增抽样品质量有问题,另作检验。

（5）验收记录

①必须建立完善、真实的验收记录。

②中药饮片验收记录应当包括品名、规格、批号、产地、生产日期、生产厂商、供货单位、到货数量、验收合格数量等内容,实施批准文号管理的中药饮片还应当记录批准文号。

③验收记录应保存至超过中药有效期1年,但不得少于3年。

（6）验收流程

药品入库时,验收员根据采购单(采购计划)和随货同行单对品名、规格、数量、件数、外观质量等进行验收,并做好验收记录。验收员对货单不符、质量异常、包装破损、标志不清的药品有权拒收。

随机抽样,观察药材的性状、大小、色泽、表面特征、质地、断面特征及气味。发现异样,应及时抽样送质管部,进行显微和理化鉴别。在质量验收时,对真伪、优劣难以确定或有质量疑问的药品,验收员应按规定抽样,送质管部进行鉴定和检测。

对验收中查出的伪劣或质量问题的药品应及时记录,并单独存放,标志明显。

对毒、麻、贵细药材的验收,必须两人以上在场,逐件逐包进行验收,如发现原箱短少,验收员应写出报告,查明原因。

3）验收内容

（1）品种的验收

①易混品的检查。中药饮片品种繁多,来源复杂。有的中药饮片和其他外形特征比较相似,容易发生混淆。例如,百合科植物山菅兰常被误认为鸢尾科植物射干,二者外形虽相似,功能却不同。洋葱种仔与韭菜仔,石荠苎果实与紫苏子等也容易相互混淆。中药饮片在入库验收时,要做到中药饮片品名与实物相符,杜绝混淆的中药饮片入库,确保临床用药准确无误。

②掺伪品的检查。中药饮片掺伪使假的情况时有发生,如冬虫夏草插入大头针、细棒,龙眼肉中掺有荔枝肉等。因此,在中药饮片入库验收时,一定要认真仔细检查,发现掺伪品种,要及时处理。

③假冒品的检查。误采误收,容易出现假冒中药饮片。例如,把聚花过路黄误为金钱草采收,为了牟取暴利,不法分子有意以假冒真,这在珍贵中药饮片中发现最多。

（2）质量验收

①含水量验收。《中药饮片质量标准通则(试行)》规定,一般的饮片含水量宜控制在7%~13%;蜜炙品类含水分不得超过15%;酒炙、醋炙及盐炙品类等含水分不得超过13%;烫制醋淬制品含水量不超过10%。

②切制饮片验收。切制饮片的含水量不应超过10%~12%。极薄片(镑片)为0.5 mm以下;薄片为1~2 mm;厚片为2~4 mm。切段饮片的短段为5~10 mm;长段为10~15 mm;块应为8~12 mm的方块。切丝包括细丝和粗丝,细丝为2~3 mm,粗丝为5~10 mm。以上均要求片形均匀,无整体片、连刀片、斧头片。不规则片不得超过15%,灰屑不超过3%。

③炮制饮片的验收。中药饮片炮制品应色泽均匀,虽经切制或炮制,但实际应具有原有

的气和味,不应带异味或气味消失。

炒黄:药物表面微黄或鼓起或爆裂,色泽均匀,有药材固有的气味,生片、糊片不得超过2%,药屑、杂质不超过1%。

炒焦:药物表面焦褐色,色泽均匀,生片、碳化片不得超过3%,药屑、杂质不得超过1%。

炒碳:药物表面黑色,内呈焦褐色或焦黄色,存性并基本保持原片型,生片和完全碳化片不得超过5%,药屑、杂质不得超过3%。

土炒:药物表面呈深黄色,并挂有土色,色泽均匀,生片、糊片不得超过2%,药屑、杂质不得超过3%。

麸炒:药物表面呈微黄色或黄色,色泽均匀,有药材固有气味,生片、糊片不得超过2%,药屑、杂质不得超过2%。

蜜炙:色泽均匀,有光泽,不粘手,有辅料香气。生片、糊片不得超过2%,杂质不得超过0.5%,水分不得超过15%。

酒炙、醋炙:药物表面呈黄色或微带焦斑,色泽均匀,有辅料香气,生片、糊片不得超过2%,药屑、杂质不得超过1%,水分不得超过13%。

盐炙:药物表面呈黄色或焦黄色,色泽均匀,有辅料香气,生片、糊片不得超过2%,药屑、杂质不得超过1%,水分不得超过13%。

油炙:药物表面呈黄色或焦黄色,色泽均匀,油润酥松,生片、糊片不得超过2%,药屑、杂质不得超过0.5%。

姜汁炙:药物表面呈黄色,色泽均匀,有辅料香气,生片、糊片不得超过2%,药屑、杂质不得超过1%,水分不得超过13%。

烫制:常用辅料有砂子、蛤粉、滑石粉,烫后药物表面呈黄色或黄褐色,色泽均匀,鼓起泡酥或爆裂起花。经醋淬的应有醋香气,干燥不得有辅料。僵化、生片、糊片不得超过2%,药屑、杂质不得超过3%,醋淬品水分不得超过10%。

蒸制:蒸制有清蒸、酒蒸、醋蒸。蒸制后药物表现略鼓起,内无生心,色泽黑润,有辅料特有气味,未蒸透的不得超过3%,水分小于13%。

煮制:清水煮、矾水煮,煮后药物内外色泽一致,无白心,有毒药材必须煮至口尝无麻辣感,《中国药典》(2020版)规定有含量测定的品种应按药典规定执行,未煮透的不得超过2%,杂质不得超过2%,水分不得超过13%。

煅制:药物表面无光泽,内外色泽一致,酥脆易碎或内呈蜂窝状,不得碳化,未煅透及灰化者不得超过3%,杂质不得超过2%。

发芽类:各类芽长少于5 mm,发芽率不得低于85%,芽超长者不多于20%,水分不得超过13%,杂质不得超过1%。

发酵类:发酵后,药物表面有黄白色毛霉衣、无霉气、不腐烂,有药材固有的气味。不得检出黄曲霉、活螨等致病菌,药屑、杂质不得超过1%,水分小于13%。

④变异现象检查。对中药饮片在验收中发现虫蛀、发霉、泛油、变色、气味散失、潮解溶化、腐烂等现象为质量检验不合格。

a.虫蛀的检查:绝大部分中药饮片都易虫蛀,入库验收时,要注意检查中药饮片是否被害虫蛀成孔洞或结串,有的中药饮片易从内部虫蛀,从外表看是完好的,但实际内部已蛀成粉末。因此验收时,还要将中药饮片折断检查,如发现虫蛀的程度比较轻,应及时采取措施以消灭虫害,虫蛀严重的中药饮片,应视为不合格。

b.发霉的检查:一般中药饮片都易发霉,且多发生在夏初至深秋季节。如发现中药饮片表面有霉斑,要及时处理,去其霉菌。若中药饮片已霉烂变质以致失效,应拒绝入库。

c.走油的检查:走油又称冷油,多见于含挥发油、黏性糖质、脂肪油成分的中药饮片。入库前,应检查中药饮片是否发软、发黏、走油变色,观察其外表是否有油状物渗出。走油较轻的要及时处理,严重的拒绝入库。此外,还要注意中药饮片的色泽、气味、风化潮解等的检查,严格把好质量关。

d.色泽、气味的检查:中药饮片的色泽常作为判定其炮制程度及内在质量变异的标志之一,生甘草片面黄白色,经蜜炙后应是老黄色。黄芩发绿、白芍变红均说明其内在成分已发生变化。中药饮片经切制或炮炙,应具有原有的气和味,不应带异味或气味散失,如薄荷辛凉气、檀香清香气等。

（3）包装验收

①检查包装。目前,国内中药饮片绝大多数是编织袋、塑料袋或用纸箱包装。检查时,应注意检查包装是否符合要求。例如,花类中药饮片一般不能受压,不宜用塑料袋装,只宜纸箱或竹篓;冰片麝香之类,宜密闭包装;僵蚕、花椒等,不宜用密闭包装,否则霉变更快。

②检查破损。注意检查包装是否有破损孔洞情况。如有小的孔洞,应及时补好。如破损严重,应更换包装。

③检查污染。要注意检查包装是否受污染。如有污染,应及时更换包装,并且还要检查中药饮片是否受污染。如果中药饮片受到污染,则不能药用,应拒绝入库。

（4）数量验收

数量验收包括点数和称量两种。点数验收如对乌梢蛇、蛤蚧等应注意点清数量,做好记录。称量验收中药饮片应除去包装过秤,以确定其净重。珍贵中药饮片应使用天平称量,做到计算准确无误。数量验收完毕,应在每件中药饮片包装上贴标签,标签上说明来件单位、品名、产地、规格、等级、毛重、净重、进包日期、验收人姓名等。

12.1.2　中药饮片的在库养护工作

由于中药饮片种类多,所含的有效成分各有不同,有的怕热、怕潮,也有的怕阳光直射,若保管养护不当,就会产生虫蛀、霉变、变色、走油及潮解等变质现象,从而影响临床疗效。因此,中药饮片的库养护是保证中药质量和临床用药安全有效的重要环节。药库人员要经常检查中药饮片的包装和质量,如发现霉变虫蛀等不合格的中药饮片,应及时将其分开另放,停止使用。药库人员还应根据药物的性质对每种中药饮片进行合理的季节性管理,并做好检查、养护等记录。按照"先进先出""批号早先用""不合格药不出"的原则,把好出库药品的质量关。

1）药库的管理

药材仓库应保持清洁、通风、干燥、避免日光的直接照射。因此,药材仓库应建在地势干燥、通风良好的地方,室内有水泥地面和二尺高的水泥墙,同时库房要设有通风窗,以便晴天能开窗通风,阴雨天能关窗防止水蒸气侵入室内,做到库房干燥。另外设地下室、密闭室和密闭容器,以便储藏某些具有吸水性强和有效成分容易挥发等特性的药材,设冷藏室以便储存贵重药材等。

2）水分控制

中药材在储存过程中，应经常抽样检查药物的含水量。药物的含水量应严格控制在7%～13%，室内相对湿度应控制在70%以下。特别是梅雨季节，要勤查勤晒，要合理通风，利用自然气候调节库房的湿度而起降湿防潮作用。一般在晴天无雾及室外相对湿度低时，开窗开门通风，反之则关窗关门。有条件的可安装除湿机或空调来保持室内干燥。

3）温度控制

室温应控制在25℃以下。某些中药可采取低温（2～10℃）的方法冷储，特别是胶类、树脂类以及含糖、挥发油量高的药物储藏养护最为适合。冷藏不仅能防霉、防虫、防变色、走油且不影响药物品质。冷藏最好在梅雨季节前进行，过了梅雨季节再拿出来。对含水高或易发霉、生虫的药物，可用日晒或烘烤的方法处理。发霉的要洗去霉斑后再干燥。但应注意药材烘烤温度不能超过60℃。对含色素或挥发性成分的药物，宜禁暴晒或高温烘烤，只宜风凉干燥。例如，枸杞、熟地等含糖类、黏液质较多的中药饮片，应放置阴凉处储藏；人参、三七等贵重药与一般药品分开放置冰柜冷藏。

12.2　中药饮片的养护技术

中药饮片养护技术是运用现代科学方法研究中药饮片的保管和影响中药储存质量的因素及其养护防患措施的一门综合性技术。仓储工作者应在继承祖国医药学遗产和前人长期积累的中药饮片储存经验的基础上，运用现代自然科学的知识和方法对中药饮片加以养护，以提高中药饮片的质量。常用养护方法主要有下述9类。

1）清洁养护法

清洁卫生是饮片养护的基础，主要包括饮片加工各个环节注意卫生、仓库及其周围环境保持清洁和库房的消毒工作等。

2）除湿养护法

除湿养护法是利用通风、吸湿等方法来改变库房的湿度起到抑制真菌和害虫活动的作用。通风是利用空气自然风或机械产生的风，把库房内潮湿的空气置换出来，达到除湿目的。吸湿是利用自然吸湿物或空气去湿机来降低库内空气湿度，以保持仓库凉爽而干燥的环境。传统常用的吸湿物有生石灰、木炭、草木灰等，现在发展到采用氯化钙、硅胶等干燥剂除湿。

3）干燥养护法

干燥可除去中药饮片中过多的水分，同时可杀死真菌、害虫及虫卵，达到防虫、防霉、久储不变质的效果。常用的干燥方法有暴晒、烘干、摊晾、微波干燥法及远红外加热干燥法等。

暴晒是利用太阳热能和紫外线杀灭害虫，此法在生产实践中应用甚广。高温烘干法适合大多数饮片，量大可用烘干机烘干，量少可在烘箱内烘烤，尤其是饮片入库前或雨季前后，均可采用此方法。摊晾法则适用于芳香性叶类、花类、果皮类等。对于颗粒较小的粉末状饮片，可采用微波干燥或远红外加热干燥。

4) 密封(包括密闭)养护法

密封养护法是通过将饮片储于缸、坛、罐、瓶、箱等容器而与外界隔离，以尽量减少外界因素对其影响。该法常与吸湿法相结合，效果更好。现常用密封性能更高的新材料，如塑料薄膜帐、袋真空密封或用密封库等密封储存。

5) 对抗同储养护法

对抗同储养护法是用两种以上的药物同储或采用一些有特殊气味的物品与药物同储而起到相互克制，抑制虫蛀、霉变、泛油的一种养护方法。此法仅适用于少数药物养护。例如，丹皮分别与泽泻、山药、白术、天花粉、冬虫夏草等同储；花椒分别与蕲蛇、白花蛇、蛤蚧、海马等同储；大蒜分别与薏苡仁、土鳖虫、蕲蛇、白花蛇等同储；胶类药物与滑石粉或米糠同储；三七与樟脑同储；荜澄茄、丁香与人参、党参、三七等同储，均可达到防虫蛀、霉变或泛油的目的。

另外，对于易虫蛀、霉变、泛油的饮片，可采用喷洒少量95%乙醇或高度白酒密封储存，达到对抗同储的目的。

6) 冷藏养护法

冷藏养护法是指采用低温方法储存中药饮片，从而有效防止不宜烘、晾的中药饮片发生虫蛀、发霉、变色等变质现象。常用的方法如安装空调，使用冰箱，建冷库、阴凉库，等等。贵重中药饮片多采用冷藏法，如哈士蟆油、人参等。

7) 化学药剂养护法

化学药剂养护法是利用无机或有机的防霉、杀虫剂与仓虫接触，从而杀灭真菌和害虫的方法。应用此法要求高效低毒，环保无污染，易推广使用。目前，最常用的是磷化铝熏仓养护法。

磷化铝(AlP)是近年来应用较广泛的一种新型杀虫剂。它具有使用简便、用量少、渗透力强、杀虫效率高、排毒散发快、不易被药吸附而且可杀灭微生物等多种优点。

使用磷化铝应注意分散施药，专人保管。严禁遇水遇火、日光暴晒，以免引起火灾及对人员造成毒害。

8) 气调养护法

气调养护是一种新的养护技术。其原理是将饮片置于密闭的容器内，对影响其变质的空气中的氧的浓度进行有效控制，人为地造成低氧或高浓度二氧化碳状态，抑制害虫和微生物的生长繁殖及饮片自身的氧化反应以保留中药品质的一种方法。该法具有无残毒、适用范围广、操作安全、无公害、成本低的优点，而且能保持饮片原有的气味和色泽，明显优于化学熏蒸法。

9) 无菌包装技术

首先将中药饮片灭菌，然后装入一个真菌无法生长的容器内，避免了再次污染的机会，在常温条件下,不需任何防腐剂或冷冻设施,在规定的时间内不会发生霉变。

另外,气幕防潮养护法、气体灭菌养护法、蒸气加热养护法以及挥发油熏蒸防霉养护法都是实际生产中常用的养护技术。可以相信,随着科学技术的发展以及多学科协作,中药养护技术一定会进一步提高。

课堂互动

如果饮片含水量超过安全标准能否采用密封养护法?哪些品种需要用密封养护法?药房和药店存货量少,是否需要密封储存?

12.3 中药饮片储存常发生的质量变异及防治原则

中药材经炮制加工制成饮片,改变了原药材的形状,增加了与空气和微生物的接触面积,因此更易发生泛油、霉变、虫蛀、变色等质量变异现象。仓储工作者应针对饮片质量变异的原因采取科学的防治措施。

饮片的储藏容器必须合适,一般可储存于塑料袋、木箱或金属箱中,最好置于严密封口的合金箱、桶中,以防止湿气的侵入。有些应置于陶瓷罐、缸或瓮中,并加入生石灰或硅胶等干燥剂同储。

12.3.1 切制类饮片

切制类中药饮片有薄片或厚片、丝、段、块等,由于饮片表面积增大,与空气接触面增大,更易吸收水分;与微生物接触增多,更易污染,极易吸潮、霉变和虫蛀。

1)含淀粉较多的饮片

含淀粉较多的有山药、葛根、白芍等,切片后要及时干燥,防止污染。宜置通风阴凉干燥处,防虫蛀及鼠咬。

2)含糖分及黏液质较多的饮片

含糖分及黏液质较多的有熟地黄、天冬、党参等,切片后不易干燥,若储存温度高、湿度大均易吸潮变软发黏、霉变和虫蛀。故宜置通风干燥处,密封储存,防霉蛀。

3)含挥发油较多的饮片

含挥发油较多的有当归、川芎、木香、薄荷、荆芥等,切片后,一般在60 ℃以下干燥。储存温度也不宜过高,防止香气散失或泛油。受潮则易霉变和虫蛀,故宜置凉干燥处,防蛀。

12.3.2 炮制类饮片

1）炒制类饮片

炒黄、炒焦、麸炒、土炒等均可使饮片香气增加，如炒莱菔子、麸炒薏苡仁、土炒山药等。若包装不严，易被虫蛀或鼠咬。故宜储干燥容器内，置通风干燥处，防蛀。

2）酒、醋炙饮片

如酒大黄、酒黄芩、酒当归等酒炙饮片；醋香附、醋元胡、醋芫花等醋炙饮片，不仅表面积增大，且营养增加，易污染霉变或遭虫害。应储于密闭容器中，置通风干燥处，防蛀。

3）盐水炙饮片

如盐知母、盐泽泻、盐黄柏、盐车前子等，空气相对湿度过高时，易吸湿受潮；库温过高或空气相对湿度过低时则盐分从表面析出。故应储密闭容器内，置通风干燥处，防潮。

4）蜜炙饮片

如蜜甘草、蜜黄芪、蜜冬花等，蜜炙后糖分大，较难干燥，易吸潮发黏；营养增加，易污染霉变或遭虫害或发霉变质。通常储于缸、罐内，密闭，置通风干燥处，防霉、防蛀、防潮。蜜炙品每次制备不宜过多，储存时间不宜过长。

5）蒸煮类饮片

常含有较多水分，如熟地、制黄精、制玉竹等。蒸煮后易受真菌侵染，饮片表面附着真菌菌丝体。宜储干燥容器内，密闭，置通风干燥处，防霉、防蛀。

6）矿物加工类饮片

矿物类如芒硝、硼砂、明矾等，在干燥空气中易失去结晶水而风化，在湿热条件下又易潮解。故宜储缸、罐中，密闭，置阴凉处，防风化、潮解。

综上所述，储存中药饮片的库房应保持通风、阴凉、干燥，避免日光直射，库温 30 ℃ 以下，相对湿度 75% 以下为宜，勤检查、勤翻晒，经常灭鼠。饮片储存容器必须合适，一般可储存于木箱、纤维纸箱中，尤以置于密封的铁罐、铁桶为佳，也可置瓷罐、缸或瓮中，并置石灰或硅胶等吸湿剂。中药房饮片柜、置药格斗要严密。对于流转缓慢的饮片，应经常检查，以防霉变、虫蛀。

中药饮片的变异现象及防治原则，可参照第 11 章常见中药材的储存养护中的有关内容。

12.4 常见异变中药饮片举例

12.4.1 常见异变中药饮片类型举例

1) 容易霉变的常见中药饮片

①根及根茎类：如党参、当归、人参、知母、紫菀、天冬、怀牛膝、泽泻、独活、玉竹、黄精等。

②果实种子类：如白果、柏子仁、胡桃仁、火麻仁、橘络、全瓜蒌、山茱萸、女贞子、莲子心、桑葚、巴豆、千金子、枸杞、大枣等。

③花类：如菊花、红花、金银花等。

④全草、叶类：如马齿苋、大蓟、小蓟、豨莶草、鹅不食草、车前草、龙葵、蒲公英、萹蓄、桑叶、大青叶等。

⑤动物类：如蛤蚧、刺猬皮、鹿筋、狗肾等。

⑥茎皮藤木类：如黄柏、桑白皮、桑寄生、川槿皮、鸡血藤、首乌藤等。

2) 容易生虫的中药饮片

①根及根茎类：如人参、党参、当归、南沙参、独活、白芷、防风、板蓝根、前胡、川乌、草乌、甘遂、川芎、藕节、泽泻、生地等。

②果实、种子类：如全瓜蒌、瓜蒌皮、枸杞、皂角、大枣、桑葚、桂圆肉、核桃仁、白果、莲子、莲子心、芡实、薏苡仁、黑芝麻、火麻仁、柏子仁、桃仁、杏仁等。

③花类：菊花、金银花、款冬花、凌霄花等。

④藤木皮类：鸡血藤、肉苁蓉、锁阳、海风藤、青风藤、桑白皮等。

⑤动物类及其他类：鹿茸、蕲蛇、乌蛇、蛤蚧、刺猬皮、鹿筋、鸡内金、冬虫夏草等。

3) 容易变色的常见中药饮片

容易变色的中药范围很广,比较明显的是色泽鲜艳的中药,如玫瑰花、月季花、梅花、款冬花、蜡梅花、扁豆花、菊花、代代花、红花、山茶花、金银花、槐花(米)、莲须、莲子心、橘络、佛手片、小通草、麻黄等。其中,又以玫瑰花、款冬花、扁豆花、莲须、佛手片等最易变色。

4) 容易泛油的常见中药饮片

容易泛油的常见中药有天冬、麦冬、党参、川牛膝、怀牛膝、板蓝根、柏子仁、当归、核桃仁、使君子仁、肉豆蔻、枸杞子、郁李仁、苦杏仁、甜杏仁、桃仁、狗肾、九香虫、刺猬皮、蛤士蟆油、壁虎、蝼蛄、斑蝥、虻虫、蜈蚣、蟋蟀、红娘子、青娘子、乌梢蛇、蕲蛇、蛤蚧、水獭肝、鹿筋等。

5) 容易散失气味的中药饮片

在中药中由于挥发油的存在,使得某些药材具有浓郁的芳香气或特异气味。挥发油在植物中分布甚广,尤以伞形科、木兰科、樟科、松科、桃金娘科、芸香科及姜科等植物的药材中挥发油含量最为丰富。

常见中药如下：

①根及根茎类：如当归、木香、藁本、独活、白芷、防风、川芎、生姜、羌活、苍术等。

②茎木类：如檀香、降香、沉香等。

③皮类：如厚朴、肉桂等。

④叶类、全草类：如艾叶、紫苏叶、藿香、薄荷、荆芥、茵陈、香薷等。

⑤花类：如玫瑰花、丁香、藏红花、金银花、月季花等。

⑥果实种子类：如小茴、八角茴香、花椒、吴茱萸、香橼、枳壳、枳实、陈皮、青皮、白豆蔻、砂仁、肉豆蔻等。

⑦其他类：如樟脑、乳香、没药、苏合香、麝香、冰片、阿魏、龙涎香等药材。

6）易风化的中药饮片

易风化的中药有芒硝（$Na_2SO_4 \cdot 10H_2O$）、绿矾（$FeSO_4 \cdot 7H_2O$）、胆矾（$CuSO_4 \cdot 5H_2O$）、明矾$[KAl(SO_4)_2 \cdot 12H_2O]$、硼砂（$Na_2B_4O_7 \cdot 10H_2O$）等。

7）易潮解的中药饮片

易潮解的中药，矿物类如芒硝、绿矾、硼砂、硇砂、大青盐和秋石等；糖、盐加工炮制品如糖参、全蝎（盐制）、天冬；海产品如海藻、昆布。

8）升华

易升华的中药有樟脑、冰片、薄荷脑等。

9）粘连、融化

易产生粘连、融化的中药有蜂蜡、阿魏、甘草浸膏、鸡血藤浸膏、乳香等。

12.4.2 常见异变中药储藏举例

1）山药

山药因含较丰富的淀粉、黏液质等，若储存不当，最易虫蛀、霉变、变色或断碎。储存中，应保持安全水分12%~14%。注意防霉、防蛀，保持色泽洁白。储量大时，梅雨季节前开箱日晒后，稍晾装箱；也可拌入少量牡丹皮防蛀，置通风干燥处储存。

2）黄芪

黄芪主要含有皂苷类、黄酮类、多糖类等成分。易虫蛀、受潮发霉，储存过久会使色泽变深。其安全水分为11%~14%。置通风干燥处，防潮、防蛀。麸炒黄芪、蜜炙黄芪不宜久储，以随用随炒为宜。

3）大黄

大黄主要含有蒽醌类化合物和鞣质。饮片受潮易虫蛀、发霉、变色，质量好的易泛油，以生大黄、酒大黄、制大黄变异明显。其安全水分为15%以下。置通风干燥处,防蛀。

4)苦杏仁

本品含苦杏仁苷及脂肪油。夏季遇热,极易泛油;受潮易发霉、酸败和变色;温湿度适宜也会虫蛀。置阴凉干燥处,防蛀。

5)紫苏叶

本品含挥发油。受热挥发油挥发,气味散失;受潮易发霉、变色。宜置阴凉干燥处。不宜久储,否则香气逐渐淡薄,影响质量。

6)芒硝

本品为含水硫酸钠($Na_2SO_4 \cdot 10H_2O$)。长期与空气接触易风化、潮解。宜置密闭容器内,30 ℃以下保存,防风化。

7)阿胶珠

本品含蛋白质、氨基酸等。受热或受潮易粘连、发霉。安全水分11%~13%,宜置阴凉干燥处,密闭储存。

8)冰片

本品具有挥发性,易燃,能升华。宜密封,置阴凉处。

目标检测

一、单项选择题

1.要对一批300件的中药饮片进行验收,其取样量是(   )。
   A.取样5件　　　　　　　B.按5%取样　　　　　　　C.按10%取样
   D.超过部分按1%取样　　　E.按1%取样
2.常用中药饮片的养护技术中不包括(   )。
   A.气调养护法　　　　　　B.密封养护法　　　　　　C.冷藏养护法
   D.高温养护法　　　　　　E.干燥养护法
3.宜与泽泻同储的是(   )。
   A.丹皮　　　　　　　　　B.细辛　　　　　　　　　C.花椒
   D.冰片　　　　　　　　　E.益母草

二、多项选择题

1.影响饮片变质的环境因素是(   )。
   A.水分　　　　　　　　　B.空气　　　　　　　　　C.温度
   D.日光　　　　　　　　　E.湿度

2.中药饮片验收的依据包括(　　　　)。

　　A.《中华人民共和国药典》(2020版)一部

　　B.验收人员的经验

　　C.《全国中药炮制规范》

　　D.进货合同

　　E.入库凭证上所要求的各项质量条款

3.中药饮片的入库验收内容包括(　　　　)。

　　A.包装检查　　　　　　　B.标签标识检查　　　　　C.显微鉴别

　　D.理化鉴别　　　　　　　E.含水量测定

4.中药材的含水量过低时会发生(　　　　)。

　　A.风化　　　　　　　　　B.泛油　　　　　　　　　C.走味

　　D.潮解　　　　　　　　　E.霉变

5.对饮片库房的要求有(　　　　)。

　　A.阴凉、干燥、通风　　　B.避免日光直接照射　　　C.密闭性能好

　　D.室温控制在25℃以下　　E.相对湿度保持在85%以下

6.饮片宜在密闭容器内保存的是(　　　　)。

　　A.酒炙　　　　　　　　　B.醋制　　　　　　　　　C.蜜制

　　D.盐炙　　　　　　　　　E.炒制的种子类

三、简答题

1.简述中药材、中药饮片的区别。

2.简述中药饮片的验收要求。

3.简述各种养护技术的具体应用。

4.简述常见中成药易变品种的养护。

四、分析题

分别分析中药饮片红花、贝母可能出现的变异现象及原因。

189

第 13 章　中成药的储存与养护

📖 学习目的

通过学习常见中成药剂型的储存养护相关知识,培养学生运用适当的储存方法养护中成药的能力,为将来从事中成药仓储管理工作打好理论基础。

📋 知识要求

掌握各类中成药剂型的性质特点以及储存的注意事项。

熟悉常见中成药的储存实例,并举一反三列出相似中成药的储存方法及注意事项。

📖 能力要求

熟练掌握各类中成药剂型的性质特点,能在实践训练中正确进行各类中成药的养护工作。

中成药是指以中药材、饮片为原料,以中医药理论为指导,按照法定处方、工艺和标准,制成一定剂型的药物。它是我国历代医药学家经过千百年医疗实践创造总结的有效方剂的精华。它包括用传统方法制作的各种蜜丸、水丸、冲剂、膏药等中成药,用现代制药方法制作的中药片剂、注射剂、胶囊、口服液等。《中华人民共和国药典》(2020 版)一部收载的剂型有 20 多种,常用的剂型有以下 10 种。

①丸剂:分为蜜丸、水蜜丸、水丸、糊丸、蜡丸及浓缩丸等类型。代表上述剂型的品种有牛黄上清丸、乌鸡白凤丸、龙胆泻肝丸、小金丸、安宫牛黄丸及逍遥丸等。

②散剂:分为内服散剂和外用散剂。例如,银翘散、七厘散等。

③颗粒剂:分为可溶颗粒、混悬颗粒和泡腾颗粒。例如,板蓝根颗粒、龙牡壮骨颗粒、氨酚伪麻那敏泡腾颗粒等。

④片剂:有浸膏片、半浸膏片和全粉片。按用药途径可分口服普通片、含片、咀嚼片、泡腾片、阴道片及肠溶片等。例如,三七片、西瓜霜含片、小儿消食片、替硝唑阴道泡腾片、小柴胡片及牛黄解毒片等。

⑤糖浆剂:如急支糖浆、小儿止咳糖浆等。

⑥合剂:如复方大青叶合剂、柴胡口服液等。

⑦胶囊剂:可分为硬胶囊、软胶囊(胶丸)和肠溶胶囊等,主要供口服用。例如,金水宝胶囊、藿香正气软胶囊等。

⑧膏药:分为黑膏药和白膏药。例如,狗皮膏、伤湿止痛膏等。

⑨注射剂:如清开灵注射液、注射用双黄连(冻干)等。

⑩栓剂:如银翘双解栓、麝香痔疮栓等。

13.1　中成药的分类储存

中成药的储存通常采用分类储存,即把储存地点划分为若干区,每个区又划分为若干货位,依次编号。按剂型和药物自身特性要求,根据内服、外用的原则,尽可能将性质相同的药物储存在一起,然后根据具体储存条件,选择每一类中成药最适宜的货位。

1)一般固体中成药

一般固体中成药如丸剂、散剂、颗粒剂、片剂等易受潮、散气、泛油、结块、发霉、虫蛀等,其中丸剂、片剂久储易失润、干枯、开裂,宜储存于密封库房,防止吸潮霉变,并控制库温25 ℃以下,相对湿度75%以下。

2)注射剂

如复方丹参注射液、脉络宁等大小容量的注射剂,怕热、怕光,易产生沉淀、变色等澄明度不合格现象,宜储存于20 ℃以下的阴凉库,避光、避热、防冻保存。货件堆垛不宜过高,避免重压。

3)其他液体及半固体制剂

这类中成药如糖浆剂、合剂、酒剂、酊剂、露剂、煎膏剂、流浸膏剂及浸膏剂等,其性质怕热、怕光、易酸败、发酵,应储存于阴凉干燥库房,避热、避光、防冻。另外,这类中成药包装体积大、分量重,宜储存于低层库房以便于进出仓库。

4)胶剂、膏药等中成药

胶剂和膏药等中成药如阿胶、鹿角胶、麝香壮骨膏等,前者受热易变软、粘结;后者易挥发散气,失去黏附力。储存时,宜将内服、外用及不同性质的中成药分别储存于阴凉、密封较好的小库房或容器内,防热、防潮。

🕐🍎 **课堂互动**

根据影响药品稳定性的因素和常见中成药剂型的特点,谈谈中成药在储存过程中容易发生哪些质量变异现象? 应如何防止?

13.2　中成药易变品种的养护

中成药的储存与养护工作应贯彻预防为主的原则,在质量管理部门的技术指导下,按照分类储存的要求合理存放中药,实行色标管理。做好库内温湿度监测、记录工作,当温湿度超出规定范围时,应采取降温、保温、除湿、增湿等措施。每年对库房内中成药进行1~2次全面质量检查。平时应定期进行循环质量检查,一般品种每季检查1次,有效期、易变品种酌情增加检查次数。认真填写库存中药养护记录,建立中药养护档案。

中成药品种繁多,组方复杂,制备工艺烦琐,有效成分又多为混合物。因而出厂后,容易发生质量变化。为了减少或避免这些问题的发生,现将常见中成药易变品种的养护技术介绍如下:

13.2.1 散剂(附冲剂)的储存养护

散剂因与空气的接触面比较大,极易吸潮、结块。尤其是富含淀粉或挥发性成分的散剂,还易虫蛀、霉变或成分挥发,如参苓白术散。

散剂的吸湿性与风化性较显著,故须充分干燥,包装防潮性能要好。例如,紫雪散中含有多量吸湿的元明粉、石膏粉等矿物性成分,应密封防潮,否则能吸湿硬结;含有挥发性成分的如避瘟散中有藿香、冰片、薄荷脑等,应密封储藏,防止挥发和香气散失;含有树脂性成药,如七厘散中的乳香、没药等遇热极易结块,故应防高热。

在储存时,注意防潮、防结块、防霉蛀,避免重压、撞击。注意检查包装是否完整,有无破漏、湿润的痕迹;同时,要检查是否有结块、生霉、虫蛀现象,检查库房温湿度。含挥发性药物或吸潮性较强的散剂,要注意密封并置阴凉干燥处。

冲剂是指以药物的细粉或提取物与食糖等辅料制成的可溶性或混悬性的干燥颗粒或块状的内服剂,如止咳冲剂、感冒冲剂、板蓝根冲剂等。因含有浸膏及大量蔗糖,极易受潮结块、发霉。通常装入塑料袋,袋口热熔封严,包装于铁罐或塑料盒内,置于室内阴凉干燥处,储存期间注意遮光、防潮、防热。不宜久储,一般不超过1年。

13.2.2 丸剂的储存养护

丸剂可分为蜜丸、水丸、糊丸、浓缩丸及微丸等。在储存过程中,要定期检查库房温湿度,库温在28 ℃以下,相对湿度在70%以下;定期检查包装是否完好;保持库房清洁卫生。

1)蜜丸

蜜丸较易变异,是最不易保存的一种剂型,如健脾丸、六味地黄丸、大山楂丸等。在天气湿热时,易吸收空气中的水分而发生霉变、虫蛀;储存过久或库房干燥,蜜丸又易干枯、变硬、失润、开裂。应防潮、防霉变、虫蛀,密闭,注意包装完好。夏秋季经常检查,如发现变质者,必须立即拣出。蜡皮包装的蜜丸易软化塌陷,应防止重压与受热。

2)水丸

因颗粒比较疏松,与空气接触面积较大,易吸收空气中的水分,造成霉变、虫蛀、松碎等,如龙胆泻肝丸。通常以纸袋、塑料袋或玻璃瓶包装,宜置于干燥密封处。

3)糊丸、浓缩丸、蜡丸

糊丸因赋形剂是米糊或面糊,也不易保存,除易吸潮霉变外,又有变软、性脆、易碎等特点,应注意储存于阴凉干燥处,防潮、防霉、防蛀,密闭储存。

13.2.3　片剂的储存养护

片剂除含有主药外,还含有淀粉等赋形剂,如健胃消食片;部分有包衣,如利肺片(糖衣片)、复方丹参片(薄膜衣片)。因含有药材粉末或浸膏量较多,湿度大时,易吸潮而出现松片、裂片、变色、霉变等现象。

储存时宜储于密闭干燥处,遮光、避热、防潮。库温 30 ℃ 以下,保持空气相对湿度在60%~70%。采用无色或棕色玻璃瓶或塑料瓶加盖密封,瓶内可加吸湿剂,也可用塑料袋或铝塑包装密封。不宜久储,严格效期管理,先产先出,避免过期失效。

13.2.4　胶囊剂的储存养护

胶囊容易吸收水分出现膨胀变形、表面失去光泽,甚至霉变、软化、粘连、破裂;库温过低或过于干燥,胶囊易破壳、漏油、漏粉;温度过高,胶囊又易熔化、黏结。例如,牛黄降压胶囊、天麻胶囊等。

检验胶囊剂时,外观应整洁,无黏结,不变形和爆裂。若经敲动瓶子发现瓶底有细粉或外表面附着药粉增多,说明胶囊套合不严,或有沙眼渗漏。凡内外包装不严都会引起药物霉变,甚至生虫。

储存时,注意密封,防潮、防冻、防热。储存温度应控制为 10~20 ℃,相对湿度控制在35%~75%。密封储存于库内阴凉干燥处。

13.2.5　注射剂的储存养护

注射剂又称针剂,供肌肉或静脉注射的无菌溶液。注射剂若储存保管不当,极易受光、热等因素影响,使部分高分子化合物的胶体状态受到破坏,或部分成分的溶解度和稳定性降低而发生变色、沉淀或混浊;温度过低又易"破瓶"或结冰,如清开灵注射液;冻干粉针又易吸潮、变色或结块,如注射用双黄连(冻干)。

储存时应密封于中性硬质玻璃安瓿中,置库房内阴凉干燥处,避光,防沉淀,防冻结,防吸潮、结块,防高热等。

13.2.6　糖浆剂、煎膏剂的储存养护

糖浆剂主要含有中药浓缩提取液和浓蔗糖水溶液,易被真菌等污染,出现霉变、分解酸败、混浊等现象,储存时间过长也会出现糖分子与药液分离现象,如急支糖浆。

储存时首先应符合《中华人民共和国药典》(2020 版)一部要求,含蔗糖量应不低于45%(g/mL),接近饱和溶液。盛装容器宜用清洁、干燥的棕色瓶,灌装后密封。储存于库内阴凉干燥处,应避光、防潮、防热。堆码时注意不要倒置、重压。经常检查封口是否严密。

煎膏剂又称膏滋,除含有中药浓缩膏外,还加有蜂蜜、蔗糖等营养性物质,如枇杷膏、益母草膏等。药液浓度过稀或库温过高、储存时间过长,极易发霉、发酵、变酸、结皮或析出糖的结晶,从而造成质量不合格不宜药用。

储存时应保证容器洁净符合卫生标准。密封置阴凉处储存,防日光直射和库房温湿度

13.2.7　栓剂的储存养护

栓剂是由药物和基质制成的,专供人体肛门、阴道等腔道用。栓剂的基质如可可豆油、甘油明胶等熔点较低,遇热容易软化变形;甘油明胶有很强的吸湿性,易吸湿霉变,而空气中湿度较低时又可析出水分而干化。故应以蜡纸、锡纸包裹,放于纸盒内或装于塑料或玻璃瓶中,在 30 ℃以下密闭保存,防止因受热、受潮而变形、发霉、变质。储存中还要避免挤压,以免相互接触发生粘连或变形。

13.2.8　软膏剂、乳膏剂、糊剂和眼用半固体制剂的储存养护

1)膏药

膏药是含有药物而以铝硬膏为基质的外用制剂,摊于布或纸面上而成。如狗皮膏、万应膏等。因膏药中多含有挥发性药物,如冰片、樟脑、麝香等,储藏日久有效成分易散失;如储藏环境过热,膏药容易渗过纸或布外。应储于密闭容器内,置于阴凉处,注意防潮、防热、避风。

2)软膏(油膏、乳膏)

软膏剂是指药物、药材或药材提取物与适宜基质制成具有适当稠度的膏状外用制剂。常用的基质有油脂性、水溶性和乳剂型基质。其中,乳剂型基质制成的软膏也称乳膏剂,如三黄软膏、玉红膏等。由于软膏基质熔点较低,受热后易熔化,质地变稀薄会出现外溢,而乳膏型基质过热或过冷会引起基质分层,影响软膏的均匀性与药效。软膏剂应在遮光容器中密闭储存,置于阴凉(一般不超过 30 ℃)、干燥处。

3)糊剂

糊剂由粉状药剂与基质混合而成,外用,体温下能软化而不熔化,可在皮肤上保持较长时间。它分油脂性糊剂和水溶性糊剂两类。它通常比软膏硬,有吸湿、干燥、止痒等作用,如脱牙敏糊剂。平时应密闭,在干燥阴凉处保存。

4)眼用半固体制剂

眼用半固体制剂包括眼膏剂、眼用乳膏剂、眼用凝胶剂、眼膜剂等,应在遮光容器中密闭储存,置于阴凉(一般不超过 30 ℃)、干燥处。眼用半固体制剂储藏过程中,要经常检查包装完整与否,如有破裂易受污染,不能供药用。

13.2.9　其他剂型中成药的储存养护及案例分析

1)其他剂型中成药的储存养护

(1)合剂

合剂是中药复方的水煎浓缩液,由于成分复杂,久储容易变质,应置于阴凉处防潮、遮光

保存。在储存期间,允许有少量轻摇易散的沉淀。例如,小青龙合剂等。

（2）胶剂

胶剂在高温或受潮湿会发软发黏,甚至发霉败坏。如胶面生霉斑,可用纱布蘸少量酒精拭去吹干;如受潮,可置石灰缸内保存。平时宜密闭储藏,置于室内阴凉干燥处防止受潮。例如,鹿角胶、阿胶等。

（3）酒剂

酒剂中因含有乙醇,一般不易冻结,夏季应避光防热。酒剂应密封,置阴凉处储存。在储藏期间允许有少量轻摇易散的沉淀。例如,国公酒、木瓜酒等。

（4）露剂

露剂是药材与水蒸馏而得,是挥发油或挥发性物质的饱和水溶液。因此,露剂应密封,置阴凉处保存。例如,金银花露、止咳枇杷露等。

2）中成药储存养护案例分析

（1）冰硼散

【处方】冰片、硼砂(煅)、朱砂、玄明粉。

【性状】本品为粉红色的粉末;气芳香,味辛凉。

【包装】每瓶装 3 g,内包装材质为药用塑料瓶。

本品中含易挥发药品冰片,因此包装要求密封。在入库前以及储存过程中,应注意检查包装是否完整,有无破漏的痕迹;储存期间检查库房温湿度,宜置阴凉干燥处。

（2）藿香正气软胶囊

【处方】苍术、陈皮、厚朴(姜制)、白芷、茯苓、大腹皮、生半夏、甘草浸膏、广藿香油、紫苏叶油。

辅料为明胶、甘油、巧克力棕、苋菜红、精制玉米油、大豆磷脂、蜂蜡。

【性状】藿香正气软胶囊为软胶囊,除去胶囊后,内容物为棕褐色膏状物;气芳香,味辛、苦。

【包装】铝塑泡罩包装;药用塑料瓶装。

高温环境会加速软胶囊中明胶的氧化程度,如不注意对外界因素的控制,软胶囊制剂就会出现崩解时限不合格,因此,储藏时应尽量注意低温、避光,要求相对湿度在 35%~65%,温度在 15~25 ℃,仓库保管员每日要进行两次温湿度检查,并做好记录。当温湿度超过规定范围时,应开启除湿机和温控设备,以控制温湿度。

（3）马应龙痔疮膏

【处方】人工麝香、人工牛黄、珍珠、炉甘石(煅)、硼砂、冰片、琥珀。

辅料为凡士林、羊毛脂、二甲恶砜。

【性状】为浅灰黄色或粉红色的软膏;气香,有清凉感。

【包装】复合管包装。

本品是外用药,储存应和内服药分开。软膏剂应避光、密封,放在阴凉处储存。避免温度过高、过低引起膏体基质分层。

目标检测

一、单项选择题

1.糖浆剂保管养护的关键在于( )。
  A.防霉败　　　　B.防沉淀　　　　C.防变色　　　　D.防潮　　　　E.防升华
2.中药注射剂最易发生的变质现象是( )。
  A.霉变　　　　B.沉淀　　　　C.潮解　　　　D.挥发　　　　E.虫蛀
3.软膏受热易出现( )。
  A.吸潮　　　　B.酸败　　　　C.霉变　　　　D.外溢　　　　E.干裂

二、多项选择题

1.水丸易发生的变异现象有( )。
  A.霉变　　　　B.挥发　　　　C.虫蛀　　　　D.松碎　　　　E.结皮
2.散剂较显著的特点是( )。
  A.挥发性　　　　B.风化性　　　　C.吸湿性　　　　D.膨胀性　　　　E.酸败性
3.易沉淀的剂型是( )。
  A.片剂　　　　B.针剂　　　　C.药酒　　　　D.口服液　　　　E.蜜丸
4.储存期间允许有少量轻摇易散的沉淀剂型是( )。
  A.注射剂　　　　B.糖浆　　　　C.合剂　　　　D.露剂　　　　E.酒剂
5.片剂在( )情况下不能使用。
  A.吸潮　　　　B.霉变　　　　C.黏结　　　　D.裂片　　　　E.松片
6.胶囊剂在储存中可能会出现( )。
  A.表面浑浊　　　B.发霉、粘连　　　C.软化、破裂
  D.干燥脆裂　　　E.糖晶析出
7.注射剂的储存条件应是( )。
  A.密封于中性硬质玻璃安瓿中　　　B.遮光　　　　C.干燥通风
  D.防冻结　　　E.防高热

三、简答题

简述常见中成药易变品种的养护。

四、分析题

1.简单分析胶囊剂、栓剂在储存养护中要注意的问题。
2.仓库中储存的一批中药乳膏在使用中发现水油分离,部分还有酸败气味,试分析是什么原因造成的。该类制剂在储存过程中要注意哪些问题?

第14章 特殊中药储存与养护

学习目的

通过本章的学习,使学生明确特殊管理药材的分类及管理要求,熟悉其分类储存与保管养护方法。

知识要求

掌握毒性中药、易燃中药、细贵中药、盐腌中药、鲜活中药的储存养护要求。

能力要求

能熟练进行毒麻中药、易燃中药、细贵中药、盐腌中药、鲜活中药的储存与养护。

中药中还有一些药物往往具有特殊的性质,包括毒麻中药、易燃中药、细贵中药及盐腌中药等。对于这些中药材需进行特殊养护。

14.1 毒麻中药的储存与养护

14.1.1 毒麻中药的范围

卫生部 1989 年发布《毒性药品的管理品种》规定,毒性中药材品种为 27 种,分别是砒石(红砒、白砒)、砒霜、水银、生马钱子、生川乌、生草乌、生白附子、生附子、生半夏、生南星、生巴豆、斑蝥、红娘子、青娘子、生甘遂、生狼毒、生藤黄、生千金子、生天仙子、闹羊花、雪上一枝蒿、白降丹、蟾酥、洋金花、红粉、轻粉、雄黄。

我国麻醉药品管制范围包括:阿片类、可卡类、可待因类、大麻类和合成麻醉药类及其他易成瘾的药品、原植物及其制剂等。《中华人民共和国药品管理法》中规定的麻醉药品目录中只有罂粟壳是用于中药饮片、中成药的生产及医疗配方使用。

⏱ **知识拓展**

　　我国毒性药品的管理品种除了上述 27 种毒性中药外,还有 11 种毒性西药(原料药):去乙酰毛花苷丙、阿托品(包括其盐类)、洋地黄毒苷、氢溴酸后马托品、三氧化二砷、毛果芸香碱(及其盐)、升汞、水杨酸毒扁豆碱、亚砷酸钾、氢溴酸东莨菪碱、士的宁(包括其盐类)。

14.1.2　毒麻中药的保管

1)毒麻中药的收货

(1)双人验收
医疗用毒性药品到货后须经双人验收、核对,验收到最小包装单位,验收合格后采购人员在回执单上签字。

(2)检查毒药标志
毒性药品存放区域应标识清楚、醒目,各毒性药品的包装容器上必须标明毒药标志。

(3)双人双锁、专用账册
毒性药品必须设立专门药柜双人双锁保管,设立专用账册,做到账物相符,发现问题及时向主管部门报告。

麻醉药品必须货到即验,至少双人开箱验收、清点验收到最小包装,验收记录双人签字。在验收中发现缺少、缺损的麻醉中药应当双人清点登记,报部门负责人批准并加盖公章后向供货单位查询、处理。验收记录应当采用专账记录,内容包括:日期、凭证号、品名、剂型、规格、单位、数量、批号、有效期、生产单位、供货单位、质量情况、验收结论、验收人签字。建立专用账册,保存期限应当自药品有效期期满之日起不少于 5 年。

2)毒性中药的检验

参照国家药品标准,对毒性中药进行性状、显微和理化等方面的检验。性状检验是指在宏观下检查药品的形态、质地、色泽、气味等;显微检验主要是在显微镜下观察毒性中药的组织构造、内含物特征反应、粉末特征等;理化检验则是检查成分、含量、比率、比重、pH 值以及杂质等理化指标。保管人员应配合检验人员完成这一工作。

检验人员在检验过程中,中途不应离开现场,以防发生事故。在储存过程中,还要定期或不定期进行检查,注意包装物有无破损。在检验毒性中药时,工作人员不得用口尝或鼻嗅,必要时戴上口罩和手套等以防中毒。

3)毒麻中药的储存管理

按照国家规定,毒性中药在库房的保管,必须由熟悉药性的药剂人员负责管理。在调动工作时,应办理交接手续,并由单位负责人监交无误后方可调离。建立登账簿,记载收入、使用、消耗情况,已经拆开包装或分装好的毒性中药也应单独存放,明显标志,不得与其他药材混杂。

毒性中药的储存原则为实行专库或专柜、双人双锁管理，双人验收，包装上有毒性标志，出库必须有出库凭证。麻醉药品的储存原则专库或专柜储存，专人管理、专用账册，双人验收复核。

14.1.3　毒性中药的养护

毒性中药的养护应根据它们的来源、理化性质、质变的内容及主要原因，结合库存数量的大小来决定。在毒性中药中，除少数品种外，大多储存数量较少，有的甚至很少。从来源上看，它们有矿物及其加工制品，有动、植物药材，其养护方法可根据不同的来源分别选用。

1）矿物及其加工制品的养护

毒性中药中的矿物药有砒石、砒霜、水银、雄黄，制品有红粉、轻粉、白降丹，它们的储存数量都很少，主要是防止光化、氧化、湿度及温度对它们引起的质变。因此，一般可采用容器密封法养护，注意防潮、防高温就能防止发生质变。

2）动、植物类毒性中药的养护

凡数量少的品种，可采用密封法储存。使用能容纳所需储存数量的箱、桶、缸、罐、塑料袋等进行密封养护。若药材水分含量较高，可先暴晒或烘干后再密封储藏。否则，应加入吸湿剂密封，才能达到养护的效果。

凡批量较大的品种，可采用密封法、吸潮法、气调法、低温法等养护，用塑料薄膜罩帐、密闭库、冷冻库等密封。若药材水分含量较高，应暴晒或烘干，或者加强吸潮措施。密封性能好的库房，可用空气去湿机吸潮；只具一般密封性能的，可用吸湿剂吸潮。

14.2　易燃中药的养护

14.2.1　易燃中药常见品种

常见易燃药材有火硝、硫黄、生松香、干漆、樟脑、海金沙等。这些药材在热和光到达本身的燃点时，就会引起燃烧，不仅使药材本身受到损失，甚至造成灾害，因此必须实行特殊的养护。

14.2.2　易燃中药的检验

这类药材入库时，除检验有无杂质外，还应注意是否有受潮现象。如果硫黄、干漆、松香等底层起细水珠，火硝的颜色变暗，海金沙翻动时不松散，都说明受潮未干。对干漆、松香等，同时还要检验是否有受潮、粘连、融化等现象。这类药材的包装物如有破损或不符合安全要求时，应立即修补或更换。特别是火硝，如包装物不严密或透风，就容易潮解融化。在储存过程中，要经常检查仓库的温湿度变化，并注意库内外及其附近有无火源，以免发生事故。

14.2.3　易燃中药的养护

这类中药均不易生虫和发霉,但遇火即燃烧。因此数量较大时,应放在危险品仓库内储存;数量较小时,也应选择与其他仓库有适当距离的仓库单独存放,并应远离电源、火源,同时由专人保管。这类药材最好用油篓或缸罐等盛装后整件密封。尤其是火硝易爆燃和风化,更应用缸罐等进行密封储存。在库房附近,还应放置适量的灭火器、沙箱等消防设备,以保安全。库内堆码不宜过高,一般以不超过 3 m 为宜。火硝、干漆均不能重压,干漆更不宜受阳光直射,否则即易引起燃烧。库内以温度不超过 31 ℃、相对湿度不低于 60% 为宜。但湿度也不能太大,否则又易引起火硝潮解甚至沤烂包装。在不同品种垛与垛之间,最好能保持 1 m 以上距离,以免在搬取时相互碰撞摩擦而发生事故。

14.3　细贵中药的养护

14.3.1　细贵中药的范围

细贵中药主要有人参、鹿茸、麝香、牛黄、羚羊角、海马、马宝、狗宝、猴枣、熊胆、燕窝、三七、哈士蟆油、西红花、珍珠等。

以上这类药材,有植物类的,也有动物类的。在储存中,由于成分性质的不同,可能发生各种变异现象。例如,人参、海马、三七、哈士蟆油、熊胆等容易生虫发霉;牛黄、麝香、哈士蟆油、燕窝等受潮后易发霉;西红花则易失油变色或干枯;羚羊角受热易干裂;鹿茸如没有干透,往往里面会腐烂发臭;储存麝香的容器如不严密,麝香易挥发散失气味;马宝、狗宝、猴枣、珍珠等虽不易生虫发霉,但如储存不妥,也会产生变色。

14.3.2　细贵中药的检验

入库时,应先检验原包装有无损坏受潮,封签是否完好,并核对现货与发货单上的数量是否相符,然后逐件检验和复核包装质量,计算出正确的药材净重。

检验时,除对每一品种的真伪、品质、规格等要进行全面验收外,还应针对容易变质的品种及其不同部位进行细致的检查。例如,原装的红参如发现其木箱或铁盒有裂缝或钉眼孔洞的,往往容易返潮和生虫,检查时应及时打开检验。一般来说,山参、红参容易在主根上部及残茎(芦头)处生虫。糖参返糖时体发软,外表糖质不干,且有变色、发黏等现象;发霉时,即出现白色毛点,严重的发展变为黑色斑点。整把的参须,易在扎把处或粗壮的部分发霉。鹿茸生虫时,往往在茸尖的皮层外,严重的也能蛀蚀到内部疏松部分,但锯口处及已骨质化的部分却不易生虫。海马、海龙的害虫很细小,多蛀入其体内,特别在其腹部最易生虫,检验时须经敲击后才会掉出蛀粉、虫粪或害虫。块粒状的三七,往往在支根折断处生虫,其蛀孔很小,须仔细检查才能看出。干燥的牛黄,体松质脆,容易碎裂和剥离;如体实带韧性,色暗黄,用手剥落碎片时发声不响,则是不干的,往往容易发霉。带毛壳的麝香容易生虫,净香则受潮后容易发霉。检验带毛壳的麝香时,可用手指按囊皮处,如无弹力并感到内部有硬块的,应立即剖开香囊进行检验。净香发霉的初期,往往出现白点,严重的会失去芳香气而带霉味,甚至香粒失润而硬化。燕窝受潮后容易发霉,检验时如感觉发软或取两只相互碰击无声的,都说明受潮。哈士蟆油易吸潮,如发现其色深或不光亮时,都是返潮现象,应立即防止其继续受潮;如外表已发黏,则更须防止其发霉。在检验西红花时,应注意有无变色及失油。正常的西红花颜色鲜艳,体质糯润而气浓,否则即是陈货。其他如检验羚羊角、马宝、狗宝、猴枣、珍珠等药材时,重点虽在于品质鉴定,但也应注意检验其包装是否牢固以及有无变色现象等。对于这类药材,在储存过程中,也应采取定期或不定期的检查。梅雨季节时,对易发霉生虫的细贵药材,应每 5 d 检查一次,每次检查都应有详细的检查记录。

14.3.3　细贵中药的养护

这类药材必须放在安全可靠的库房内储存,并有专人负责保管。人参、猴枣、燕窝、牛黄等,质脆易碎,在操作时应特别注意防止其残损。一般都应该用固定的箱、柜、缸、坛等密闭后,储存在干燥、阴凉、不易受潮受热的地方。库内温度应保持在 30 ℃ 以内,相对湿度不超过70%。其中易生虫发霉的药材,可采取下述具体养护方法。

1) 密封

细贵药材都可采取密封方法储存。例如,红参和生晒参通常均用以下方法进行储存:先将装入人参的木箱糊严,不使其漏气,在箱底再横放一根多孔的细竹筒,筒内放适量的脱脂棉,筒口对准预先在箱侧开好的小孔,然后即可将含水量正常的人参依次放入箱内,密封后,以药用酒精或50°普通白酒(每 50 kg 人参用酒精 500 mL),从箱孔注入竹筒内,然后封闭小孔,存放在阴凉干燥处。这样既能使人参不生虫、不发霉,还能保持其原有的色味和质量。但注意用酒量不宜过多,否则会损害人参质量。如果用敞口的坛子,按上法将人参与酒精同放在坛内加以密封,也有同样效果。

为了防止糖参吸潮受热和返潮,可将其放在低温干燥处或与适量无水氯化钙放在大缸内密封保存,效果良好。与无水氯化钙密封时,可先在大缸内放一只小盆,然后将块状无水氯化钙 2~3 kg 放入小盆内,盆上再放一竹箅或木架,糖参用纸包好(每包 1~5 kg)放在上面,将缸盖封严。经数天后,应开缸检查一次,如无水氯化钙已化,须取出晒干或烘干后再重复使用;如无水氯化钙不化,证明缸内干燥,可继续使用。如遇糖参返糖,可用温水将浮糖泡去后再浸一次糖汁,或者用炭火烤干即可。此外,也可把糖参通风晾晒后,用小木匣封装,再放入大木箱内储存,但在木箱底部应铺上 12~15 cm 厚的柴草灰,小木匣周围及上面也用柴草灰埋严,然后密封存放在阴凉干燥处。这样,既可保色,又不易吸潮发霉。

储存鹿茸,可在虫霉季节前,将其装入里面糊纸的木箱或铁木双层的箱内密封储存。鹿茸如不装箱密封,往往容易受热或受潮。受热后其茸皮易破裂,受潮后则易变色泛黑和生白斑发霉。锯茸的锯口,最好用纸封住,并将整个锯茸用纸缠固,这样更便于储存。密封前,鹿茸须干燥,容器内四周放适量纸包的樟脑粉;砍茸可直接将樟脑粉撒在绒毛处或脑皮上,或者与花椒、细辛存放一起,封固后储存在干燥处。此外,鹿茸片以及鹿鞭、鹿胎等,也均应加樟脑粉密封储存。这样不仅可防止虫霉和风干破裂,而且还能保持鹿茸皮、毛的光泽。

哈士蟆油密封时,可用缸一口,在拉底先铺一层柴草灰,灰上放一碗白酒,上面再放一张铺纸的竹箅子,然后将哈士蟆油放入,封好缸口即可。此外,也可喷以适量的白酒后,随即装入大油篓或缸、坛等容器内进行密封。如果能预先分作小包,装入双层塑料袋内(每袋装 0.5

kg),再放入大容器内密封储存,效果更好。这样既能防止发霉,又能保持原有的色泽。

其他如麝香、西红花等的密封,一般只要将原包装放入大容器或瓷罐内封严后,放在阴凉处即可。

2)防潮

生晒参、糖参、红参和燕窝等在梅雨季节,为了防止受潮可装在铺有生石灰的箱或缸罐中储存,但须注意不使药材和生石灰接触,以防污染。至于生石灰的用量,可根据空气湿度、药材水分以及具体品种来确定,一般每立方米体积可用生石灰 2~3 kg,但不宜过多,过多会使药材过分干燥而碎裂,增加损耗。此外,用干燥稻糠埋藏上述药材,也能达到防潮的效果。其具体方法是:在容器内先铺一层稻糠,然后将生晒参等分层放入,放一层药材铺一层稻糠,最后再将容器封严,放在干燥阴凉处储存。但这一方法只能防潮,平时仍应注意加强检查,防止生虫。

3)冷藏

麝香、人参、燕窝、哈士蟆油等在梅雨季节时,都适宜采取冷藏的方法。冷藏的温度一般为 5 ℃左右,但包装必须密封,以防止潮气侵入发霉。

14.4 盐腌中药的养护

14.4.1 盐腌中药的常见品种

盐腌药材主要有盐苁蓉、盐附子、全虫等。

这几种药材都是经盐腌过或用盐水煮过,具有较多的盐分。因此当空气干燥时,其外表易结晶起盐霜;而当空气潮湿时,又易吸潮使盐霜融化。如果长期受潮流水,即易变软、发霉或腐烂。其中,全虫受潮后不仅易发霉、变色,而且还会脱尾和生虫。在储存中,同时还应防止鼠害。

14.4.2 盐腌中药的检验

检验盐腌药材时,首先应注意包装的上下和四角部分有无盐水痕迹,然后拆件取样,观察有无泛盐流水及生霉腐烂等情况。如质地坚实,一般不易变质;如质地柔软,说明不宜久储。检查盐苁蓉、盐附子时,还可用刀切开,观察其内部是否滋润和有无盐分。在储存中,也要经常注意检查,梅雨季节时,一般每半个月应检查一次。

14.4.3 盐腌中药的养护

盐腌药材必须放在阴凉库房内储存。库内的温度最好保存在 30 ℃以内。除了可用缸或坛装后盖严密封存放在阴凉处以外,盐苁蓉、盐附子也可采取整垛密封办法,但垛底应垫高 40 cm 以上以免受潮。全虫可用木箱整件密封,但整垛和整件密封都不如装缸、坛密封的效果好。如果在采取缸、坛密封时,能在缸、坛内底层放适量的生石灰,并将一瓶白酒敞开瓶口立放在缸坛内,还可保持全虫头尾不致脱落。

在梅雨季节,有条件的还可将全虫放入冷库内储存,但也必须注意将包装封严,以免受潮。一般在 5 ℃内,即不会发生变异。

14.5　鲜活中药的养护

14.5.1　鲜活中药的管理品种与储存变异

常用鲜活中药有鲜石斛、鲜地黄、鲜首乌、鲜藿香、鲜佩兰、鲜荷叶、鲜骨碎补、鲜南沙参、鲜茅根、鲜生姜等。储存主要变异系腐烂、枯死,起始是表皮或折损处出现白色霉毛或黑斑,继而逐渐腐烂。其变异原因有的是土壤水分过多,中药根部在土内被水浸泡腐烂而致死亡;有的是土壤过于干燥,中药药用部位得不到足够水分而干枯。

14.5.2　鲜活中药的养护

防止鲜活中药的腐烂与干枯,养护的主要方法是保持一定的湿度,既避免过于干燥而枯死,又防潮湿而腐烂;冬季尚须防冻。例如,鲜石斛入库,先将腐烂、干枯及有破损的拣出,再将根浸于净水中 12~24 h 取出,置竹篓内滴尽余水。再将其根展开按序排列,假植在砂土箱内,每日洒水 2 次,经 3~5 d 出芽时,可隔 30 d 洒水 1 次,约 10 d 生叶,待茎枝肥壮时,将嫩叶一并掐去,以后每 3 d 洒水 1 次。冬季应存放在 10~15 ℃ 的地窖内,以保持新鲜。鲜地黄、鲜首乌入库,须先将黑斑或腐烂拣出,腐烂处用刀切去,晒干切口,俗称"封口";如新采挖的,应摊晾 3~5 d,至表皮稍干时,用较湿润河砂埋藏;冬季储存应不低于 5 ℃,以防冻伤。鲜芦根、鲜茅根入库,宜置阴凉通风处,每天洒水 1~2 次,再置容器内,上盖湿布以保持新鲜。鲜藿香、鲜佩兰为夏季时令中药,一般 6—8 月使用量较大。宜先将鲜药修整、去净枯枝烂叶,然后置阴凉处晾去水渍,用湿布遮盖。其他品种也可视其性质用假植或埋藏法养护。

目标检测

简答题

1.简述毒性中药和麻醉药品的储存原则。
2.简述毒性中药的养护方法。
3.简述易燃中药的养护方法。

部分目标检测参考答案

参考文献

［1］国家药典委员会.中华人民共和国药典［M］.北京:中国医药科技出版社,2020.

［2］徐良.中药养护学［M］.北京:科学出版社,2006.

［3］徐世义.药品储存与养护［M］.2版.北京:人民卫生出版社,2013.

［4］张西玲.中药养护学［M］.北京:中国中医药出版社,2016.

［5］王世清.中药加工、贮藏与养护［M］.北京:中国中医药出版社,2006.

［6］国家执业药师考试精讲编写组.中药学综合知识与技能［M］.北京:中国医药科技出版社,2017.

［7］陈文,刘岩.中药储存与养护［M］.2版.北京:中国医药科技出版社,2019.